癌研
模式

癌症标准手术图解

Cancer Surgery Standards
Operative Style of Cancer Institute Hospital, Japan

胰腺癌及胆管癌

〔日〕山口俊晴　〔日〕斋浦明夫　**主编**
丁光辉　项灿宏　**主译**
董家鸿　**主审**

北京科学技术出版社

GANKEN STYLE GAN NO HYOUJUN SHUJUTSU KANGAN TANDOUGAN© Edited by AKIO SAIURA
2015 MEDICAL VIEW CO., LTD. All rights reserved.
Originally published in Japan in 2015 by MEDICAL VIEW CO., LTD.
Chinese (Simplified Character only) translation rights arranged with MEDICAL VIEW CO., LTD. through TOHAN CORPORATION, TOKYO.

著作权合同登记号：图字 01-2017-5578 号

图书在版编目（CIP）数据

癌症标准手术图解. 胰腺癌及胆管癌 /（日）山口俊晴，（日）斋浦明夫主编；丁光辉，项灿宏主译 . —北京：北京科学技术出版社，2019.6（2021.9 重印）
ISBN 978-7-5304-9840-8

Ⅰ . ①癌⋯　Ⅱ . ①山⋯②斋⋯③丁⋯④项⋯　Ⅲ. ①胰腺癌 – 外科手术 – 图解 ②胆管肿瘤 – 外科手术 – 图解　Ⅳ . ①R730.56-64

中国版本图书馆 CIP 数据核字（2018）第 213940 号

责任编辑：宋　玥　张真真
责任校对：贾　荣
责任印制：吕　越
封面设计：申　彪
出 版 人：曾庆宇
出版发行：北京科学技术出版社
社　　　址：北京西直门南大街 16 号
邮政编码：100035
电话传真：0086-10-66135495（总编室）　　　0086-10-66113227（发行部）
网　　　址：www.bkydw.cn
印　　　刷：北京宝隆世纪印刷有限公司
开　　　本：710 mm×1000 mm　1/16
字　　　数：270 千字
印　　　张：18
版　　　次：2019 年 6 月第 1 版
印　　　次：2021 年 9 月第 2 次印刷
ISBN 978-7-5304-9840-8

定　　价：168.00 元

译者名单

主　译　丁光辉　项灿宏
译　者　（按姓氏笔画排序）
　　　　丁光辉　中国人民解放军海军军医大学第三附属医院（东方肝
　　　　　　　　胆外科医院）
　　　　丁志文　中国人民解放军海军军医大学第三附属医院（东方肝
　　　　　　　　胆外科医院）
　　　　王　良　清华大学附属北京清华长庚医院
　　　　王学栋　清华大学附属北京清华长庚医院
　　　　公　磊　清华大学附属北京清华长庚医院
　　　　汤　睿　清华大学附属北京清华长庚医院
　　　　李　楠　中国人民解放军海军军医大学第三附属医院（东方肝
　　　　　　　　胆外科医院）
　　　　李巧梅　中国人民解放军海军军医大学第三附属医院（东方肝
　　　　　　　　胆外科医院）
　　　　辛海贝　中国人民解放军海军军医大学第三附属医院（东方肝
　　　　　　　　胆外科医院）
　　　　张存圳　中国人民解放军海军军医大学第三附属医院（东方肝
　　　　　　　　胆外科医院）
　　　　张敏峰　中国人民解放军海军军医大学第三附属医院（东方肝
　　　　　　　　胆外科医院）
　　　　项灿宏　清华大学附属北京清华长庚医院

审校者名单

主　审　董家鸿
校阅者　（按姓氏笔画排序）
　　　　马作红　辽宁省肿瘤医院
　　　　王　崐　北京大学肿瘤医院
　　　　王宏光　中国人民解放军总医院
　　　　王剑明　华中科技大学同济医学院附属同济医院
　　　　王槐志　中国人民解放军陆军军医大学第一附属医院
　　　　尹大龙　中国科学技术大学附属第一医院（安徽省立医院）

邓侠兴　上海交通大学医学院附属瑞金医院
邓新生　涿州市医院
石　军　清华大学附属北京清华长庚医院
卢　倩　清华大学附属北京清华长庚医院
田孝东　北京大学第一医院
田明亮　内蒙古科技大学包头医学院第一附属医院
冯晓彬　清华大学附属北京清华长庚医院
成　伟　湖南省人民医院
毕新宇　中国医学科学院肿瘤医院
刘　哲　中国人民解放军总医院
闫　军　清华大学附属北京清华长庚医院
江　勇　常州市第一人民医院
汤　地　中山大学附属第七医院
杨世忠　清华大学附属北京清华长庚医院
李大江　中国人民解放军陆军军医大学第一附属医院
李可洲　四川大学华西医院
宋天强　天津医科大学肿瘤医院
张　彤　中山大学附属第三医院
张传海　安徽省立医院
张克明　北京大学国际医院
张起帆　南方医科大学南方医院
陈　伟　苏州大学附属第二医院
邰　升　哈尔滨医科大学附属第二医院
金　钢　中国人民解放军海军军医大学第一附属医院（上海长海医院）
周保国　哈尔滨医科大学附属第一医院
赵艳军　清华大学附属北京清华长庚医院
洪智贤　中国人民解放军总医院第五医学中心
耿智敏　西安交通大学第一附属医院
徐庆详　南京大学医学院附属鼓楼医院
殷保兵　复旦大学附属华山医院
董永红　山西省人民医院
韩东冬　清华大学附属北京清华长庚医院
锁　涛　复旦大学附属中山医院
程　石　首都医科大学附属北京天坛医院
程张军　东南大学附属中大医院
曾建平　清华大学附属北京清华长庚医院
潘　奇　复旦大学附属肿瘤医院
魏昌伟　首都医科大学附属北京朝阳医院

主审简介

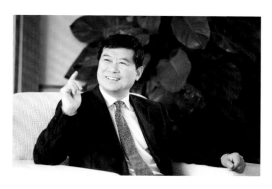

董家鸿，中国工程院院士，医学博士，清华大学教授，主任医师，博士生导师，北京清华长庚医院首任执行院长，清华大学精准医学研究院院长，清华大学临床医学院院长。

董家鸿院士是国际著名肝胆外科专家和肝脏移植专家，在国际上首次提出"精准外科"新理念，创立了精准肝胆外科范式，提高了肝脏肿瘤、胆道肿瘤、肝胆管结石、肝内胆管扩张、终末期肝胆疾病等复杂肝胆疾病的外科治疗效果并扩大了外科治疗的应用范围，惠及数千万肝胆病患。"精准外科"理念已被广泛应用于胰腺外科、神经外科、脊柱外科、整形外科、介入治疗科等诸多临床专科领域，促进了当代外科理念和范式的革新。以第一作者或通信作者发表 SCI 论文 87 篇，主持制定 11 部行业指南，主编出版专著 5 部。主持国家科技支撑计划等项目 16 项；以第一完成人获国家科技进步二等奖 1 项和省部级科技进步一等奖 3 项，以合作完成人获国家科技进步一等奖 1 项。鉴于其对当代外科发展的引领性贡献，董家鸿院士被评选为法国国家外科科学院外籍院士、美国外科医师学会和欧洲外科学会的荣誉会士。

主译简介

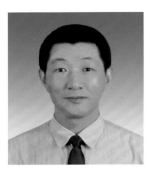

丁光辉，医学博士，中国人民解放军海军军医大学第三附属医院（东方肝胆外科医院）副主任医师。师从吴孟超院士、陈汉教授、王红阳院士，掌握英语、日语、德语。在吴孟超院士的直接指导下完成了肝、胆、胰腺疾病基础理论的系统学习和严格的外科训练，跟随吴孟超院士从事肝胆外科临床工作，擅长肝、胆、胰腺肿瘤的诊断和治疗，推崇以手术切除为主的综合治疗方案，积极倡导精准肝切除术，对胆道肿瘤主张合并肝切除的根治性手术。曾在美国纽约纪念斯隆-凯特琳癌症中心（Memorial Sloan-Kettering Cancer Center）和西奈山医院（Mount Sinai Hospital）进修肝胆外科和肝移植，学习肝、胆、胰腺肿瘤的多学科协作治疗。曾参与翻译《要点与盲点：肝脏外科（第 2 版）》《要点与盲点：胆道外科（第 2 版）》《要点与盲点：胰脾外科》。

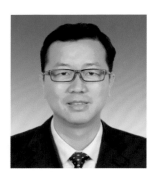

项灿宏，医学博士，清华大学附属北京清华长庚医院主任医师。曾先后赴东京大学及名古屋大学研修，分别师从世界肝脏外科和胆道外科的权威 Masatoshi Makuuchi 教授和 Yuji Nimura 教授。回国后在我国肝胆外科领军人物董家鸿院士的指导下完成大量疑难复杂手术，擅长以肝门部胆管癌为代表的复杂肝、胆、胰腺疾病的精准外科治疗，相关手术视频获得美刀全国总决赛第一名（2016年）和中华外科金手指奖一等奖（2018 年）。主要研究方向包括肝门部胆管癌的外科治疗、肝脏的解剖性切除、肝脏储备功能的评估和肿瘤标志物的研究，相关研究成果曾获解放军总医院医疗成果奖一等奖和中华外科青年学者奖二等奖。曾参与翻译《要点与盲点：肝脏外科（第 2 版）》《要点与盲点：胆道外科（第 2 版）》《要点与盲点：胰脾外科》。现担任中华医学会外科学分会胆道外科学组委员、中国医师协会胆道外科医师委员会青年委员、中国医疗保健国际交流促进会肝脏肿瘤分会青年委员会副主任委员、《中华消化外科杂志》通信编委、《中华外科杂志》和《临床肝胆病杂志》审稿专家等诸多学术职务。

译者序

8年前，"要点与盲点"肝胆胰脾系列丛书翻译出版时，恩师董家鸿院士认为这是一件对中国肝胆胰外科有意义的工作，于是欣然以《呼唤精准外科时代的到来》为题作序。后来，此系列丛书的热销证实了恩师的判断。对我而言，这是一种安慰，也是一种解脱，因为翻译真是一件"为伊消得人憔悴"的工作。

这次北京科学技术出版社的编辑张真真女士拿着这套"癌症标准手术图解"肝胆胰系列找到我时，起初我是犹豫的，但是仔细翻阅原著并征询了学长丁光辉教授的意见后，我决定再努力一次。

一是深感推广肿瘤标准化手术的必要性。在日常工作中，我接触了很多因为初次手术不规范而寻求再次手术的肿瘤患者，对此我感到甚为遗憾。同时，不规范的手术也给手术效果的比较及相应的临床研究造成很大的困难。而此系列丛书作者所在的癌研有明医院是亚洲排名第一的肿瘤医院，同时也是现代肿瘤外科标准治疗的发源地。相信此系列丛书的翻译和出版对国内肝胆外科同仁的技术的提高和手术标准的制定不无裨益。

二是感恩癌研有明医院诸多教授对我的关照。我最早接触的日本外科学者便是曾任癌研有明医院外科部长的高桥孝教授。感谢中日友好医院姚力老师的推荐，我在北京、东京和千叶多次陪高桥孝教授出行、手术，深为其精湛的技艺和敬业的精神所折服。在后来的学习和工作中，我又得到癌研有明医院出身的名古屋大学的 Nimura 教授、Nagino 教授和东京大学的 Kokudo 教授等师长的悉心指导。遗憾的是，数年前高桥孝教授已然仙逝，此系列丛书的翻译和出版也作为对高桥孝教授的一种追念吧！

三是此系列丛书的翻译得到国内同仁的鼎力相助。此系列丛书的翻译是在董家鸿院士的亲切指导下，在南北两家肝胆中心（东方肝胆外科医院和清华大学附属北京清华长庚医院）的青年才俊的辅助下完成的，尤其是作为共同主译的丁光辉教授付出了极大的心血。丁教授是吴孟超院士的高足，不仅学识渊博，而且极为勤奋严谨，是我学习的榜样。此外，中华医学会外科学分会胆道外科学组、中国研究型医院学会肝胆胰外科专业委员会和中国医疗保健国际交流促进会肝脏肿瘤分会青年委员会的很多专家对本系列丛书的翻译提出了许多宝贵意见。我院肝胆胰中心的赵文萍、严哲、郝华媛等承担了大量事务性工作。同时,我也十分感谢积极推动此系列丛书出版的张真真编辑、宋玥编辑及其同仁。

　　恩师董家鸿院士率先倡导的精准外科理念已得到国内外学者的广泛认同,而精准外科的一个重要内容是手术操作的标准化。希望此系列丛书能够同"要点与盲点"系列丛书一样,助力广大同仁提高技术,更好地造福广大患者,作为译者的我便也"衣带渐宽终不悔"了。

清华大学附属北京清华长庚医院

项灿宏

2018 年 9 月于北京天通苑

写在本书出版发行之际

一方面,标准手术不是一成不变的,而是随着医学的进步不断变化的。另一方面,手术基本原则的相关内容应该保留,这些内容在短期内不会有大的改变。

日本有关癌症手术的一些基本原则是从 20 世纪 60 年代开始,以癌研有明医院外科的梶谷镮教授为代表,通过许多先辈的努力确立的。从单纯切除病灶开始,到合并系统性淋巴结清扫——根治性切除概念的普及,这些观念的改变很大程度上提高了手术疗效。之后,学者们试图进一步扩大清扫和切除的范围,但手术疗效都没有明显提高,而这似乎暗示了作为局部治疗方法的外科手术的极限。现在我们已明确认识到,癌症一旦有一定程度的扩散,就早已不是局部疾病了,应该按全身疾病来处理。最具代表性的就是乳腺癌的保乳手术,从流行术后整形、保留功能的手术方式也可看出这一点。另外,随着抗癌新药的开发和放射治疗方法的进步,癌症治疗的原则也在一点点地改变。

大概从 2000 年起,学界以各学会或研讨会为中心,收集整理了癌症治疗的一些基本原则,并以《癌症治疗指南》的形式出现。在日本,最初是日本胃癌学会出版发行的《胃癌治疗指南》,随后各个肿瘤的治疗指南也相继公开出版。本套丛书所讲述的肿瘤外科治疗原则,基本上也延续了这些指南的内容。

手术时必须明确局部解剖和病变的范围。目前影像学检查(如 X 线、CT、MRI、超声等)的水平有了飞跃发展,外科医生在术前可更加精细地了解血管走行和肿瘤范围,进一步加深局部解剖的知识。另外,腹腔镜手术时医生可获得新的、放大了的视野,因此腹腔镜下局部解剖应该发展成为一个新的专科。总之,腹腔镜显示的精细局部解剖与常规手术时直视下所显露的完全不同,这也说明仅具备直视手术所需的解剖学知识是不够的。

本书是在掌握了常规手术解剖和腹腔镜下解剖知识的外科医生与绘画师的团结合作下完成的。因此,书中的图片所显示的不是单纯的形态,而是基于癌症手术原则上的最新局部解剖的再现。对执笔者和绘画师的努力,本人在此表示由衷的敬意。

2005 年癌研所搬迁至有明医院时,工作人员从仓库中发现了 20 世纪 60 年代梶谷镮教授的手术胶卷。虽然当时的电刀和缝合线都显得陈旧,但其中显示的梶谷镮教授施行癌症根治术的原则和我们现在的手术没有什么区别，对此我们都很诧异。

这套"癌症标准手术图解"丛书简单明了地显示了基于癌症外科手术原则的、变化不大的标准手术。我们确信，对学习癌症手术的医生来说，本套丛书至少在 10 年内仍有参考价值。

癌研有明医院

山口俊晴

2014 年 1 月

序

　　《癌症标准手术图解·肝癌》出版发行一年半后，《癌症标准手术图解·胰腺癌及胆管癌》也正式出版发行了。由于同时包含了胆管癌和胰腺癌的相关内容，所以本册的篇幅比《癌症标准手术图解·肝癌》分册增加了不少。常言道："做手术不只是用手，还是用头脑去做。""癌症标准手术图解"系列丛书呈现的不只是术中可见的图像，还有外科医生头脑中所反映的东西。因此，我们不用术中照片，而是用大量插图来说明手术的精髓。胆胰肿瘤手术比其他手术要复杂得多，因此所用的插图也很多，每幅都很重要，真是难以取舍。对胆胰肿瘤这样的高难度手术，掌握手术过程中的每一个步骤是手术成功的关键。本书不但讲述手术技术，还介绍了术前和术后的处理内容。胆胰肿瘤手术并发症多、风险大。患者能健康出院是对术者的最低要求。我认为，只有熟练掌握了术前和术后的处理事项之后，外科医生才有资格拿起手术刀。因此，本书也囊括了胆胰肿瘤手术必备的术前与术后处理内容。

　　与肝癌一样，胆胰肿瘤手术也受到腹腔镜或机器人微创手术这一大趋势的影响。在不远的将来，目前的肝胆胰手术大多可被机器人手术所取代。但是，最终能熟练使用这些机器的还是专业的外科医生。所以，我认为，只要我们人类自身不发生变化，肿瘤外科的基本原则和基本认知在将来也不会改变。因此，特别是对有志于高难度手术的下一代年轻医生，本书将通过许多插图让他们感受到有关肿瘤外科的一些基本原则和手术方式。

　　虽然在日常诊疗活动中会遇到很多胆胰肿瘤病例，但若在手术前一日将本书各章通读一遍，读者就会发现本书编写得像术前彩排一样。我希望本书不只对肝胆胰外科的专业医生有用，而且也能成为年轻外科医生或不常施行肝胆胰肿瘤手术的外科医生的标准参考书。最后，对绘制胆胰肿瘤复杂手术的各位插图画家以及参与插图制作的 Medical View 出版社的各位编辑深表感谢！

斋浦明夫

2014 年 5 月

目录

Ⅰ. 总论

1. 术前处理 …………………………………………………… 松村优 2

2. 胆道引流 …………………………………………………… 笹平直树 8

3. 门静脉分支栓塞术 …………………………………………… 岸庸二 14

4. 术前模拟 …………………………………………………… 武田良祝 17

Ⅱ. 手术技术

1. 胰十二指肠切除术（PD）…………………………………… 井上阳介 22

2. 胰体尾切除术

   1）合并后腹膜清扫的胰体尾切除术 ……………………… 斋浦明夫 77

   2）合并腹腔干切除的胰体尾切除术

     （DP-CAR）………………………………… 佐藤崇文　斋浦明夫 90

   3）腹腔镜下胰体尾切除术（Lap-DP）………… 石沢武彰　佐藤崇文 102

3. 全胰切除术 ………………………………………… 有田淳一　斋浦明夫 114

4. 胰腺中段切除术 …………………………………… 有田淳一　斋浦明夫 126

5. 胰腺肿瘤剜除术 …………………………………………… 野吕拓史 134

6. 右半肝切除＋尾状叶切除＋肝外胆管切除 ………………… 高桥祐 141

7. 右三肝切除＋尾状叶切除＋肝外胆管切除 ………………… 高桥祐 160

8. 左半肝切除＋尾状叶切除＋肝外胆管切除

   左三肝切除＋尾状叶切除＋肝外胆管切除 ………………… 高桥祐 166

9. 肝胰同时切除 ……………………………………………… 高桥祐 185

10. 肝外胆管切除 ……………………………………………… 高桥祐 192

11. 胆囊床切除术和全层胆囊切除术 ………………… 有田淳一　斋浦明夫 197

12. 十二指肠乳头局部切除术 ………………………………… 斋浦明夫 214

Ⅲ. 术后并发症的处理

1. 胰漏的处理 ………………………………………………… 高桥道郎 224

2. 胆漏的处理 ··· 田中真之 227

3. 胃排空延迟的处理 ··· 松木亮太 229

4. 神经性腹泻的处理 ··· 市田洋文 232

5. 术后腹腔内出血的处理 ··· 松村优 234

6. 胰腺内分泌、外分泌功能不全的处理（糖尿病及脂肪肝）··· 竹村信行 237

Ⅳ．一点提示

1. 血管重建的适应证和方法：门静脉 ························· 古贺伦太郎 244

2. 血管重建的适应证和方法：动脉 ··························· 井上阳介 248

3. 胰体尾切除术时胰腺断端的处理方法 ······················ 吉冈龙二 253

4. ICG 荧光显影技术 ··· 石沢武彰 257

5. 左侧门静脉高压症重建脾静脉的必要性 ··················· 小野嘉大 260

6. 腹腔镜下胰十二指肠切除术（Lap-PD） ··················· 井上阳介 264

后记——梶谷镶先生与肝胆胰外科 ································· 寺泽无我 271

I. 总论

1 术前处理

2 胆道引流

3 门静脉分支栓塞术

4 术前模拟

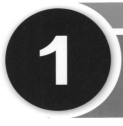

1 术前处理

癌研有明医院消化中心肝胆胰外科　松村优

对胆胰疾病,必须行多方面检查才能评估病变范围。而且多数病例在术前都不能得到明确的组织学诊断,因此影像学诊断尤为重要。多数患者以肝功能受损或代谢障碍为首发症状,合并感染的病例也为数不少。

本节介绍癌研有明医院胆、胰术前必须进行的检查和处理。

术前检查

■血液检查

- 血常规。
- 血液生物化学检查。
- 凝血功能,包括凝血酶原时间(PT)、活化的部分凝血活酶时间(APTT)。梗阻性黄疸时,必须注意 PT 的具体延长时间。
- 糖尿病相关检查,包括血糖、糖化血红蛋白(HbA1c)、尿糖。
- 肿瘤标志物,包括癌胚抗原(CEA)、CA19-9、CA125、DUPAN2、SPAN1。应该注意,胆道梗阻或胆管炎都可导致 CA19-9 浓度升高。
- 肝炎病毒相关检查。
- 其他,包括脑尿钠肽(BNP)、IgG4、TSH、FT3、FT4 等。

■ CT

在讨论手术相关问题时,CT 图像最重要。要行动态增强扫描。

- 评估病变的性质和范围。
- 评估有无远处转移。
- 评估脉管走行。减黄前,CT 对于了解病变范围和脉管位置关系很有用。

■ MRI(磁共振胰胆管成像)

- 肿瘤的定性诊断。
- 评估胆管(有无变异等)。
- 评估肿瘤与主胰管的连续性(特别是胰腺囊性病变时)。
- 排除肝转移。可以行 Gd-EOB-DPTA(EOB-普美显®)增强 MRI 检查[1]。

■超声检查

- 评估肿瘤(原发灶与脉管的关系,有无肝转移等)。

● 评估减黄效果（引流管有无脱出，有无引流不良区域，经皮肝穿刺引流的效果等）。
● 门静脉分支栓塞后的检查（门静脉血流，血栓的位置和进展，有无腹腔内血肿等）。

■ 可选检查项目

● 超声内镜（EUS）和胆管腔内超声（IDUS）。

　　适应证：①CT检查未见明确的肿瘤，但又怀疑胰腺癌的病例；②胰腺囊性病变（检查囊壁有无结节状成分）。

　　对肿瘤的定位诊断有帮助，或用于评估肿瘤是否向周围组织浸润。

　　对怀疑有脉管浸润的胆管癌，还应加做胆管腔内超声（intraductal ultrasonography，IDUS）。

● 内镜逆行胰胆管造影（ERCP）。

　　适应证：术前需行胆道引流的病例和胆管癌病例。

　　ERCP有助于减黄、评估胆管浸润范围。

● 术前组织病理学诊断。

　　适应证：怀疑胆管癌的病例（必要时可行分步活检）。

　　对怀疑胰腺癌的病例，可不必取得组织病理学诊断。内镜超声引导下细针穿刺抽吸术（endoscopic ultrasound-guided fine-needle aspiration，EUS-FNA）只适用于影像学检查仍不能做出诊断的病例。

　　经皮经肝穿刺胆道引流（percutaneous transhepatic cholangiodrainage，PTCD）减黄病例应重复多次胆汁细胞学检查。

● PET-CT。

　　适应证：肿瘤标志物浓度升高、肿瘤局部进展明显的病例。

　　主要目的是评估有无远处转移。虽然PET-CT可用来鉴别良、恶性，但也有许多病例不能通过PET-CT来明确区分。

● 吲哚菁绿（ICG）负荷试验（三点法）。

　　适应证：合并肝切除的病例。

　　对已施行门静脉分支栓塞术的患者，要对比栓塞前、后的检查结果。

　　对梗阻性黄疸的患者，ICG负荷试验结果只作参考。

● 99mTc-GSA核素扫描。

　　适应证：合并肝切除的病例。

　　以受体指数（LHL15）和血液清除指数（HH15）为指标，凸率指数（index of convexity）也可作为评估肝功能的一个新的指标[2]。

● 术前胆汁细菌培养。

　　适应证：PTCD减黄病例。

　　围手术期需应用抗菌治疗时，根据药敏试验结果，选择敏感的抗生素[3]。

● 其他。

上、下消化道内镜检查。

负荷心电图检查。

肺功能检查。对于行内镜下鼻胆管引流（endoscopic nasobiliary drainage, ENBD）或 PTCD 的患者, 可以用动脉血气分析代替。

术前处理

1 控制感染（特别是梗阻性黄疸患者的感染, 或者行 PTCD/ENBD 减黄患者的感染）

- 在许多梗阻性黄疸病例中, 减黄操作时的胆管造影或之后的导管并发症（tube trouble）都可引起胆管炎。
- 一旦发生急性梗阻性化脓性胆管炎（AOSC）, 即可出现全身败血症, 后者病情危重, 必须及时诊断并迅速处理（适当的抗生素、胆道引流、抗休克处理）。
- 减黄首选 ENBD（以减少逆行性感染）。
- 尽量避免在切除侧胆管内行造影或其他操作。
- 造影之前应预防性使用抗生素。

2 呼吸训练

- 入院后即开始使用呼吸运动训练器（Coach Ⅱ®）。
- 合并胸部或肺部风险因素的患者, 入院前门诊检查时就应开始呼吸训练。
- PTCD 患者不能行呼吸训练。

3 给予质子泵抑制药

适应证: 已施行门静脉分支栓塞术的患者。
- 门静脉压力上升可引起胃黏膜损伤或新发静脉曲张。

4 减黄 / 胆汁回输[4]

适应证: 行胆汁外引流的患者（图Ⅰ-1-1）。
- 胆道引流的第二天就可开始经口回输胆汁。
- 胆汁过滤后, 加入调味剂, 直接口服。
- 不能进行胆汁回输的患者, 每日应补充等量的平衡液。

5 给予合生元（synbiotics, 图Ⅱ-1-2）

适应证: 所有术前患者。
- 调整肠道菌群, 给予益生菌（probiotics）和益生元（prebiotics）。益生菌是指肠道内对人体健康有益的一类细菌, 如乳酸杆菌、双歧杆菌和益生链球菌等。益生元是可促进益生菌繁殖的一类物质, 包括低聚果糖（FOS）、低聚半乳糖（GOS）等, 都是不被人体消化吸收的大分子代谢物。

● 目的是提高机体免疫功能和调节肠道菌群,以减少术后感染的发生[5]。
● 术前 2 周开始口服益生菌 BIO–THREE® 和益生元 GFO®。

6 控制血糖

● 胰腺癌患者因胰岛素分泌不足,常表现为糖耐量异常。
● 应和内分泌科协作,制订治疗方案(表 I–1–1)。
● HbA1c 在 8.0% 以上的患者应提前 1 周入院,注射胰岛素(速效胰岛素和长效胰岛素)以控制血糖。

7 术前口服保钾利尿药

适应证:肝切除的患者。
● 术后因继发性醛固酮增多而出现水钠潴留。
● 术前 3 天开始给予保钾利尿药(表 I–1–2)。
● 根据肝功能情况,调整利尿药的用量。

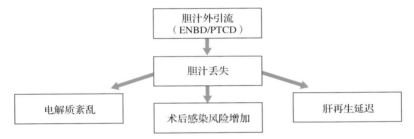

图 I-1-1 胆汁外引流可能引发的问题

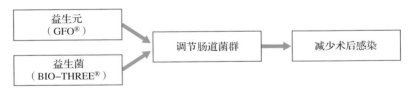

图 I-1-2 合生元

表 I-1-1 术前血糖的控制目标

项目	控制目标
24h 尿糖	<5g
晨起空腹血糖	<150mg/dl(8.33mmol/L)
即时血糖	<200mg/dl(11.11mmol/L)
HbA1c	<7%
尿酮体	阴性

8 门静脉分支栓塞术

　　适应证：合并大范围肝切除的患者（图 I-1-3）。

● 首选经皮肝穿刺门静脉分支栓塞术。

● 黄疸患者应在血清胆红素降至 85.5μmol/L 以下之后再行门静脉分支栓塞术。

● 门静脉分支栓塞术后应行超声检查，以确认栓塞是否成功，以及穿刺部位是否有血肿形成。

9 接种肺炎球菌疫苗

　　适应证：同时行脾、胰手术（如胰腺癌时的胰体尾切除等）的患者。

● 脾切除后，患者有发生脾切除后严重感染的可能（overwhelming post-splenectomy infection），致病菌多为肺炎双球菌。

● 术前至少提前 2 周接种肺炎球菌疫苗。

● 术前没有接种者，术后应尽早接种。

　　以上是癌研有明医院胆道 - 胰腺术前处理常规。虽然胆道 - 胰腺手术并发症的发生率较高，但详细、完善的术前处理可减少术后并发症。最重要的是，结合每个患者的具体情况，制订个性化的术前处理方案。

表 I-1-2　保钾利尿药的用量

指标	螺内酯的用量 /mg·d^{-1}
ICG-R15<10%	25
10%<ICG-R15<19%	50
20%<ICG-R15<29%	50
30%<ICG-R15<39%	75
40%<ICG-R15<49%	100

注：ICG-R15—吲哚菁绿 15 分钟滞留率。

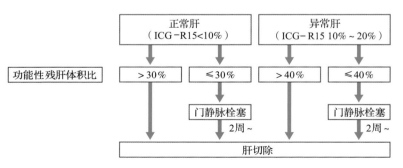

图 I-1-3　门静脉分支栓塞术的适应证

参考文献

［1］Motosugi U，et al. Detection of pancreatic carcinoma and liver metastases with gadoxetic acid-enhanced MR imaging：comparison with contrast-enhanced multi-detector row CT. Radiology 2011；260：446-453.

［2］Miki K，et al. Index of convexity：a novel liver function index using Tc-GSA scintigraphy. World J Gastroenterol 2013；19：92-96.

［3］Sudo T，et al. Specific antibiotic prophylaxis based on bile cultures is required to prevent postoperative infectious complications in pancreatoduodenectomy patients who have undergone preoperative biliary drainage. World J Surg 2007；31：2230-2235.

［4］Kamiya S，et al. The value of bile replacement during external biliary drainage：an analysis of intestinal permeability，integrity，and microflora. Ann Surg 2004；239：510-517.

［5］Sugawara G，et al. Perioperative synbiotic treatment to prevent postoperative infectious complications in biliary cancer surgery：a randomized controlled trial. Ann Surg 2006；244：706-714.

2 胆道引流

癌研有明医院消化中心肝胆胰内科　**笹平直树**

梗阻性黄疸患者首诊时的处理

大多数胰头癌和胆管癌都以梗阻性黄疸为首发症状。对梗阻性黄疸的处理是治疗这些肿瘤的第一步。因此,首次处理尤其重要。根据首诊时的增强 CT 图像,认真讨论有无手术适应证以及可能的手术方式,拟定治疗方案,然后选择相应的引流方式。

胆道引流可分为两类:内镜下胆管引流(endoscopic biliary drainage,EBD)和经皮肝穿刺胆道引流(PTCD)。但近年来,由于内镜逆行胰胆管造影(endoscopic retrograde cholangiopancreatography,ERCP)技术的提高以及 PTCD 有引起肿瘤种植的风险,几乎所有患者的术前减黄都首选 EBD[1]。

EBD 又分为外引流和内引流两种。外引流是指内镜下留置鼻胆管(即 ENBD),将胆汁引流到体外。内引流是指内镜下留置胆管支架(endoscopic biliary stenting,EBS),将胆汁引流至十二指肠。胆管支架分为塑料支架(plastic stent,PS)和金属支架(metalic stent,MS)。除了后面将要提到的部分患者外,MS 多用于不能行手术切除的病例。一般来讲,术前胆道引流都选择 ENBD 或 EBS-PS。ENBD 可引起患者鼻腔和咽喉不适,特别是距离手术时间较长的患者,有时难以忍受。另外,ENBD 除了会妨碍探亲访友等日常的社会活动外,患者还必须坚持口服引流出的胆汁,因为只有回输胆汁,才能使胆汁酸肠肝循环保持正常。另一方面,EBS 则会导致胆管炎的问题,特别是应用塑料支架(EBS-PS)时。据报道,EBS-PS 后 1 个月,胆管炎的发生率高达 40%[2]。癌研有明医院规定,必须对胆管炎及时发现和处理,且首选 ENBD。

不同位置病变的胆道引流

1 胰头癌术前的胆道引流

合并梗阻性黄疸的胰头癌有以下几个特点:①病灶呈肿块状,几乎不会沿着胆管长轴方向发展;②多引起胰头部主胰管狭窄;③可侵犯十二指肠。基于这 3 个特点,胰头癌的减黄策略应该是 ERCP。

● 在胰头部主胰管闭塞的病例中,ERCP 并发胰腺炎的风险较低。因此,

EBD 时可不必行乳头括约肌切开（endoscopic sphincterotomy，EST）。另外，也无须进行胆管腔内超声检查来观察胆管长轴方向上是否有肿瘤浸润。

● 对影像学图像上有典型表现的胰头癌，术前无须进行病理学诊断。但是，这并不意味着放弃获得病理学诊断的机会。因此，EBD 时还是要做胆管刷检的。

● 对影像学图像上无典型表现的胰头癌，而且胆管刷检细胞病理学检查是阴性时，还可加做 EUS-FNA。另外，在不典型病例中，特别是需要与自身免疫性胰腺炎相鉴别时，还可加做胰管造影或胰液细胞学检查。

● ENBD 常用 5Fr 或 7Fr 反 "α" 形鼻胆管。原则上，应一直保持外引流至手术时。

● 近年来，胰腺癌术前的新辅助化疗（neoadjuvant chemotherapy，NC）受到了广泛的关注[3]。这些患者的待手术期都在 2 个月以上，因此，必须以 EBS 减黄，而不能用 ENBD。

● 在施行术前新辅助化疗的患者中，关于覆膜金属支架（covered metallic stent，CMS）在减黄中的作用还有待今后进一步明确。但是，无论使用何种支架，必须密切注意是否并发胆管炎，特别是在应用像 FOLFIRINOX（氟尿嘧啶、亚叶酸钙、伊立替康、奥沙利铂）等强力的抗癌方案时。

2 中下段胆管癌（图 I-2-1）术前的胆道引流

合并梗阻性黄疸的中、下段胆管癌有以下特点：①原发病灶在增强 CT 图像上有明显强化；②肿瘤沿胆管长轴浸润，特别是向头侧和肝门部的浸润范围很难确定；③多数情况下，肿瘤不会侵及胰头部主胰管。因此，ERCP 时要特别注意有无诱发胰腺炎，尽可能明确胆管的浸润范围。

● 预防 ERCP 术后胰腺炎的第一步是在术前意识到这类患者是并发急性胰腺炎的高危人群。原则上：① ERCP 前要做 EUS 检查，尽可能多地了解病灶及其周围器官的情况；② ERCP 时避免误插主胰管；③施行 EST。

● 胆管造影和 EST 之后，应行 IDUS 检查，明确胆管长轴方向的浸润范围，同时可对原发灶和肝门部胆管黏膜进行活检。最后，行 ENBD 并留置鼻胆管。

● 若胆管内病变呈乳头状生长，还可应用经口胆道镜检查（peroral cholangioscopy，POCS），以明确肿瘤浸润范围。

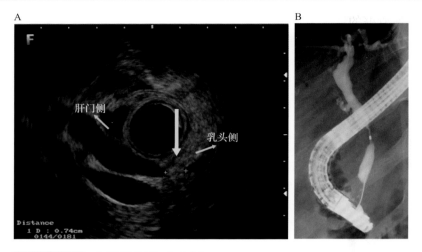

图 I-2-1 中下段胆管癌病例

A. EUS 图像,中段胆总管可见一长约 8mm 的中断(黄色箭头),肿瘤浸润胰腺。
上游胆管的管壁平整规则

B. ERCP 图像也显示中段胆总管局限性狭窄,EST 后行 ENBD

3 肝门部胆管癌(图 I-2-2)术前的胆道引流

对肝门部胆管癌,尤其是左、右肝管连续性中断的病例,在判断有手术适应证并拟定手术方式之后,一定要通畅引流预定残留侧肝脏的胆管,这一点十分重要[4]。马马虎虎的引流或敷衍了事会导致难以控制的胆管炎,最终导致不能切除。出现这种情况时,应该穿刺多支胆管,施行更复杂的胆管引流来加以纠正。因此,在遇到这种情况时,最好将患者转至经验丰富的专科医院进一步诊治。认真阅读增强 CT 图像,仔细讨论是否有手术适应证以及拟定的手术方式;认真阅读磁共振胰胆管成像(magnetic resonance cholangiopancreaography,MRCP)图像,明确肝内胆管的走行及其分支形态。这些都是 ERCP 术前应该完成的重要任务。

● ERCP 时,尽量避免误插胰管。胆管插管成功后,注入少量造影剂,淡淡地显影中下段胆管。接着,以亲水导丝朝肝门部试探,在不造影的情况下,一边参考 MRCP 图像,一边选择性插入预定残留侧肝脏的胆管。

● 成功插入待引流的胆管后,注入少量造影剂,淡淡地显影,确认是目标胆管无误。不做引流、待切除侧肝脏的胆管绝对不能造影。另外,胆汁淤积严重时,很难获得清晰的胆管图像。这时若大量注入造影剂,并发胆管炎的风险会明显增大。因此,保持最低程度的造影即可。

● 确定需要引流的目标胆管后,即可行 IDUS 检查。胆汁淤积严重时,胆管会明显扩张。因此,首次 ERCP 是 IDUS 检查的一个绝好的时机。之后也可能反复需要行 ERCP,但从第 2 次 ERCP 开始,IDUS 就很难准确地评估胆管壁的情况了,其原因在于引流管可引起胆管黏膜增生,胆管壁可出现医源性增厚。

● IDUS 检查时,先将探头插至胆管最深处,然后一边慢慢向外拔出,一边观察肝内胆管的汇合部是否有肿瘤浸润,并确定上端胆管的切断界线。

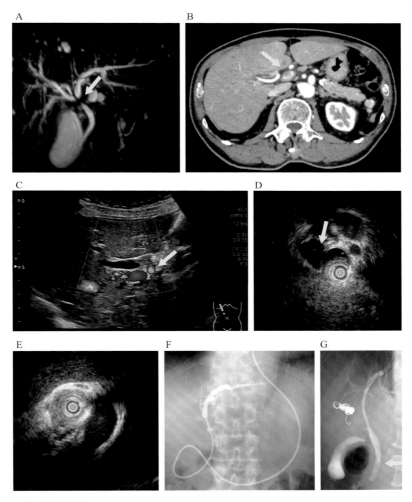

图 I-2-2 肝门部胆管癌病例

A. MRCP 示肝门部胆管局限性的短狭窄(黄色箭头)

B. 增强 CT 示胆管壁增厚、强化明显(黄色箭头),肝右动脉走行在胆管的正后方

C. 体外超声检查也同样显示肿瘤的正后方走行着肝右动脉,两者很接近(黄色箭头)。根据以上检查结果,决定先施行右侧 PVE,然后预定行扩大右半肝切除

D. IDUS 未见 B2、B3 与 B4 汇合处(黄色箭头)胆管壁增厚

E. 判断肿瘤与肝右动脉的位置相接近。IDUS 的反相模式图像可与 CT 图像对照

F. 对左肝管行 ENBD

G. 右侧 PVE 后,将 ENBD 改为胆管内支架引流(黄色箭头),出院一段时间以待手术

- IDUS 检查时,当探头被拖至肿瘤附近时,要特别注意肿瘤与肝右动脉的关系;在乳头附近时,要注意胰腺段胆总管有无肿瘤浸润。值得注意的是,要保存在这几个重要位点的超声图像,以便于之后与 CT 图像对比。若使用的是奥林巴斯探头,因为是反相模式,要调整画面的方向。即从左侧汇合的胆管显示在画面的 3 点方向,向前走行的血管显示在画面的 12 点方向。

- 应用 IDUS 观察肝内胆管和胰腺段胆总管之后,还应重点检查增厚处的胆管。根据拟定的手术方式,行胆管黏膜活检。若预定行右半肝切除,要活检 B2、B3、B4 与左肝管汇合处的胆管黏膜。若预定行左半肝切除,要活检右前叶、右后叶胆管汇合处的胆管黏膜,进一步也可对 B5、B8 的汇合处和 B6、B7 的汇合处的胆管黏膜进行活检。

- 必须行多处活检或活检钳插入困难时,为了预防 ERCP 术后急性胰腺炎,可附加 EST(小切开)。另外,选择性插入肝内胆管时,也可选用导丝式活检钳。

- 最后,在预定残留侧肝脏的胆管内留置引流管,行 ENBD。根据情况,也可留置数根引流管。若使用的是奥林巴斯 TJF 型内镜,则可同时留置 3 根 5Fr 引流管。

- 肝门部胆管癌时,术前一般还要施行 PVE,以增大残肝体积。这个过程一般需要 3~4 周时间,有必要将 ENBD 更换为 EBS–PS。这时,为了预防支架横跨乳头而造成逆行性胆管炎,可将支架末端置于 Oddi 括约肌的上方,即乳头内支架(inside stent)[5]。

结语

　　本节讲述了术前胆道引流的各种方法,但在这之前,还需考虑一个问题:是否必须行胆道引流?最近的随机对照试验[2]和以前的荟萃分析[6]都未能证实术前胆道引流的有效性。因此,必须重新考虑"梗阻性黄疸都需要行胆道引流"这种想法是否正确。但是,日本的外科医生和麻醉医生一般不会对胆红素和转氨酶浓度升高的患者不予任何处理而直接实施全身麻醉及手术。因此,绝大多数的日本外科医生仍然相信对梗阻性黄疸患者有必要行胆道引流。究其原因,一是过度相信胆道引流;二是面对他人的研究结果[2]时,认为报道的 EBS–PS 并发胆管炎的概率超过 40% 这个数据"过高了"。因此,欧美的 ENBD 研究中有必要加入日本的术前 EBD 数据,因为在欧美,ENBD 的指征较严格,而胆道引流在日本则被普遍接受。

参考文献

[1] Takahashi Y, et al: Percutaneous transhepatic biliary drainage catheter tract recurrence in cholangiocarcinoma. Br J Surg 2010; 97（12）: 1860-1866.

[2] van der Gaag NA, et al: Preoperative biliary drainage for cancer of the head of the pancreas. N Engl J Med 2010; 362（2）: 129-137.

[3] Andriulli A, et al: Neoadjuvant/preoperative gemcitabine for patients with localized pancreatic cancer: a meta-analysis of prospective studies. Ann Surg Oncol 2012; 19（5）: 1644-1662.

[4] Kawashima H, et al: Preoperative endoscopic nasobiliary drainage in 164 consecutive patients with suspected perihilar cholangiocarcinoma: a retrospective study of efficacy and risk factors related to complications. Ann Surg 2013; 257（1）: 121-127.

[5] Liu Q, et al: Feasibility of stent placement above the sphincter of Oddi（'inside-stent'）for patients with malignant biliary obstruction. Endoscopy 1998; 30: 687-690.

[6] Sewnathe ME, et al: A meta-analysis on the efficacy of preoperative biliary drainage for tumors causing obstructive jaundice. Ann Surg 2002; 236（1）: 17-27.

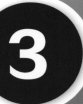

门静脉分支栓塞术

日本国立癌症研究中心中央医院肝胆胰外科　岸庸二

门静脉分支栓塞术根据手术途径可分为两种：①经回结肠静脉门静脉分支栓塞术（transileocolic portal vein embolization，TIPE）；②经皮肝穿刺门静脉分支栓塞术（percutaneous transhepatic portal vein embolization，PTPE）[1]。前者需要在手术室全身麻醉下做小开腹术，后者通常在放射介入科完成。

适应证

通过 CT 测量肝脏各部分体积，若预定残留侧肝脏体积不足全肝体积的 40%，则为 PVE 的适应证。欧美多家医院所报道的残肝最小体积比为 20%~30%，并以此为基准判断是否需要行 PVE。但是，这个标准大多针对的是大肠癌肝转移患者。对胆管癌患者，特别是必须行胆-肠吻合时，若按此标准行 PVE，术后部分患者会因胆道感染而出现肝衰竭。因此，应该将残肝体积比的标准设置得高一些，以保留充分的安全域。

另外，行胆道引流的患者要在血清胆红素浓度降至 85.5μmol/L（5mg/dl）以下，才能行 PVE。

行胆汁外引流时，原则上都应回输胆汁，这样可以维持正常的脂质代谢、促进脂溶性维生素的吸收、维持肠道正常的免疫功能，以促进肝再生[2]。

外科医生应知的必备技术

详细的操作技术请参阅 PVE 专著[3]。即使具体的操作是由介入科医生完成，但肝胆外科医生也应了解以下几点。

1 PVE 的途径

● PTPE 又分为穿刺待栓塞侧肝脏的同侧法（ipsilateral approach）和穿刺残留侧肝脏的对侧法（contralateral approach）。一般来说，为了避免损伤预定残留的肝脏，多选择同侧法。但是，应用同侧法栓塞时，导管有时会挂住脾静脉等，必须反转导管才能选择插入待栓塞的门静脉分支，因此需要熟练的操作技术。对巨大的肝内胆管细胞癌等，因肿瘤造成的限制，这时只得选择对侧法。

● 据报道，在施行右三肝切除的患者中，加做 S4（左内叶）门静脉分支栓塞可提高 S2 和 S3（左外叶上段和左外叶下段）的增生效果[4-5]。但 P4（左内叶支）通常有多支，栓塞这些分支时，很容易使栓塞剂误入 P2（左外叶上段支）或 P3（左外叶下段支）。因此，应该结合具体病例认真分析，判断是否需要加做 S4 门静脉分支栓塞。

2 栓塞剂

● 栓塞剂有多种，不同的医院会使用不同的材料，常见的栓塞剂包括金属弹簧圈、明胶海绵颗粒、无水酒精和氰基丙烯酸正丁酯（N-butyl-2-cyanoacrylate，NBCA）等。也有报道称不同种类的栓塞剂，其栓塞效果亦不同[6]。但是，每种栓塞剂对临床效果（预定残肝的增生）的具体影响及程度还不清楚。

● 不同的栓塞剂引起门静脉周围炎症的程度亦不同，对之后手术时肝门部操作的影响也不一致。因此，栓塞术前首先要根据 CT 图像和栓塞前门静脉造影图像，决定使用哪种栓塞剂以及门静脉血管的栓塞部位（图 I-3-1）。

栓塞术后的处理

PVE 时，与操作相关的技术并发症有肝包膜下出血、腹腔内出血、胆道出血和栓塞剂脱落而误栓塞预定残肝等。因此，在穿刺和操作气囊导管时，一定要小心谨慎。

只要肝动脉没有闭塞，PVE 术后患者的转氨酶水平很少升高。但若使用的是无水酒精，因其可引起肝细胞坏死，患者可出现一过性的转氨酶水平升高，有时还可表现为弥散性血管内凝血（DIC）倾向，这一点必须引起注意。

合并肝损害的程度不同，栓塞的效果也不同。通常，PVE 术后，非栓塞侧肝脏就开始急速增生，经过 2~4 周达到平台期[7]。手术时肉眼即可见栓塞侧肝脏萎缩（图 I-3-2）。癌研有明医院通常在 PVE 术后 2~3 周做一次 CT 检查，以观察栓塞效果。

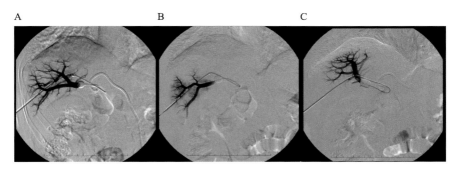

图 I-3-1 门静脉右支的 PTPE

穿刺 P8（右前叶上支），反转导管。因门静脉右后支主干很短，逐个栓塞 P7（右后叶上段支，A）、P6（右后叶下段支，B）和门静脉右前支（C）

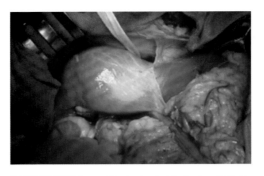

图 I-3-2 门静脉右支栓塞术后的扩
大右半肝切除病例
由于栓塞术后右半肝萎缩、非栓塞侧的左半肝
增大,进腹后即可见沿着主门静脉裂的分界线。
栓塞效果良好

参考文献

[1] Makuuchi M, et al: Preoperative transcatheter embolization of the portal venous branch for patients receiving extended lobectomy due to the bile duct carcinoma. J Jpn Pract Surg Soc 1984; 45: 1558-1564.

[2] 清水宏明ほか:胆汁内瘘・外瘘. 上西紀夫ほか編, 消化器癌の外科治療 2. 肝胆膵. 中外医学社, 2008, p82-84.

[3] Madoff DC, et al. ed: Venous embolization of the liver radiologic and surgical practice. Springer, 2011.

[4] Nagino M, et al: Right trisegment portal vein embolization for biliary tract carcinoma: technique and clinical utility. Surgery 2000; 127（2）: 155-160.

[5] Kishi Y, et al: Is embolization of segment 4 portal veins before extended right hepatectomy justified? Surgery 2008; 144（5）: 744-751.

[6] Madoff DC, et al: Transhepatic ipsilateral right portal vein embolization extended to segment IV: improving hypertrophy and resection outcomes with spherical particles and coils. J Vasc Interv Radiol 2005; 16（2 Pt 1）: 215-225.

[7] Ribero D, et al: Portal vein embolization before major hepatectomy and its effects on regeneration, resectability and outcome. Br J Surg 2007; 94（11）: 1386-1394.

4 术前模拟

癌研有明医院消化中心肝胆胰外科　**武田良祝**

术前模拟的要点:①掌握病变的详细情况;②明确与手术相关的血管走行及其变异;③合并肝切除时,评估残肝体积(表Ⅰ-4-1)。

胆道

对肝门部胆管癌来说,术前通过 CT 和胆管造影详细了解胆管的浸润范围、有无肝动脉和(或)门静脉浸润,准确把握病变的局部情况,这一点很重要。在癌研有明医院,除了要进行术式讨论外,所有患者都要行 3D-CT 检查,并利用 SYNAPSE VINCENT®(富士胶片公司的一种立体图像分析系统)测定肝脏各部分的体积(图Ⅰ-4-1A,Ⅰ-4-1B),评估残肝体积。残肝体积不足时,行经皮肝穿刺门静脉分支栓塞术。

掌握局部解剖也很重要。对全部患者,医生在术前都应画出草图,并据此把握术中解剖关系(图Ⅰ-4-1C,Ⅰ-4-2A)。胆管癌合并肝切除时,对残肝胆管情况的了解也很重要。手术中,术者应明确残肝断面上必须吻合的胆管开口应该有几个。另外,胆管汇流的变异有很多,医生在术前必须了解清楚。例如,若术前就已明确右后叶胆管(B6+7)是所谓的"南绕型"变异,则可准确把握距肿瘤的切缘,并可避免胆管损伤。左半肝的胆管汇流变异虽然少见,但还是存在的,特别是以走行在门静脉矢状部末端肝实质中的"南绕型"B3 居多。若术前没有了解清楚,术中就可能引起意外的胆管损伤。下段胆管癌需行胰十二指肠切除术时,应掌握胰腺切除的相关解剖学知识。

表Ⅰ-4-1　术前模拟的要点

1. 掌握病变的范围
2. 把握血管走行及其变异
3. 评估残肝体积

注:必须养成画草图的习惯。

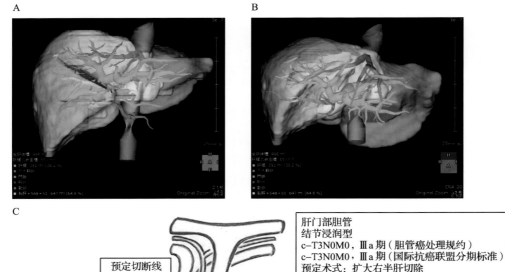

A

B

C

肝门部胆管
结节浸润型
c-T3N0M0，Ⅲa 期（胆管癌处理规约）
c-T3N0M0，Ⅲa 期（国际抗癌联盟分期标准）
预定术式：扩大右半肝切除

预定切断线

"北绕型"
右后叶胆管
沿表层扩展

B2+3

怀疑浸润肝右动脉的外膜

预计切开位置

图 Ⅰ-4-1 胆管癌术前模拟

A. 中段胆管癌，拟行扩大右半肝切除 + 肝外胆管切除。术前评估残肝体积

B. 与 A 为同一病例（从稍上方的俯视图）

C. 胆管癌术前草图

胰腺

胰腺癌的术前模拟也同样重要，由此可以把握病变的局部情况，清楚地了解肿瘤与血管及其周围器官的位置关系。胰头癌时，清楚把握肿瘤与门静脉（portal vein，PV）或肠系膜上动脉（superior mesenteric artery，SMA）之

间的关系非常重要。虽然很难根据图像来诊断有无病理学上的浸润,但从图像上可以判断出病变与各脉管之间有无接触(abutment)以及接触的部位。从图像上可以清楚地了解门静脉有无变形、闭塞及其具体部位。另外,对病变明显接近肠系膜上动脉周围神经丛的可切除的交界性肿瘤(borderline resectable tumor),必须充分切除包括接近部位在内的区域,因此,术前应在 CT 图像上模拟出切除范围(图Ⅰ-4-2B,Ⅰ-4-2C)。对胰体癌,要特别注意观察肿瘤与腹腔干的位置关系,仔细讨论有无合并切除腹腔干的必要性。对

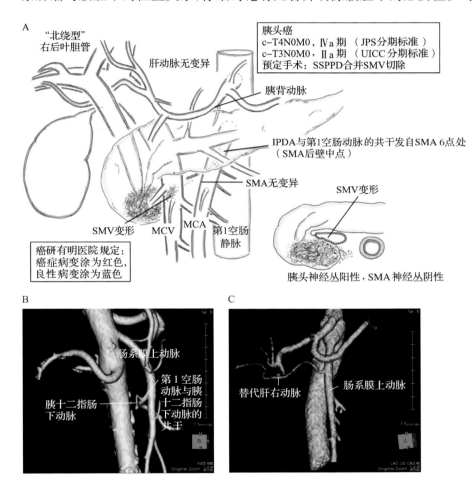

图Ⅰ-4-2 胰腺癌术前模拟

A. PD 术前的草图。JPS—日本胰腺病学会,UICC—国际抗癌联盟,SSPPD—保留大部分胃的胰十二指肠切除,SMV—肠系膜上静脉,IPDA—胰十二指肠下动脉,MCA—中结肠动脉,MCV—中结肠静脉

B. IPDA

C. 1 例血管变异

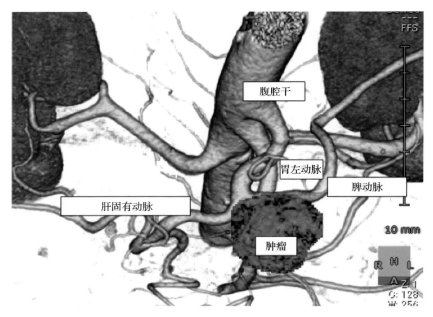

图 I-4-3 适合行改良 DP-CAR 的病例（俯视图）[1]
肿瘤已浸润腹腔干

怀疑有血管浸润的病例,应积极讨论是否有合并腹腔干切除的胰体尾切除术(distal pancreatectomy with en bloc celiac axis resection,DP-CAR)或保留胃左动脉的改良 DP-CAR 的手术适应证(图 I-4-3)[1]。施行胰十二指肠切除术时,应采取前方径路(anterior approach),旨在先行处理胰十二指肠下动脉。因此,术前必须明确各血管的走行,以备术中之需。另外,在胰十二指肠下动脉特别明显的病例中,要怀疑是否合并正中弓状韧带压迫综合征,明确是否存在替代肝右动脉(replaced RHA),明确右后叶胆管(B6+7)是否单独汇入肝总管,这些对避免术中操作问题都是十分重要的。最后,术前还要确认胰背动脉的走行以及胃左静脉和肠系膜下静脉的汇入位点,避免术中不必要的出血。

参考文献

[1] 竹村信行，ほか：膵体部癌に対する左胃動脈を温存し腹腔動脈を切離する膵体尾部切除術(Modified DP-CAR). 手術 2012; 66(10): 1467-1471.

II. 手术技术

1 胰十二指肠切除术（PD）

2 胰体尾切除术
- 1）合并后腹膜清扫的胰体尾切除术
- 2）合并腹腔干切除的胰体尾切除术（DP-CAR）
- 3）腹腔镜下胰体尾切除术（Lap-DP）

3 全胰切除术

4 胰腺中段切除术

5 胰腺肿瘤剜除术

6 右半肝切除 + 尾状叶切除 + 肝外胆管切除

7 右三肝切除 + 尾状叶切除 + 肝外胆管切除

8 左半肝切除 + 尾状叶切除 + 肝外胆管切除
左三肝切除 + 尾状叶切除 + 肝外胆管切除

9 肝胰同时切除

10 肝外胆管切除

11 胆囊床切除术和全层胆囊切除术

12 十二指肠乳头局部切除术

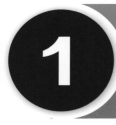

胰十二指肠切除术（PD）

癌研有明医院消化中心肝胆胰外科 　**井上阳介**

术式变迁的历史

自 Whipple 首次报道以来，胰十二指肠切除术（pancreatoduodenectomy，PD）在很长一段时间内成为以胰头癌为代表的胰头部肿瘤的唯一根治性手术方式[1]。近 20 年来，这种约有 80 年历史的手术方式也出现了新的进步和发展。

第一个进步是消化道、胰管和胆管的重建方式。以前行 PD 时，胃的切除范围同常规胃大部分切除一样。但自 1993 年 Traverso[2]提倡保留幽门的胰十二指肠切除术（pyrolus-preserving PD，PPPD）以来，该术式已向尽量保留全胃的方向不断改进。现在该术式只切除幽门或幽门周围少许胃壁，提倡切除幽门的胰十二指肠切除（pyrolus-resecting PD，PRPD）[3]或保留大部分胃的胰十二指肠切除（subtotal-stomach preserving PD，SSPPD）[4]。癌研有明医院消化外科采用 SSPPD。

第二个进步是分离胰头和肠系膜上动脉的途径有变化。以前行 PD 时，先切断胃和空肠，接着分离肝门部，再切断胰腺，最后才离断胰头和 SMA 之间的神经纤维组织。2000 年以后，许多研究都改变了这样的手术步骤，提倡动脉先行（artery-first 或 SMA-first）这一方法。"Artery-first"是指在切断胰腺、胆管和胃肠这些所谓"无法回头"（point-of-no-return）的步骤之前，先在胰头和 SMA 之间分离，将胰头从 SMA 周围神经丛中分离出来。目前认为动脉先行有以下几个优点：①在手术早期阻断切除区域的动脉血供，可减少术中出血[5-10]，这也符合肿瘤外科原则；②可准确无误地分离显露出替代肝右动脉（replaced right hepatic artery，Rep-RHA），并可妥善加以保护[11-14]；③对浸润型癌，可确保 SMA 侧切缘阴性[6,8,10,12-13,15-16]；④对可切除的交界性肿瘤来说，在手术早期即可判断肿瘤能否根治性切除[9,11,13,15]。癌研有明医院采取经横结肠系膜和 SMA 前方途径分离 SMA 周围。我们已将此手术步骤定型化，即所谓的结肠上 - 前方路径动脉先行处理（artery-first by supracolic anterior approach）[10]。

第三个进步是对胰腺系膜（mesopancreas）这一概念有了定论[10,17-20]。顾名思义，胰腺系膜就是从胰头发向左上方、延续到 SMA 的薄束状结构，由血管、淋巴管（或淋巴结）、神经纤维和结缔组织构成。但胰腺系膜的范围还没有明确规定。实际上，之前日本已将这个区域按《胰腺癌处理规约》视为胰头神经丛第Ⅰ部、第Ⅱ部和 SMA 周围神经丛[21]，但其他国家没有关于这个结构的研究和认识。目前世界范围内的学术界大多数称之为胰腺系膜，因此本节也采用这个名称。但是，有必要对胰腺系膜的定义进一步讨论，以期取得共识。在癌研有明医院，PD 的主要目标是根据解剖学完整切除这个被称为胰腺系膜的区域。

癌研有明医院 3 个不同清扫程度的 PD 及其适应证

目前，从各个方面来讲，PD 最大的难点是术中如何真正识别并完整切除胰腺系膜，特别是在提倡动脉先行之前，切断这个区域是 PD 切除步骤中的最后一步，这时淤血的标本侧出血也增加了，在这种情况下，很难从容不迫地仔细分离和显露。切除胰腺系膜是 PD 手术中最关键的步骤，直接关系到胰腺癌、胆管癌等高度恶性肿瘤的根治性问题。在癌研有明医院，切除胰腺系膜这一步都被视作整个 PD 手术中最精彩的部分，此步花费的时间也最多。加上"无法回头"步骤之前的动脉先行，我们将这两步统称为结肠上 - 前方路径动脉先行处理法（supracolic anterior artery-first approach, SAAA）。另外，理所当然，不同疾病要求清扫胰腺系膜的程度亦不同。我们根据疾病的不同性质，将胰腺系膜清扫程度分为 3 个水平，并提出系统性胰腺系膜切除（systematic mesopancreas dissection, SMD）这一概念[10]。表Ⅱ-1-1 总结了各个清扫水平的目标及其适应证。

表Ⅱ-1-1 胰腺系膜的清扫程度及其适应证

清扫程度	Level-1	Level-2	Level-3
目的			
1. 早期切断胰头部动脉血供	○	○	○
2. 整块（en bloc）切除胰腺系膜		○	○
3. 确保浸润性癌切缘阴性，判断 SMA 有无浸润			
适应证			
1. 黏膜内癌、胰管内乳头状黏液性肿瘤（IPMN）、转移性胰腺癌、交界性肿瘤	○		
2. Vater 壶腹癌、胆管癌、十二指肠癌		○	△ [※]
3. 浸润性胰管癌		△ [※※]	○

注：[※] 部分胆管癌可见 SMA 周围神经丛浸润。

    [※※] 肿瘤位于钩突等处，向 SMV 和 SMA 方向广泛浸润，或全身情况有高危风险因素的患者。

SMD 的概念

　　胰腺系膜是指位于 SMA 和胰腺钩突之间,包含神经纤维、血管、淋巴管和脂肪组织的区域。虽然没有像肠系膜那样明确的膜样结构,但从发生学上来看,在胚胎期肠管发生旋转之前,胰腺系膜是一个平面状的膜样结构,其内走行着发向胰腺和近端空肠的动静脉(图Ⅱ-1-1)。例如,在大多数病例中,第 1 空肠动脉(J1)与胰十二指肠下动脉(inferior pancreaticoduodenal artery,IPDA)形成共干。从淋巴引流的角度看,要想清扫引流胰头部肿瘤的淋巴结,就应该清扫到这个共干的根部。从肿瘤系统性整块切除的理念上讲,切除包含第 1 空肠动脉支配的区域也是妥当的。癌研有明医院规定,在需清扫淋巴结的胰头部肿瘤切除术中,一律要求清扫到胰十二指肠下动脉和与之形成共干的第 1 空肠动脉根部(有时还包括第 2 空肠动脉),一并切除部分空肠以及由该动脉支配的空肠系膜。实际上,胰头癌合并空肠系膜淋巴结转移的病例相当多,也有推荐这种手术方式的文献报道[22]。胰腺系膜位于一个狭小的立体空间内,其境界很难清楚地显示出来。一般认为其左、右边界分别是 SMA 右壁和胰腺钩突,上、下边界分别是右侧腹腔神经节(celiac ganglion)和十二指肠水平部。

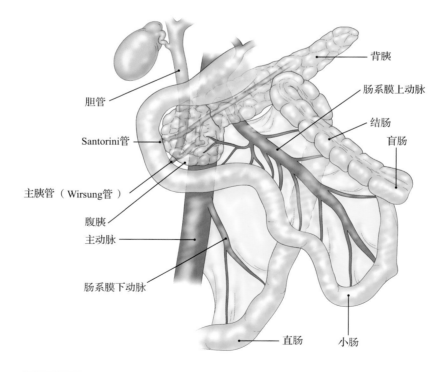

胆管
Santorini管
主胰管（Wirsung管）
腹胰
主动脉
肠系膜下动脉
直肠

背胰
肠系膜上动脉
结肠
盲肠
小肠

图Ⅱ-1-1　胰腺系膜的发生（胚胎期）

（参考篠原 尚 . ほか：イラストレイテッド外科手術 . 第 3 版 . 医学書院,2010；p8. 绘制）

本节着重讲述胰头浸润型胰管癌的 Level-3 清扫加系统性胰腺系膜切除（Level-3 SMD），也介绍 Level-2 SMD 和 Level-1 SMD。

术前准备

PD 手术创伤大，术前不仅需要评估麻醉风险，还要考虑术后万一出现并发症，患者是否有能力康复。因此，首先评估麻醉风险，对既往有心脏病的患者或动脉硬化的高危患者（包括糖尿病、高血压、吸烟、负荷心电图阳性的患者），还应行放射性核素运动负荷试验和冠状动脉血流储备功能（CFR）检查，以评价患者对大手术的耐受能力。另外，若是高龄患者，还应评估患者术后误吸的风险和肺功能。

胰腺癌的病情发展迅速，术前若拘泥于肿瘤的确定诊断会推迟手术，有时甚至使患者永远失去了手术机会，这样的例子相当多。约 5% 的患者其术后病理诊断与术前诊断不一致，在向患者及其家属充分解释这种可能性后，应尽早手术。在癌研有明医院肝胆胰外科，胰头癌患者（包括疑似病例）从首诊到手术的平均等待时间为 16.4 天（截至 2014 年 6 月）。但是，对可能切除的胰腺癌，即使争取到了 R0 切除，但还是有许多患者在术后短期内出现局部复发或远处转移。因此，近年来有学者主张对可能切除的胰腺癌行术前新辅助化疗/放疗（neoadjuvant chemotherapy/radiotherapy），而且这方面的研究报道还在逐年增多。癌研有明医院也在效仿这种做法，尝试转换治疗方针。目前这种治疗方案已进入临床试验阶段。即对可能切除的胰腺癌，术前先施行新辅助化疗（neoadjuvant chemotherapy），尽可能在局部病变得到控制、排除远处转移后再手术。

术前精确检查

■ CT

要想清楚地了解肿瘤的位置、进展情况以及肿瘤与血管的关系，必须行动态增强 CT 检查。进一步在重建的冠状面、矢状面等图像上观察，绘制出预想的手术草图。毋庸置疑，术前应用模拟软件制作的 3D 图像很有用，但是要想真正掌握胰头部错综复杂的结构，尤其是想了解清楚纠缠在一起的动脉、门静脉、胆管和胰管时，自己画出详细的示意图是最好的方法。若患者对碘过敏，应以 MRI 替代。

■ EOB-MRI

所有罹患胰头癌的患者都面临肝转移的风险。特别值得注意的是，常规增强 CT 很难显示胰腺癌肝转移，因此，必须加做敏感度更高的 EOB-动态增强 MRI 检查。

■超声内镜（或 EUS-FNA）

当 CT 不能清楚显示肿瘤的边界或性状时，EUS 很有帮助。但考虑到操作相关并发症和肿瘤种植的风险，癌研有明医院并不常规加做细针穿刺活检（fine needle aspiration，FNA）。

■ ERCP（用于诊断和减黄）

在其他检查不能明确肿瘤位置时，通过 ERCP 对胆道直接造影很有帮助。另外，还可同时行胆汁、胰液细胞学检查，胆管、胰管刷检，以及胆管黏膜活检等，这都是 ERCP 的强项。但是，ERCP 也有并发急性胰腺炎的风险，因此其应用受到一定的限制。多数 ERCP 的目的是减黄。近年来有报道称，即使术前不减黄而直接手术，术后并发症的发生率也未见明显增高，而且这样的报道还在不断增多。但是，许多患者不仅仅合并黄疸，还伴有转氨酶水平升高。因此，原则上术前都应行 ENBD，将胆汁引流至体外。

手术步骤（Level-3 SMD-PD）

1 切开	**10** 分离胰腺上缘，分离肝门部
2 术中探查	**11** 摘除胆囊，切断胆总管
3 Kocher 法游离	**12** 清扫门静脉周围
4 分离大网膜，切断胃结肠韧带→分离胰头前方	**13** 分离胰腺上缘
5 SAAA切除胰腺系膜	**14** 切断胰腺
6 Level-3 胰腺系膜清扫	**15** 清扫残留的胰腺系膜，清扫 No.8p 淋巴结
7 清扫 SMA 左侧	**16** 合并切除 SMV
8 再次分离 SMA 右侧	**17** 消化道重建
9 游离胃大弯和胃小弯，切断胃	**18** 关腹

Level-3 SMD-PD 的手术技术

1 切开

- 先取上腹正中切口，长约 8cm，切开进腹。对腹腔进行视诊和触诊并确认没有肿瘤种植或肝转移后，向上、下延长切口，上达剑突根部，切除剑突，下至脐以下。应用肝脏拉钩和三叶式腹腔拉钩显露术野（图Ⅱ-1-2）。
- 右侧切口可加用 2 个外科臂适当牵引，增加显露视野。

A

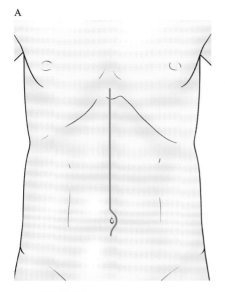

B

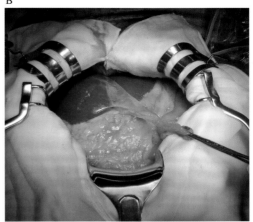

图Ⅱ-1-2 切口

A. 手术切口

B. 多功能拉钩展开术野

2 术中探查

● 接着是术中探查。首先对胰头部病变的位置和大小进行视诊和触诊，了解有无浆膜浸润（S+/−）及后腹膜浸润（Rp+/−）。进一步行术中超声（intraoperative ultrasonography，IOUS），检查肿瘤的进展范围，测量主胰管直径，并明确其走行。肿瘤是否粘连或浸润横结肠系膜可影响术式的选择，因此，也要仔细观察横结肠系膜的下方。

● 肿瘤突出横结肠系膜时，大多要合并切除中结肠动静脉。根据具体情况，有时要合并切除右半结肠，或需要自横结肠系膜下方向中枢侧分离显露 SMA 和 SMV，即所谓的结肠系膜途径（mesenteric approach）[22]。

● 若有可能，最好行肝脏术中超声造影（CE−IOUS），静脉推注 Sonovoid®，Kupffer 期观察是否有肝转移。若检出术前检查没有发现的肝脏小结节，应该行病灶切除或穿刺活检，送术中冰冻病理学检查，判断是否为肝转移，最终确定是否有手术适应证。

3 Kocher 法游离

● 接下来分离自十二指肠外侧缘延续至结肠肝曲的融合筋膜，即所谓的 Kocher 法游离。癌研有明医院此步还加做右半结肠游离，以获得良好的视野（图Ⅱ-1-3）。

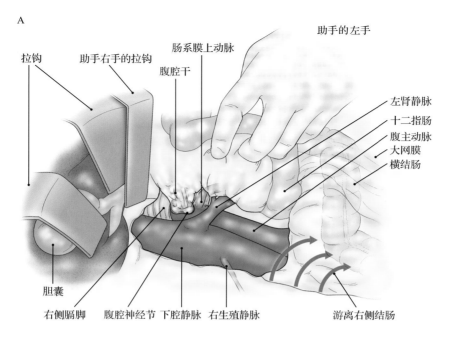

A

拉钩　助手右手的拉钩　肠系膜上动脉　腹腔干　助手的左手

左肾静脉
十二指肠
腹主动脉
大网膜
横结肠

胆囊

右侧膈脚　腹腔神经节　下腔静脉　右生殖静脉　游离右侧结肠

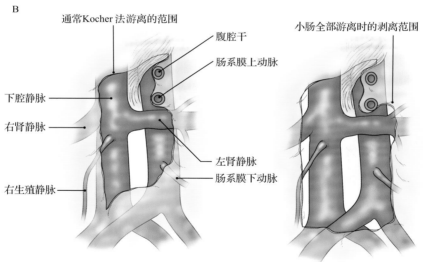

B

通常Kocher 法游离的范围　腹腔干　肠系膜上动脉　小肠全部游离时的剥离范围

下腔静脉

右肾静脉

左肾静脉
肠系膜下动脉

右生殖静脉

图Ⅱ-1-3　Kocher 法游离

● 进展期胰头癌常需要合并切除一段 SMV-PV。估计切除长度为 4~6cm 时,应从右半结肠开始,将整个小肠系膜从后腹膜游离出来,即所谓的 Cattel-Braasch 手法 (Cattel-Braasch maneuver)。这样不但能够获得很好的视野,而且能够上移整个肠系膜,在重建 SMV-PV 时,即使有一段较长的缺损,也可直接行端端吻合。

● 沿着融合筋膜这一层面游离后腹膜，不要破坏 Treitz 韧带处的胰后筋膜，一直游离到胰头附近。沿这个层面分离，并未清扫腹主动脉旁淋巴结。但是，在浸润型胰头癌，特别是高度怀疑有后腹膜浸润时，就应该沿着融合筋膜下方的层面分离，将肾筋膜（Gerota 筋膜）置于胰头切除侧，紧贴下腔静脉前壁，连同 No.16b1（内侧，前方）淋巴结一起整块切除（图 II-1-4）。

● 这时，要分离显露出腹主动脉的两侧壁，对纵向汇入腹主动脉旁淋巴结的淋巴管应仔细结扎后切断，慎防术中、术后淋巴漏。另外，在此步分离的过程中，要注意保护肠系膜下动脉（inferior mesenteric artery，IMA），不要将 IMA 误认为淋巴管而将其挑起后切断。同样要注意保护右侧输尿管和生殖动静脉，慎防损伤。

● 切取部分 No.16b1 淋巴结送术中冰冻病理学检查。虽然有人认为 1~2 个腹主动脉旁淋巴结阳性不应被视作手术禁忌证，但转移的腹主动脉旁淋巴结均呈平板状分布，即使做了区域清扫，切除的断端也还是阳性。因此，不得不将这种情况判定为没有手术指征。

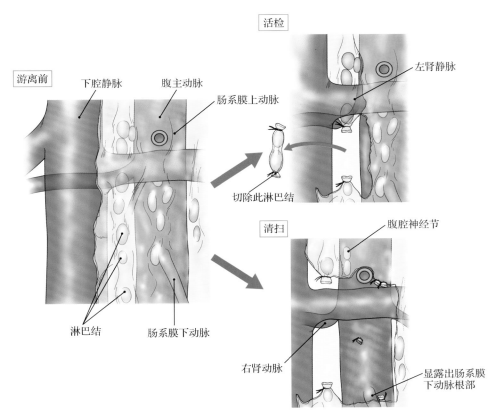

图 II-1-4 清扫腹主动脉旁（No.16b1）淋巴结

- 一边清扫腹主动脉旁淋巴结，一边显露出腹主动脉壁。同时全程显露出左肾静脉。
- 悬吊左肾静脉并朝下牵引，紧贴腹主动脉壁向上清扫 No.16a2（内侧）淋巴结，并将其置于切除侧。

手术要点	腹腔干的根部与腹主动脉壁紧贴在一起，其周围缠绕着腹腔神经节。通常无须切除腹腔神经节，但在怀疑肿瘤侵犯了 SMA 周围神经丛和胰头神经丛第 Ⅰ 部时，也可切除该神经节，直至显露出腹主动脉外膜以及 SMA 和腹腔干根部。

手术要点	从 SMA 右下方开始，紧贴动脉外膜切开 SMA 周围神经丛至其根部，显露出 SMA 的右侧壁。这个步骤很有用，因为之后从结肠上 – 前方路径进行动脉先行处理时，SMA 右侧壁可作为清扫 SMA 右半周的标志。另外，肿瘤向 SMA 周围浸润越严重，分离显露 SMA 就越困难。为了及时处理意外的大出血，以备不测，最好于其根部悬吊 SMA。

- 图 Ⅱ-1-5 所示为分离显露并清扫淋巴结到这一步时的状态。

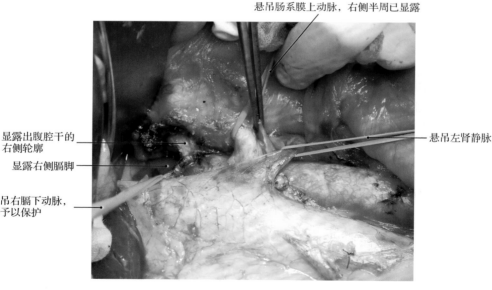

悬吊肠系膜上动脉，右侧半周已显露

显露出腹腔干的右侧轮廓

显露右侧膈脚

悬吊右膈下动脉，并予以保护

悬吊左肾静脉

图 Ⅱ-1-5 Kocher 法游离结束时的术中照片

4 分离大网膜,切断胃结肠韧带→分离胰头前方

● 接着,分离胃结肠韧带。癌研有明医院要求常规切除网膜囊,即网膜囊切除（bursectomy）,就是将横结肠系膜前叶和大网膜一起切除（只限于中结肠动静脉右侧）。

● 虽然通过切除网膜囊即可将胰头包含在内整块切除,但应注意从网膜囊下面的层面分离,从而稳妥地显露出中结肠静脉,并能安全地接近其根部,也许这才是最重要的。

手术要点	手术操作到这一步,至少要保留中结肠动脉的左侧分支,并以此为标志向中枢侧分离,这样就很容易到达肠系膜上动脉（SMA）。

● 沿着切除网膜囊的层面向深部分离,就与先前 Kocher 法游离到达的十二指肠和横结肠系膜面相贯通。然后沿着这个层面,从右侧分离十二指肠水平部和横结肠系膜,便可显露出肠系膜上静脉（SMV）的右侧壁。在此处显露 SMV 最安全、可靠（图Ⅱ-1-6）。

● 在上步分离过程中,结扎切断上右结肠静脉（又称副右结肠静脉）后,就可预防因术中牵引撕裂其根部而引起的出血。但是,此处应该注意的是,处理副右结肠静脉时应尽量靠近其末梢侧,但又不能影响（破坏）结肠肝曲静脉弓。

手术要点	一边看清楚十二指肠壁,一边分离十二指肠至其从 SMA 和 SMV 后方穿过的部位。电刀沿着十二指肠的水平线标记 SMA 和 SMV 前方的浆膜,之后在左侧分离肠系膜时就沿此标记线进行。

● 展开 SMV 前面的分离面,在十二指肠水平部的上方悬吊 SMV。结扎切断中结肠静脉。

● 在肿瘤已侵犯 SMV 的病例中,分离显示出 SMV 后,就不应再向上方进一步分离,以确保肿瘤切缘阴性。

● 相反地,在不合并切除 SMV 时,应该紧贴血管壁向上方进一步分离显露 SMV。结扎切断胃结肠干（Henle's gastrocolic trunk, HGCT）、胰十二指肠下静脉和第 1 空肠静脉,这样 SMV 就和胰头完全分离开了。

5 SAAA 切除胰腺系膜

● 接着,就进入 PD 最重要的手术步骤,即包含了胰腺系膜切除的 SMA 周围清扫术。

● 理论上,从 SMA 右侧开始,按顺序分离胰头、十二指肠和近端空肠后,整块切除就能清扫 SMA 周围的淋巴结,同时保证足够的切缘。对中结肠动脉来说,因为其属于另一个淋巴引流区域,若肿瘤直接浸润到该动脉附近,或此区域内出现了肉眼可见的肿大淋巴结,就不应再做常规处理。

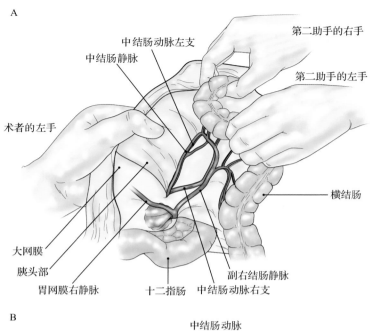

A

第二助手的右手

第二助手的左手

中结肠动脉左支

中结肠静脉

术者的左手

横结肠

大网膜

胰头部

胃网膜右静脉

十二指肠

中结肠动脉右支

副右结肠静脉

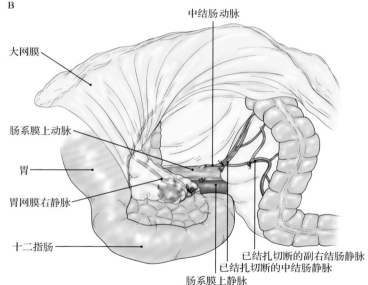

B

中结肠动脉

大网膜

肠系膜上动脉

胃

胃网膜右静脉

十二指肠

已结扎切断的副右结肠静脉

已结扎切断的中结肠静脉

肠系膜上静脉

图Ⅱ-1-6 沿着切除网膜囊的层面分离，显露胰头部和 SMV

A. 显露胰头部

B. 显露肠系膜上静脉

● 相反地，若胰头癌直接浸润了中结肠动脉，就要合并切除横结肠系膜及中结肠动静脉。在这种情况下，一开始就上提横结肠，向上方展开其系膜，从结肠下区分离显露出 SMA 和 SMV 并悬吊，之后将此区域整块切除。此即结肠系膜路径（mesenteric approach）[23]。

手术要点	SAAA 清扫胰腺系膜的要点：①经以上分离后，在其末梢悬吊 SMV；②保留中结肠动脉左支，并以此为标志，分离十二指肠和横结肠系膜，显露出 SMA 和 SMV 主干；③充分分离胰腺下缘。

■ 系统性切除胰腺系膜

- 在癌研有明医院，按切除范围，将胰腺系膜清扫分为 3 个步骤来提倡和实践系统性胰腺系膜切除（systematic mesopancreas dissection, SMD）。"systematic" 的原意是"有系统的""有条不紊的"，它包含 2 个层面的含义：①沿着动脉支配范围，系统性（en bloc）切除；②必须清扫的范围有一个相应的度。为了理解这个概念，必须先充分理解胰头周围与 SMA 之间的解剖关系。

- 图 Ⅱ-1-7 是胰腺系膜的示意图。这个所谓的胰腺系膜就是连接胰头和右侧腹腔神经节（celiac ganglion）（胰头神经丛第 Ⅰ 部）及 SMA（胰头神

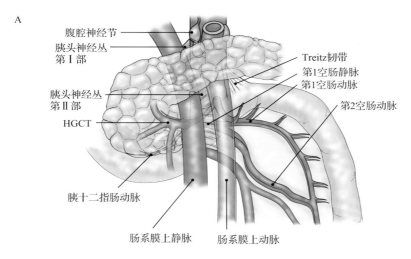

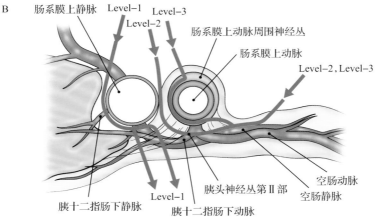

图 Ⅱ-1-7　胰腺系膜示意图

经丛第 Ⅱ 部)，其内包含着丰富的神经和血管的"膜"。可以说它是发自 SMA 的一个树状结构，只不过其系膜被压缩，位于非常狭小的区域内，加上发育过程中小肠回转的影响，所以膜结构很难识别罢了。

● 常规行 PD 时，切断胰腺系膜是切除操作的最后一步。虽然可以将胰头和切断的空肠一起向右侧牵引，将 SMA 和 SMV 向左侧牵引，从两者之间将其切断。但是，手术至此，大多数情况下标本侧淤血严重，渗血增加，很难做到从容不迫地沿着准确的离断线切除。

● 另外，大多数局部进展的胰腺癌能否获得根治性切除主要取决于肿瘤在 SMA 方向上的浸润程度。通常行 PD 时，多数病例只能在切除步骤的最后阶段才能明确判定是否获得根治性手术。即使到手术最后意识到没能 R0 切除，但也没有办法了。

● 以 SAAA 系统性切除胰腺系膜时，可在切除步骤的早期分离和清扫 SMA 周围。另外，在 SAAA 过程中，SMA 周围的器官始终处于原位 (in situ)，这样在分离 SMA 周围时的局部解剖情况就与术前 CT 模拟时预想的局部解剖一样，这也是一个优势。

不同清扫程度的 SMD （图Ⅱ-1-8）	● Level-1 SMD 　　适应证：交界性恶性肿瘤、原位癌、转移性胰腺癌和良性肿瘤。 　　Level-1 的清扫范围最小，其目的不是整块清扫淋巴结。因此，其主要应用于胰头切除。Level-1 SMD 的手术创伤小，又不至于切除的范围不够。离断线靠近胰腺系膜，空肠系膜 (mesojejunum) 完全保留。 ● Level-2 SMD 　　适应证：Vater 壶腹癌、十二指肠癌和胆管癌。 　　Level-2 SMD 的清扫范围是以胃癌 D2 淋巴结清扫范围为基础。适应证是需要清扫 No.14 淋巴结的所有胰头部肿瘤。除此之外，还需要系统性清扫 SMA 周围淋巴结。 ● Level-3 SMD 　　适应证：浸润型胰腺癌。 　　Level-3 SMD 是在 Level-2 的基础上，因肿瘤直接浸润或肿瘤浸润胰头周围神经丛，为了确保切缘阴性而扩大了清扫范围。虽然也要根据肿瘤的具体位置而定，但其切除范围应该包括：①合并切除 SMA 右半周神经丛（4 点 ~10 点方向）；②在 SMA 长轴方向上，中枢侧要达到其根部及右侧腹腔神经节，清扫 No.16a2（内侧）淋巴结；③在 SMA 长轴方向上，末梢侧要包括第 2 和第 3 空肠动脉。

Level-1

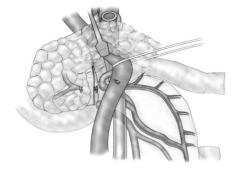 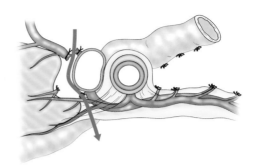

Level-2

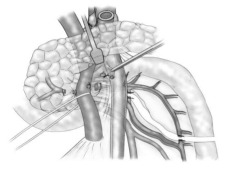 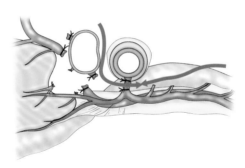

Level-3

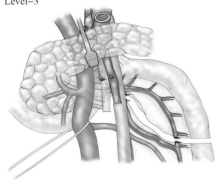 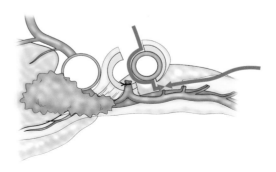

图 II-1-8　不同清扫程度的 SMD

6 Level-3 胰腺系膜清扫

Level-3 清扫除了整块切除胰腺系膜,还要增加切除 SMA 右半周神经丛。对在 SMA 方向上有浸润倾向的胰头癌几乎都要施行这样的切除,同时多合并切除一段 SMV。

■分离 SMA 周围神经丛

- 首先,向右牵开 SMV 吊带,展开术野。对 SMA 进行视诊和(或)触诊,确认其位置。中结肠动脉是一个很好的解剖标志,据此向中枢侧追踪分离,就很容易辨清 SMA 的位置和走行(图Ⅱ-1-9)。
- 把握了 SMA 的轮廓之后,根据术前影像学图像提示的解剖结构(图Ⅱ-1-10),在大约 11 点的位置上,朝 SMA 纵行切开其周围的神经丛。不要在 1 点方向上过深切入,尽可能浅地纵行切开长的神经,显露出白色的 SMA 外膜(图Ⅱ-1-11)。以此为线索,逆时针分离 SMA 周围神经丛。
- 神经丛与 SMA 外膜之间有一疏松的层面,多数情况下很容易分离。剥离的 SMA 周围神经丛会呈板片状脱落下来(图Ⅱ-1-12)。这时,可由下而上,进一步扩大分离(图Ⅱ-1-13)。紧贴 SMA 外膜分离,几乎不残留纤维组织。

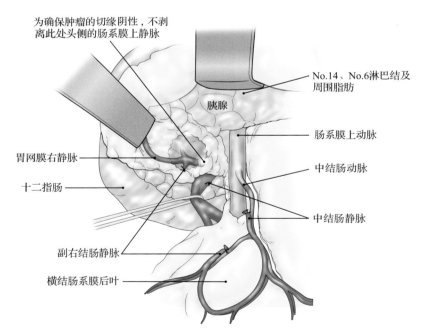

为确保肿瘤的切缘阴性,不剥离此处头侧的肠系膜上静脉

No.14、No.6淋巴结及周围脂肪

胰腺

肠系膜上动脉

胃网膜右静脉

中结肠动脉

十二指肠

中结肠静脉

副右结肠静脉

横结肠系膜后叶

图Ⅱ-1-9 清扫 SMA 周围之前的准备

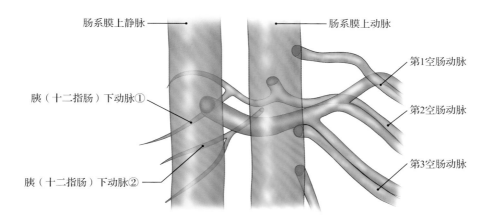

肠系膜上静脉

肠系膜上动脉

第1空肠动脉

胰（十二指肠）下动脉①

第2空肠动脉

第3空肠动脉

胰（十二指肠）下动脉②

图 Ⅱ-1-10 根据术前影像学图像预想的血管解剖

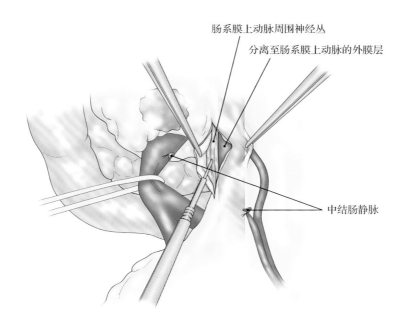

肠系膜上动脉周围神经丛

分离至肠系膜上动脉的外膜层

中结肠静脉

图 Ⅱ-1-11 显露 SMA 的外膜（从 11 点的方向开始分离）

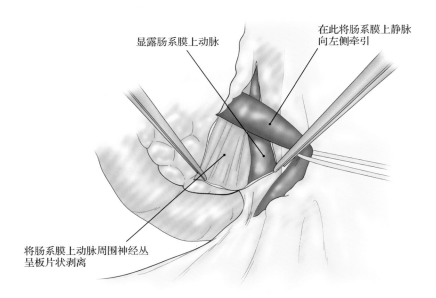

显露肠系膜上动脉

在此将肠系膜上静脉向左侧牵引

将肠系膜上动脉周围神经丛呈板片状剥离

图 Ⅱ-1-12　分离下来的 SMA 周围神经丛呈板片状

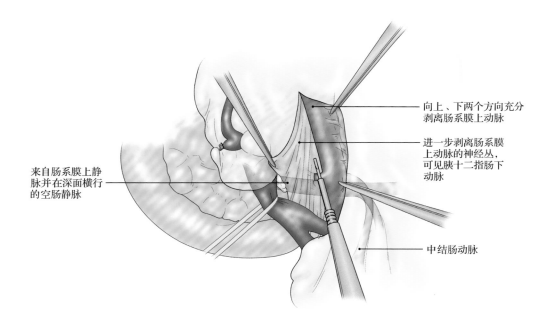

向上、下两个方向充分剥离肠系膜上动脉

进一步剥离肠系膜上动脉的神经丛，可见胰十二指肠下动脉

来自肠系膜上静脉并在深面横行的空肠静脉

中结肠动脉

图 Ⅱ-1-13　清扫 SMA 右侧

■向两侧牵开 SMA 和胰头，展开术野

● 第一助手持 Debakey 血管钳，轻轻夹住 SMA 周围神经丛保留侧断端或 SMA 周围组织，对牵 SMA。逆时针旋转 SMA，将分离位点逐渐展开。

● 向上分离到胰腺下缘时，就到达了切除的上方分界线。这时助手可用甲状腺拉钩或者 Cooper 剪尖插在胰腺或脾静脉的后面，将胰头轻轻牵向前上方（图Ⅱ-1-14）。

手术要点	虽然人们普遍认为从前方到达肠系膜上动脉根部的清扫并非在切断胰腺之后就不能做到，但我们按照上述的步骤，对绝大多数病例都能做到直达 SMA 根部的右半周清扫。

● 在分离的过程中显露出 SMA 分支的根部，于根部处理胰十二指肠下动脉。多数情况下，胰十二指肠下动脉与第 1 空肠动脉形成共干，但也有靠近 SMA 左缘发出的。向左旋转 SMA 后，几乎所有的病例都可在右侧视野下处理。根据动脉的直径，多丝可吸收线单纯结扎 + 单丝非吸收线缝扎即可（图Ⅱ-1-15）。

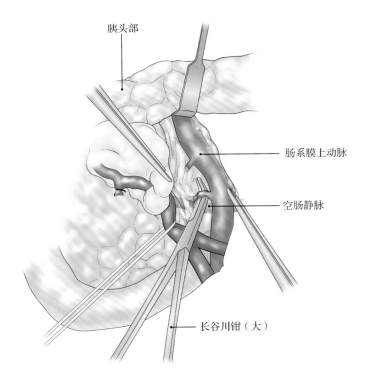

胰头部

肠系膜上动脉

空肠静脉

长谷川钳（大）

图Ⅱ-1-14 分离 SMA 周围神经丛时胰头的牵引方向

A

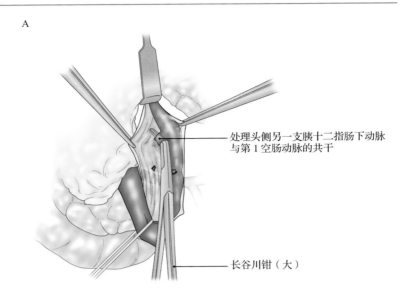

处理头侧另一支胰十二指肠下动脉
与第 1 空肠动脉的共干

长谷川钳（大）

B

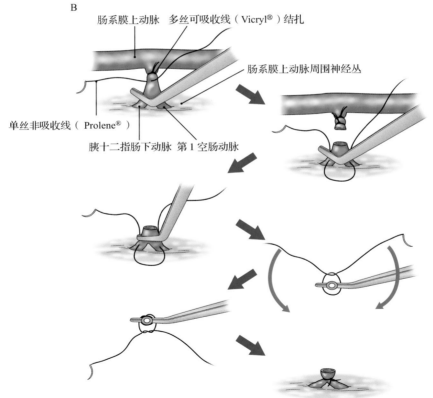

肠系膜上动脉　多丝可吸收线（Vicryl®）结扎

肠系膜上动脉周围神经丛

单丝非吸收线（Prolene®）

胰十二指肠下动脉　第 1 空肠动脉

图Ⅱ-1-15 于根部处理胰十二指肠下动脉

● 保留侧用细长的长谷川钳夹住，切断血管后以单丝非吸收线追加缝扎。此处要仔细处理，目的是在之后的操作过程中钳夹、牵引切除侧时，避免标本侧出血。

● 逆时针分离SMA并切除胰腺系膜至5点处，上方要达到超过胰腺下缘的水平。IPDA处理结束后，就可明确判定与SMA相关的切除可能性（图Ⅱ-1-16）。

　　按照上述步骤，分离SMA周围神经丛直至其根部是可行的。但是，操作时视野很深，若有意外出血很难处理。若能结扎切断IPDA并判定有切除的可能性，就可转向SMA左侧处理近端空肠。

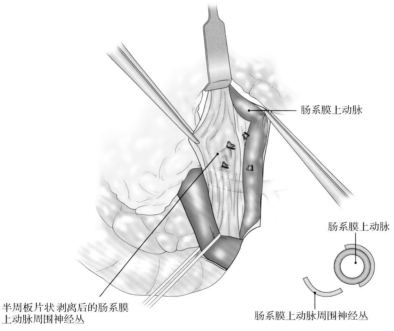

肠系膜上动脉

肠系膜上动脉

半周板片状剥离后的肠系膜
上动脉周围神经丛

肠系膜上动脉周围神经丛

图Ⅱ-1-16 SMA 右侧清扫结束

Level-2 SMD（图Ⅱ-1-17）

　　这里我们讲述不切除SMA周围神经丛的SMA周围淋巴结清扫。其主要目的是完全清除SMA周围的No.14p，d淋巴结（《胆管癌处理规约》第5版中的No.14p，d淋巴结）。其适应证有：未浸润SMV、SMA或胰头神经丛的下段胆管癌、Vater壶腹癌、十二指肠癌和部分胰头癌。

■ SMA 周围的分离

● 从Kocher法游离到悬吊SMV，这些操作基本同Level-3清扫。适合行Level-2清扫的病例，其术前CT图像大多已提示可以剥离和分离SMA。因此，首先分离出SMV。

- 将汇入 SMV 的副右结肠静脉、胰十二指肠下静脉、第 1 空肠静脉和 HGCT 全部于其根部结扎切断。如果有从 SMA 前方走行的空肠静脉，也于其根部将其结扎切断。有的肠系膜下静脉（inferior mesenteric vein，IMV）汇入门静脉，但在 Level-2 清扫时，多数情况下无须处理 IMV。
- 通过上述操作，可显露出很长一段的 SMV，这是进行 Level-2 SAAA 时展开视野的关键。广泛地分离，显露出胰腺下缘和横结肠系膜之间的空隙。
- 通过视诊和触诊确定 SMA 的位置及深度。中结肠动脉是一个很好的解剖标志，沿着中结肠动脉向中枢侧追踪分离，即可到达 SMA。但在肥胖的患者中，最好行术中超声（IOUS）检查以确认中结肠动脉的走行。要注意此处不能迷失方向。
- 肉眼仔细观察即可发现，在 SMA 周围的淋巴、脂肪组织和胰头神经丛第Ⅱ部，即所谓的胰腺系膜与 SMA 周围神经丛之间还是存在一个疏松的间隙。沿着 SMA 的轮廓，将其周围稍作分离，就可将 SMA 周围神经丛保留下来。如此进一步分离就可慢慢达到 SMA 后面。但 SMA 后面的分离层面的解剖标志应该是空肠静脉。
- 从先前在 SMV 上切断的空肠静脉后壁分离出横贯胰腺系膜的第 1 空肠静脉，进入 SMA 后方，就能准确无误地保留 SMA 周围神经丛（图Ⅱ-1-8 中的 Level-2）。
- 在 90% 的病例中，都有走行在 SMA 后方的空肠静脉[10]，因此，几乎所有的病例中都可利用它作为一个有用的解剖标志。
- 分离进入 SMA 背侧之后，进一步向上、下延长分离，就可看到 IPDA 与第 1 空肠动脉形成的共干，或呈单独分支的 IPDA。紧靠 SMA 周围神经丛的外面，将其双重结扎后切断。
- Level-3 清扫时，是紧贴 SMA 外膜进行的，显露的是直接从 SMA 发出的 IPDA 根部。与此不同，Level-2 的清扫层面是沿着 SMA 周围神经丛的外面，因此，有时很难确定 IPDA 的走行及其根部。因此，最好先将此处充分分离，扩大视野。
- 将术前确定的、从 SMA 5 点方向的右侧发出的分支（包括术前 CT 图像不能显示的细小分支）处理后，就转向近端空肠的操作。

■ 处理近端空肠

- SMA 左侧的处理方法同 Level-3 清扫。近端空肠区域是指与 IPDA 形成共干的空肠动脉（大多数是第 1 空肠动脉，有时还包括第 2 空肠动脉）支配区域。整块切除这个区域是最简单的方法，而且不至于导致清扫范围不足。
- 靠近 SMA 左缘切断肠系膜，显露出空肠静脉，顺着这个层面进一步分离到 SMA 后面，这样就可保留 SMA 周围神经丛，并且很容易与右侧的分离面相贯通。
- 在 SMA 左侧，向上进一步分离。与 Level-3 清扫时一样，分离出呈扇形的 Treitz 韧带，将其结扎切断。Level-2 清扫 SMA 左侧后，处理结束。

■ 切断胰头神经丛第Ⅱ部

- 将近端空肠自 SMA 后方牵向右侧，将胰头牵向 9 点方向，SMV 吊带牵向 1 点方向，SMA 朝 3 点方向定点精准旋转后，这样就展平了胰腺系膜，使视野更好地暴露。
- 先切断胰头神经丛第Ⅱ部向第Ⅰ部移行的区域。看清左肾静脉的后壁，逐步切断胰头神经丛第Ⅱ部。有时，其中还残留着细小的动脉分支，应仔细结扎切断。另外，若有从 SMA 发出的替代肝右动脉，在此术野中非常容易将其保留。
- 切断胰腺系膜至 SMA 根部，Level-2 清扫结束。此操作保留了 No.16a2 淋巴结和右侧腹腔神经节。

Level-1 SMD

这里我们大致解释一下 Level-1 SMD。其适应证是无须淋巴结清扫的一些疾病，如胰管内乳头状黏液性肿瘤（intraductal papillary mucinous neoplasm, IPMN）等交界性恶性肿瘤、转移性胰腺癌、主胰管附近的神经内分泌肿瘤（neuroendocrine tumor, NET）等。但是，对于 NET，若肿瘤较大，合并淋巴结转移的概率亦增加，应根据具体情况而定，最好选择 Level-2 清扫。

■处理 SMA 周围

- 从切口选择到悬吊 SMV 的方法都是相同的，但不必活检腹主动脉旁淋巴结。
- 在胰头下缘悬吊 SMV，结扎切断 HGCT、IPDV 和副右结肠静脉。与 Level-2 和 Level-3 清扫最大的区别是无须完全切除胰腺系膜，只须从中切断即可，完全保留空肠系膜。因此，也无须处理空肠动脉和静脉。
- 分离显露出从 SMV 后壁汇入的粗大的空肠静脉后，在其中枢侧悬吊 SMV，留作牵引用。
- 将 SMV 牵向左侧，看清空肠静脉壁，向末梢分离，将其显露出来。将 2~3 支引流胰头部的、直径 1~2mm 的细小静脉仔细地结扎切断即可（也可用超声刀等闭合设备）。之后，就可显露出一段很长的空肠静脉根部，可见其离开胰头部后进入 SMA 的后面。
- 从下方开始，切断胰腺系膜。以空肠静脉的右侧为目标，浅而长地切开胰腺系膜，即可显露横贯其中的 IPDA。从空肠静脉的右侧切断，显露出的几乎都是 IPDA 残端，这样就保留了与其共干的空肠动脉。因此，在此处空肠静脉是一个很好的解剖标志。
- 如术前 CT 图像所显示的那样，确定 IPDA 后将其结扎切断，之后就转向空肠处理。

■空肠处理

- Level-1 清扫时，保留全部空肠系膜，靠近空肠壁切断血管及 10~15cm 长的空肠即可。从其系膜上分离空肠，靠近空肠壁结扎切断 Treitz 韧带。然后，将切断的空肠从 SMA 后面穿过，牵向右侧（图Ⅱ-1-8 中的 Level-1）。
- 将空肠牵向 9 点方向，将 SMV 两处吊带牵向 2 点方向，展开胰腺系膜，并在 SMV 和 SMA 的右侧将其结扎切断。这时，与 Level-2、Level-3 清扫时一样，其中或许还残留着细小的动脉分支，应仔细结扎切断，这也是经常需要注意的事项。
- 从后面越过左肾静脉，在其上缘切断，清扫完毕。

一并分离切断的胰腺系膜及空肠系膜

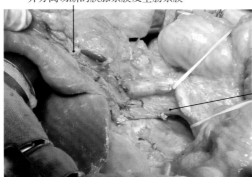

全周保留的肠系膜上动脉的周围神经丛

图Ⅱ-1-17 Level-2 SMD 时 SMA 周围清扫结束时术中照片

专栏

空肠及其系膜的切除

癌研有明医院在施行 PD（Level-2 或 Level-3 清扫）时，其范围还包括近端空肠系膜中的淋巴结。近端空肠系膜是指由与 IPDA 形成共干的空肠动脉（通常是第 1 空肠动脉）支配的区域。到目前为止，还没有出现有关 PD 时合并切除这个区域的相关讨论。但是，要想从左右两侧完全清扫 SMA 周围淋巴结，不切除近端空肠系膜是很困难的。进一步说，若要合并切除 SMA 右半周神经丛而保留其左半周，切线的差距都是毫米级别，因此还是应该广泛地分离显露出 SMA 周围，以便展开视野，更加精准地手术。

另外，在日本，对消化道恶性肿瘤的淋巴清扫，一律要求在尽可能高的位置结扎切断肿瘤的支配动脉。对胃癌来说，是 D2 清扫。对大肠癌来说，要做到 D3 清扫。近年来，我们所提倡的结肠系膜完全切除 + 中心血管结扎（complete mesocolic resection with central vascular ligation）这一概念也逐渐被其他国家的学者理解和接受[24-25]。如果这个概念也适用于 PD，那么就应该在其根部结扎切断支配胰头部的 IPDA。又因为 70% 的 IPDA 和第 1 空肠动脉形成共干，要准确区分这两个区域很困难[10]，因此，很自然地将第 1 空肠动脉的支配区域也包括在切除范围内。

再者，胰腺癌合并第 1 空肠动脉支配区域淋巴结转移的例子也并非少见[26-27]。因此，常规将第 1 空肠动脉的支配区域或者与 IPDA 同一水平的空肠动脉支配区域包括在切除范围之内是妥当的做法。

第三个理由是可简化操作步骤，降低手术难度。若一边要保留空肠系膜，一边要清扫 SMA 周围，这样操作反而更困难。在 IPDA 和第 1 空肠动脉形成共干的根部将其结扎切断，然后沿着通过此点的切线切除胰腺系膜反而简单，无须二次结扎切断等操作。若熟悉了这步操作，就应明白这是最简便的方法。相反地，在无须清扫淋巴结的 Level-1 清扫时，因为只须在 SMA 右侧切断胰腺系膜即可，因此，只要靠近末梢侧或在共干发出第 1 空肠动脉之后结扎切断 IPDA，就可完整地保留第 1 空肠动脉和空肠系膜。

7 清扫 SMA 左侧

- 用拉钩将横结肠系膜向上方牵开，显露术野。
- 湿盐水垫包裹全部小肠，用另一拉钩或者助手的手将其推向右下方，或者搬出体外。将上端空肠呈扇形展开。
- 将空肠从十二指肠 - 空肠交界部向左侧呈扇形展开，只要不是肥胖患者，通过仔细观察和触诊就可辨清 SMA 的走行。
- 在 SMA 的正上方、稍稍偏左处，顺其长轴纵行剪开肠系膜表面的浆膜，然后朝 SMA 分离其周围的纤维结缔组织，保留其周围神经丛，分离显露出 SMA 左侧。与先前 SAAA 时相反地精确旋转 SMA，就能一直分离到其后方，也就很容易与右侧分离面相贯通了。这时，要经常注意从 SMA 后方横贯而过的空肠静脉分支，必须注意不要切入过深，以免损伤静脉而导致出血。

● 当患者较肥胖、肠系膜肥厚时，直接朝向 SMA 切开，估计第 1 空肠动脉的支配范围，切断空肠及其系膜，将近侧断端牵向左侧，远侧断端牵向下方，展开显露 SMA 的视野（图Ⅱ-1-18）。

A

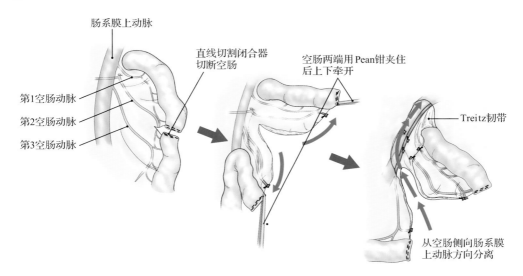

B

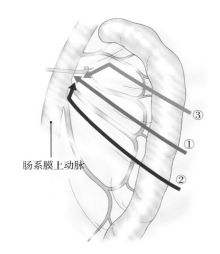

①正确的切离线
②从一支远端（末梢侧）空肠动脉切入时修正
③从一支近端（中枢侧）空肠动脉切入时修正

图Ⅱ-1-18 分离 SMA 左侧

A. 先切断空肠
B. 先切断空肠时设计的离断线

- 但是,这时从左侧处理肠系膜的切断线,可能与刚才从右侧设定的血管处理范围不一致。有三种情况:①左侧肠系膜切断线与右侧一致;②左侧肠系膜切断线位于无须切断的空肠动脉的远端;③左侧肠系膜切断线在本应切断空肠动脉的近端。因此,在贯通两个分离面时也要做一些调整(图Ⅱ-1-18B)。从左侧切断肠系膜时,要敢于靠近 SMA,沿着显露空肠静脉的层面进一步分离。在绝大多数的病例中,空肠静脉都从 SMA 的后面穿过,因此,在该层面分离能确实可靠地保留 SMA 周围神经丛。

- 多数情况下,在这个区域分离时,空肠静脉是一个有用的解剖标志[10]。

- SMA 右侧的分离层面比左侧更靠近 SMA,因此,双侧的分离层面相互之间是错开的。在一点贯通左、右层面后,以此为线索沿其长轴方向分离 SMA 的左侧,完成 SMA 右半周清扫。

- 贯通 SMA 左、右分离层面的另一个方法是,先前从右侧进行 SAAA 时,在结扎切断 IPDA 之后,就在位于 SMA 左侧的空肠系膜根部附近,从左向右插入血管钳,并从 SMA 后方穿过,即可到达其右侧分离面,并悬吊 SMA(图Ⅱ-1-19)。但是,这时必须将汇入 SMV 的空肠静脉从 SMA 上完全分离出来。必须注意,若穿过血管钳时操作不注意,就可损伤静脉而导致出血(图Ⅱ-1-19)。悬吊 SMA 后,将横结肠系膜向上方牵开,从吊带穿孔处开始沿着 SMA 扩大分离,进行 SMA 左侧清扫(图Ⅱ-1-20)。

- 向上方分离 SMA 左侧,从十二指肠 – 空肠交界处的上缘通过,然后紧贴十二指肠壁,进一步向其后面分离,就可发现一层连接着小肠壁、含有肌纤维的薄膜(图Ⅱ-1-21),即 Treitz 韧带。它在体内的实际状态是,呈扇形分布的肌性纤维将十二指肠 – 空肠交界部的肠壁吊起,向上走行的纤维逐渐集中,最后固定在 SMA 根部的左后方,与之前固定在此处的右膈脚相连。因此,要了解 Treitz 韧带的结构,并将其从 SMA 上分离出来,这样就可容易地看到覆盖着神经丛的 SMA 左侧壁(图Ⅱ-1-22)。

- 将切断的 Treitz 韧带置于十二指肠侧,进一步行 Kocher 法游离,这样就与清扫 No.16b1(前方)淋巴结的切线连在一起了。

8 再次分离 SMA 右侧

- 将待切除的空肠及其系膜从 SMA 上剥离下来,并将 Treitz 韧带于其根部切断后,再次朝下方放回横结肠,视野重新转向 SMA 右侧。将近端空肠襻从 SMA 后方穿过,牵引到其右侧。这样一来,就能更好地展开胰头部和 SMA 之间的间隙,扩大视野,以便下一步分离。

- 即使在需要切除一段 SMV 的病例中,也能从 SMV 左后方将 SMA 的右侧分离出来。

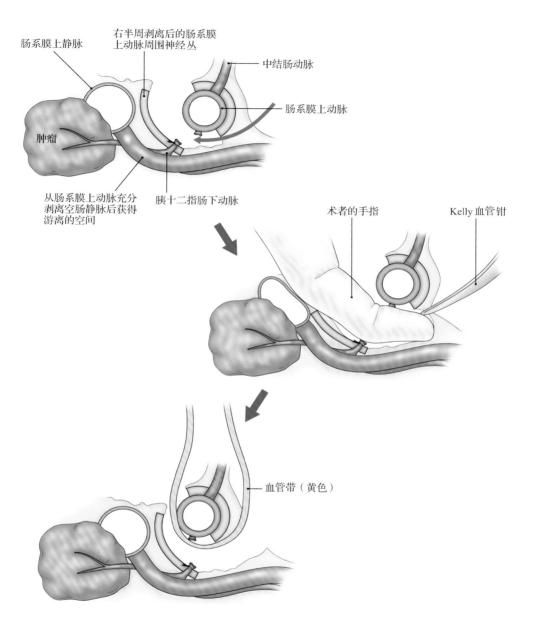

肠系膜上静脉

右半周剥离后的肠系膜上动脉周围神经丛

中结肠动脉

肠系膜上动脉

肿瘤

从肠系膜上动脉充分剥离空肠静脉后获得游离的空间

胰十二指肠下动脉

术者的手指

Kelly 血管钳

血管带（黄色）

图 Ⅱ-1-19 贯通 SMA 左、右分离层面

● 继续仔细地分离 SMA 周围神经丛。术前 CT 图像上不能识别的、从 SMA 发出的细小动脉分支较多，要像处理 IPDA 那样，双重结扎后切断。

● 分离到如 图 Ⅱ-1-23 A 所示的状态时，对浸润型胰头癌施行的 Level-3-SAAA 淋巴结清扫就完成了。

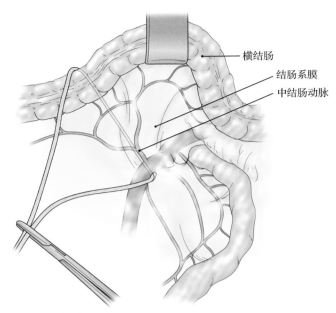

横结肠

结肠系膜

中结肠动脉

图 Ⅱ-1-20 展开横结肠系膜

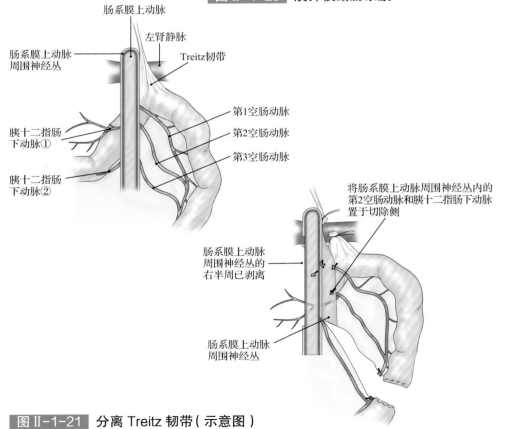

肠系膜上动脉

左肾静脉

Treitz韧带

肠系膜上动脉
周围神经丛

第1空肠动脉

第2空肠动脉

第3空肠动脉

胰十二指肠
下动脉①

胰十二指肠
下动脉②

将肠系膜上动脉周围神经丛内的
第2空肠动脉和胰十二指肠下动脉
置于切除侧

肠系膜上动脉
周围神经丛的
右半周已剥离

肠系膜上动脉
周围神经丛

图 Ⅱ-1-21 分离 Treitz 韧带（示意图）

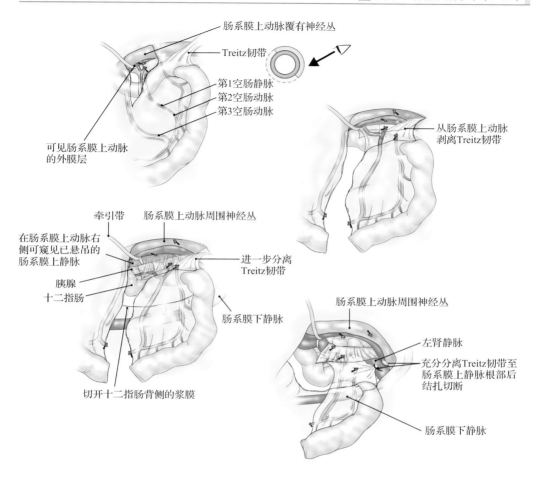

肠系膜上动脉覆有神经丛

Treitz 韧带

第1空肠静脉
第2空肠动脉
第3空肠动脉

可见肠系膜上动脉的外膜层

从肠系膜上动脉剥离Treitz韧带

牵引带　肠系膜上动脉周围神经丛

在肠系膜上动脉右侧可窥见已悬吊的肠系膜上静脉

进一步分离Treitz韧带

胰腺

十二指肠

肠系膜下静脉

切开十二指肠背侧的浆膜

肠系膜上动脉周围神经丛

左肾静脉

充分分离Treitz韧带至肠系膜上静脉根部后结扎切断

肠系膜下静脉

图 II-1-22 在 SMA 左侧分离 Treitz 韧带

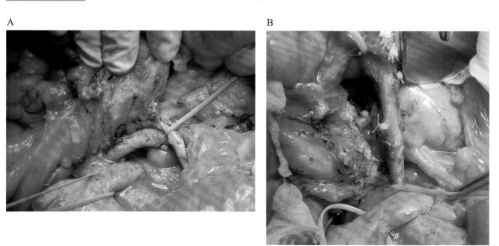

A

B

图 II-1-23 SMA 分离后的术中照片

- 在这个阶段，固定在胰头上的 SMV 覆盖在术野的前方，因此，其下方的视野很差。这时也可将整个小肠系膜朝上方展开、压迫，从左侧显露术野（图 II−1−23B）。可见 SMA 垂直立在腹主动脉上，SMA 周围的清扫界线十分清楚。
- SMD 结束后，就进入剩余的切断步骤。

专栏

SMA 周围淋巴结清扫的安全、可靠的方法

以上介绍了 SMA 周围淋巴结清扫的详细操作步骤。但是，直达动脉外膜并将其完全显露的分离操作是一项带有危险性的手术技术。为了安全、可靠地清扫 SMA 周围，要注意以下几个要点。

（1）应用手术放大镜。

逐条识别神经纤维后，将其分离切断，就可逐渐显示出埋在其深面的 IPDA 的轮廓。为了精准地识别术中构造，以手术放大镜来放大视野非常有用而且是必需的。看清 SMA 周围神经丛与其外周淋巴组织之间的层面，识别已分离的、呈板片状的 SMA 周围神经丛等，也许只有在手术放大镜下才能做到。虽然手术放大镜有时会带来一些不便，也可用肉眼观察，但高清电视或数字模拟播放等也存在视觉差异。

（2）电刀功能最小。

不能用电刀直接烧灼动脉外膜。绝对不能使用电刀来分离动脉和神经！只能用来切断分离后可挑起的神经纤维。最好使用 Metzenbaum 剪尖等精细的分离工具分离动脉外膜与神经。在动脉外膜上使用电刀可导致热损伤，是导致术后迟发性动脉瘤的原因。降低电刀功率也是一个方法。

（3）保持良好的视野。

将 SMA 和 SMV 朝相反的方向牵引开，胰头部也要朝上方牵开，使术野呈菱形。然后戴上手术放大镜观察，就会意外地发现视野开阔，易于分离操作。慢慢移动到分离位点，助手迅速展开分离位点，或精确调整旋转 SMA 的深度，从而使视野便于观察和操作。

（4）熟练利用解剖标志。

为了确定 SMA 的位置，最好向中枢侧追踪分离中结肠动脉。保留 SMA 左半周神经丛时，最好一边看着空肠静脉，一边分离。

（5）预防意外出血，做到有备无患。

在肿瘤与 SMA 关系相对密切的病例中，若没有在其根部结扎切断 IPDA，术中有可能发生出血。最坏的情况是破坏 SMA 血管壁导致无法控制的大出血。如前所述，应时常保持良好的视野，牵引暴露，结扎切断 IPDA 时不能过于勉强，也可先结扎一道，待之后方便时再处理。另外，先于根部悬吊 SMA，或将 SMA 分离到能用血管钳阻断的程度，就很容易控制术中的意外出血。

9 游离胃大弯和胃小弯,切断胃

- 距幽门 4cm 处切断胃窦。先在切断线的大弯侧结扎切断胃网膜右动、静脉,显露出大弯侧胃壁。同样地,在切断线的小弯侧结扎切断胃右动、静脉,显露出小弯侧胃壁。
- 确认胃管远离切断线。若有 ENBD 引流管,此时可嘱麻醉医生将其拔除。
- 以蓝色钉仓的直线切割闭合器切断胃。残留侧断端以 4-0 Vicryl® 行浆肌层间断缝合包埋（图Ⅱ-1-24）。

10 分离胰腺上缘,分离肝门部（图Ⅱ-1-25）

- 将胃的两断端分别向两侧牵开,第二助手将胰腺压向下方,展开术野,开始分离胰腺上缘。一旦分开胰腺上缘和 No.8a 淋巴结,就可显露出其后方的肝总动脉。

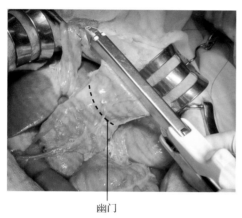

幽门

图Ⅱ-1-24 **切断胃**

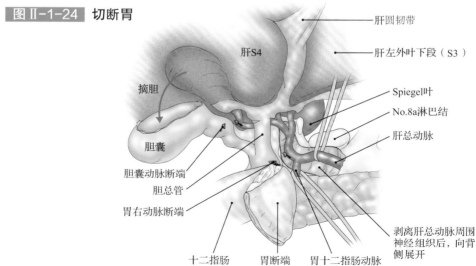

肝圆韧带

肝左外叶下段（S3）

肝S4

Spiegel叶

No.8a淋巴结

肝总动脉

摘胆

胆囊

胆囊动脉断端

胆总管

胃右动脉断端

剥离肝总动脉周围神经组织后,向背侧展开

十二指肠　　胃断端　　胃十二指肠动脉

图Ⅱ-1-25 **分离胰腺上缘 – 肝门**

● 沿着这个分离层面，分离肝总动脉周围神经丛，显露出肝总动脉外膜并悬吊。以此层面为线索，沿其长轴切开肝总动脉前方的神经丛，并向后方分离，完全显露出肝总动脉主干，清扫肝总动脉周围淋巴结。

● 沿着肝总动脉进一步向末梢侧分离，就可显露胃十二指肠动脉（gastroduodenal artery，GDA）的根部，悬吊 GDA。

● 将肝固有动脉向末梢骨骼化，就可显露出胃右动脉（RGA）的根部。确认与先前在末梢切断的断端（小网膜侧胃壁附近）相连，然后于其根部双重结扎后切断。

● 接着，沿着肝固有动脉进一步向末梢侧追踪分离，显露出肝左、肝右动脉后，分别悬吊，然后转向下一步。

● 逆行性从胆囊床上分离胆囊。然后沿着胆囊管分离到胆总管的汇入处，显露出胆总管的右侧壁。在 Calot's 三角的深面分离显露出肝右动脉的末梢侧，若可能，应将其悬吊。

11 摘除胆囊，切断胆总管（图Ⅱ-1-26）

● No.12b 和 No.12p 淋巴结位于肝右动脉的后方，因此，要靠近肝脏结扎切断纤维组织和淋巴管，以便清扫这些淋巴结。

● 将先前在胆总管左侧显露的肝右动脉进一步向末梢侧追踪分离，就可辨清胆总管的轮廓，于肝右动脉前方确认胆总管，并将其悬吊。接着，进一步分离肝右动脉，将其完全从胆总管后方分离出来。准备切断胆总管。

● 胆总管肝脏侧上哈巴狗血管夹。十二指肠侧若够长，则单纯结扎一道；若不够长，则上血管钳。切断胆总管（图Ⅱ-1-27），断端送术中冰冻病理学检查。

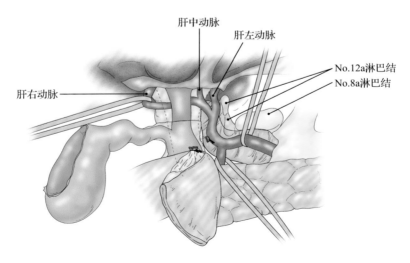

肝中动脉　肝左动脉
No.12a淋巴结
No.8a淋巴结
肝右动脉

图Ⅱ-1-26 **分离胆囊床和胆总管**

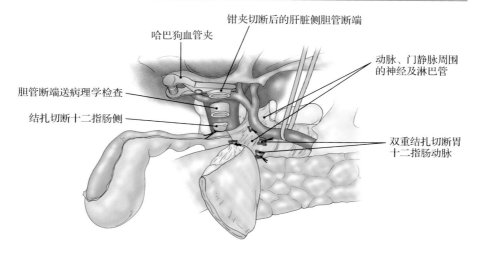

哈巴狗血管夹

钳夹切断后的肝脏侧胆管断端

动脉、门静脉周围的神经及淋巴管

胆管断端送病理学检查

结扎切断十二指肠侧

双重结扎切断胃十二指肠动脉

图 II-1-27　切断胆总管

● 远侧胆管断端连同血管钳一起连续缝合，第 1 遍缝合结束时拆除血管钳，再往返缝合一遍。因为是切除侧，动作可粗糙些。

12 清扫门静脉周围

● 切断胆总管后，就可看见其后方的肝右动脉的全长轮廓。紧贴动脉外膜，沿其长轴方向，切开其前方的神经纤维组织，并向两侧分离。

● 顺着肝右动脉向中枢侧分离，到达肝总动脉。从右侧到达先前显露的 GDA 根部。

● 行阻断试验，阻断 GDA，确认肝动脉血流无减少，然后于其根部以 3-0 多丝线和 4-0 单丝线缝扎两道，残留侧以长谷川钳钳夹后切断。残留侧断端的处理方法与处理 IPDA 时一样，用 4-0 单丝线缝扎一道，再双重结扎一道。

● 胆总管的后方斜向走行着门静脉。紧贴静脉前壁，沿其中线剪开其前方的纤维组织，并向两侧清扫，完全分离出门静脉并悬吊。要认识到门静脉周围清扫的全是淋巴组织（图 II-1-28）。

● 靠近肝脏，分 2~3 次结扎切断门静脉后面的 No.12p 淋巴结。然后，贴着静脉壁向十二指肠侧清扫，将其周围的淋巴组织从门静脉上分离出来。此过程中会遇到胃右静脉和胃左静脉的汇入处，宜结扎后切断。

● 在脾静脉汇入门静脉处，其后方可见 No.8p 淋巴结。在肝门部门静脉的左侧，从 No.12a 开始有一连串的淋巴结。也可将 No.8p 淋巴结与 No.8a、No.9 淋巴结一起切除，但 No.8p 淋巴结在胰腺后面与 No.14p 淋巴结相连，因此在胰腺切断之前，没有必要完全清扫 No.8p 淋巴结。

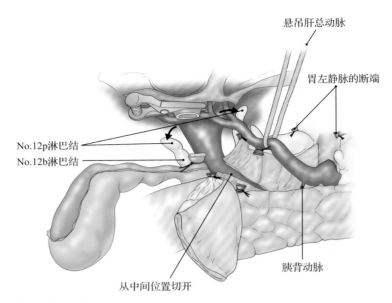

悬吊肝总动脉

胃左静脉的断端

No.12p淋巴结

No.12b淋巴结

从中间位置切开

胰背动脉

图 II-1-28 清扫 No.12p 淋巴结

13 分离胰腺上缘

● 沿着门静脉 – 脾静脉汇合处的前壁,分离切断神经和淋巴管,就达到了胰腺上缘。

● 在进展期胰腺癌的病例中,要意识到:为了保证切缘阴性,必须从肝总动脉上完整分离出其周围神经丛,但不能将其切破,从而显露胰腺上缘。

● 紧贴肝总动脉外膜向中枢侧分离,途中可显露出胰背动脉,于其根部双重结扎后切断。显露出脾动脉根部后,就可显露出腹腔干的右侧壁。一般情况下,胰头癌罕见浸润到腹腔干神经丛,因此,通常不像处理 SMA 那样要分离其周围神经丛,只须提起神经丛上面的淋巴组织,将其切除即可。

● 先前 SAAA 时沿着 SMA 清扫结束后,就已显露出腹腔干的轮廓。这时可在 SMA 的正上方悬吊胰体部(图 II-1-29)。

手术要点	这一步的要点是:术者左手握住胰体部,从下方慢慢插入血管钳,以左手中指指腹感觉着钳尖,在最薄处、没有抵抗的位点穿过血管钳。这时要连同脾静脉一起悬吊胰腺。若有可能,可在胰腺上缘和下缘附近将脾静脉从胰腺上分离开来,最好替换为只悬吊胰腺(图 II-1-30)。

● 合并胰腺炎时,若分离脾静脉很困难就无须勉强了,但在切断胰腺时要保护好脾静脉。

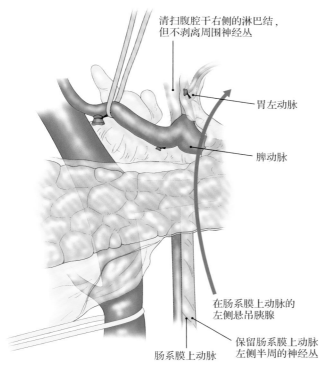

清扫腹腔干右侧的淋巴结，
但不剥离周围神经丛

胃左动脉

脾动脉

在肠系膜上动脉的
左侧悬吊胰腺

肠系膜上动脉

保留肠系膜上动脉
左侧半周的神经丛

图Ⅱ-1-29　清扫胰腺上缘

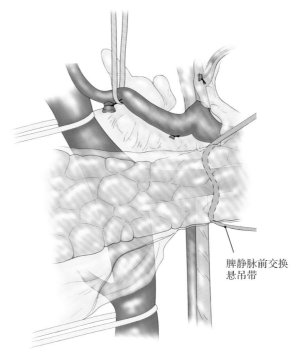

脾静脉前交换
悬吊带

图Ⅱ-1-30　悬吊胰腺

14 切断胰腺

● 行术中超声（IOUS）检查胰腺，再次确认主胰管的位置及其与肿瘤之间的距离。

● 胰腺切断前的准备：于拟定切线的上、下缘，以 4-0 单丝非吸收线各缝合 1 针，留作牵引。此时，缝合边距要稍大些，应包括沿胰腺上、下缘横向走行的动脉（上缘为胰背动脉的末梢；下缘为胰横动脉），这样就可减少胰腺切断时的出血。

● 2-0 Vicryl® 线捆扎胰头侧胰腺实质，胰尾侧上小儿肠钳，轻轻压迫即可。

● 若是柔软的胰腺，多用钳夹压榨法（clamp-crushing）或超声刀切断。胰腺断面小出血点可直接电凝或双极电凝止血；若是动脉性出血，则以 5-0 单丝缝线精准缝合止血；若是坚硬的胰腺，可直接以电刀切断。找到残胰断端的主胰管开口，暂时留置胰管引流管。

● 若合并切除一段较长的 SMV，此时可结扎切断脾静脉。

15 清扫残留的胰腺系膜，清扫 No.8p 淋巴结

● 切断胰腺后，就进一步展开了 SMA 和肝总动脉根部的视野。至此，距离摘除标本已没有太多要做的了（图Ⅱ-1-31）。

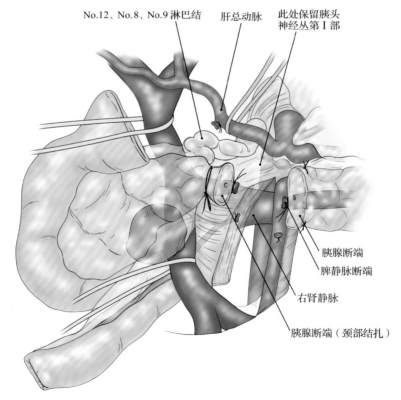

图Ⅱ-1-31 **胰腺切断后**

- SMA 根部已经从胰头上分离出来了,残留的大致是胰头神经丛第 I 部、腹腔干周围神经丛以及待清扫的 No.8p 和 No.14p 淋巴结。先前 Kocher 法游离时已经大致显露了 SMA 根部和腹腔干根部,因此,只残留了宽约 2cm 的胰头神经丛第 I 部。但是,其中也包含着发向胰头的细小动脉分支,因此也要在手术放大镜下,逐支分离后切断神经纤维,应将其视作脉管来处理,必须一步一步地牢固结扎。
- 在需要合并切除一段 SMV 的病例中,此时标本的下端只连着 SMV,上端只连着门静脉(图Ⅱ-1-32)。
- 可向肿瘤方向进一步分离门静脉和 SMV,这样可缩短 SMV 的切除长度。但是,因为切除长度在 5cm 左右都可直接端端吻合,所以无须过度靠近肿瘤分离。

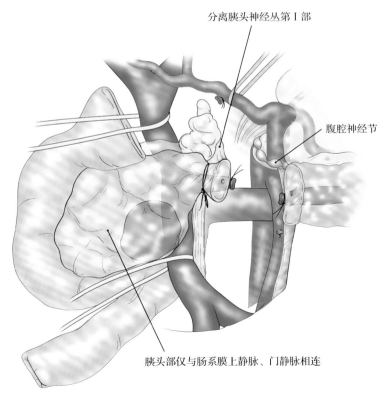

分离胰头神经丛第 I 部

腹腔神经节

胰头部仅与肠系膜上静脉、门静脉相连

图Ⅱ-1-32　清扫残留的胰腺系膜

16 合并切除 SMV

■摘除标本

- 准备切除 SMV。手术器材：5-0 Prolene® 双头针、显微外科用持针器（18cm）和镊子（20cm）。20ml 注射器抽满肝素盐水，加套管针针头。
- 以甲紫标记肿瘤上方门静脉前壁中线和下方 SMV 前壁中线（图Ⅱ-1-33 A）。
- 用哈巴狗血管夹阻断 SMA 根部之后（图Ⅱ-1-33 B ①），对 SMV 和门静脉上血管钳阻断（图Ⅱ-1-33 B ②③）。这时要注意，血管钳要尽量远离预定切断线，以便之后的吻合操作。
- 切断门静脉和 SMV，移去标本（图Ⅱ-1-33 B ④⑤，Ⅱ-1-33 C）。

■重建门静脉

- 先前在手术早期阶段，已经应用 Cattel-Braasch 手法游离了右半结肠和整个小肠系膜，能稍稍朝肝脏侧上移整个肠系膜，因此，门静脉有 5cm 左右缺损可直接端端吻合，且无张力。

A

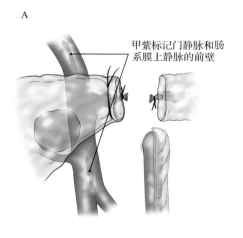

甲紫标记门静脉和肠系膜上静脉的前壁

B

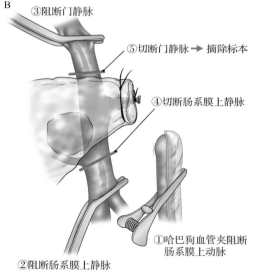

③阻断门静脉

⑤切断门静脉 ➡ 摘除标本

④切断肠系膜上静脉

①哈巴狗血管夹阻断肠系膜上动脉

②阻断肠系膜上静脉

C

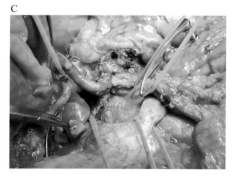

图Ⅱ-1-33 移去标本

● 吻合时采用 2 点支持法,对后壁行腔内连续缝合,对前壁也做连续缝合（图Ⅱ-1-34）。

● 首先,于待吻合血管两端留置牵引线,进针方向为由外内向内外（图Ⅱ-1-34 A）。接着,打结左侧的牵引线,两尾线等长。再将其中 1 根针由外向内重回后壁腔内,开始缝合后壁。虽然是腔内连续缝合,但只要前 3 针有意识地做到外翻,接下来的缝合就能自然外翻了（图Ⅱ-1-34 B）。

手术要点	在缝合血管时,助手把持着缝线给予支持和配合。重要的是持线时既要保持适当的张力,但又不能太紧。

● 打结右侧牵引线。后壁缝合超过右侧牵引线结后,出针至腔外。

● 接着,也从左侧开始连续缝合前壁。一般情况下,吻合门静脉时,边距取 1~1.5mm,针距取 2mm 左右即可（图Ⅱ-1-34 C）。

● 前壁缝合剩下 2~3 针时,于门静脉腔内注入肝素盐水,排出气泡。

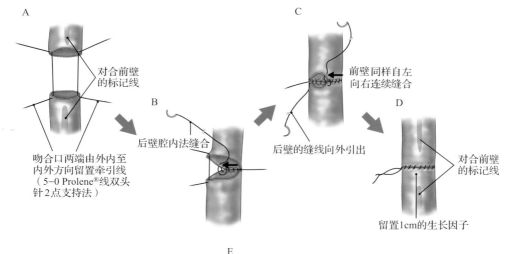

A

对合前壁的标记线

吻合口两端由外内至内外方向留置牵引线（5-0 Prolene®线双头针2点支持法）

B

后壁腔内法缝合

C

前壁同样自左向右连续缝合

后壁的缝线向外引出

D

对合前壁的标记线

留置1cm的生长因子

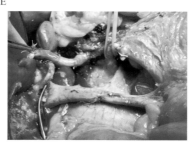

E

图Ⅱ-1-34　PV 重建

- 前壁缝合至后壁缝线处,前、后壁两线打结。留置与门静脉等宽的生长因子(图Ⅱ-1-34 D)。

- 吻合结束后,按先 SMV、再 PV 的顺序松开阻断,开放血流。若吻合口有针点出血,追加缝合止血。解除 SMA 阻断,PV 重建结束(图Ⅱ-1-34 E)。至此,肿瘤切除阶段结束。

- 经横结肠系膜途径切断中结肠动、静脉时,若对结肠边缘血管弓的血流灌注不放心,可通过肉眼观察,或 ICG 荧光染色判断结肠壁血供是否正常。若发现结肠壁血供不足,应追加右半结肠切除。

- 从标本上切除一点胰腺断端,送术中冰冻病理学检查。若断端癌阳性,应追加切除一段胰腺。但胰头癌通常无须行全胰切除。

17 消化道重建

在癌研有明医院,SSPPD 后消化道重建时,首选改良 Child 法(附加 Braun 侧侧吻合)(图Ⅱ-1-35)。

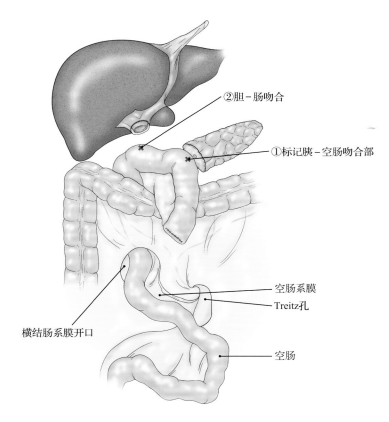

②胆−肠吻合

①标记胰−空肠吻合部

空肠系膜

Treitz孔

空肠

横结肠系膜开口

图Ⅱ-1-35 Y 袢空肠上提途径和消化道重建

通常的重建顺序是：胰管－空肠吻合→胆管－空肠吻合→胃－空肠吻合→Braun 吻合→腹腔冲洗、术野止血、关腹。但在胆管非常细或肝门部视野很深时，也可先行胆管－空肠吻合。另外，重建开始时，可在原来的 Winslow 路径留置 1 根直径 8mm 的 Pleated Drain® 软引流管（头端长约 20cm 的管壁是裂开的）。

■胰－空肠吻合

癌研有明医院胰－空肠吻合是在间断缝合胰管－空肠黏膜的基础上，增加胰实质－空肠浆肌层间断缝合，即改良柿田法（Modified Kakita）[29]，或称改良 Blumgart 法[30-31]。此处介绍改良柿田法，以下是具体的手术步骤。

■胰管－空肠吻合前的准备

- 首先，在横结肠系膜右侧打开一孔，经结肠后上提空肠 Y 袢至肝门部。
- 想好空肠 Y 袢的盲端准备固定在腹前壁的何处，拟定从盲端到胰管－空肠吻合所需的长度，然后在空肠对系膜缘上标记胰管－空肠吻合口。在此吻合口两端上肠钳，两钳之间的距离与残胰断面直径相等。接着，以胰管－空肠吻合口为中心，以 4-0 Vicryl® 线在前后空肠壁各缝合 2 针作为支持（图Ⅱ-1-36）。
- 除去肠钳，术者左手捏住肠壁，在刚才标记的胰管－空肠吻合口处，用电刀点孔（根据胰管粗细，孔直径大约为 3mm）（图Ⅱ-1-37）。

手术要点	空肠开孔的操作要点是，电刀不要一下切入空肠，先只切除一点浆肌层，然后助手以蚁式钳夹住其深面黏膜并提起，即形成外翻，再切开黏膜，即进入肠腔（图Ⅱ-1-38）。

- 进一步，以 6-0 PDS® 缝线在小孔的上下左右各缝 1 针固定黏膜（图Ⅱ-1-39）。这样即使空肠壁开孔很小（如 3mm），之后吻合时也能确实可靠地做到针从肠腔内出入。
- 至此，吻合前的准备工作结束。

■改良柿田法的挂线

- 首先，在残胰断端和空肠浆肌层上挂线。将 3-0 Prolene® 的双头针掰直，以一根针缝合残胰断端全层，进针方向是从后面向前面。然后换另一根针，缝合空肠浆肌层，进针方向也是从后面向前面（图Ⅱ-1-40 A）。
- 缝合残胰断端时，可在主胰管内插入长谷川血管钳尖，其目的一是可以向上抬起胰腺，二是指引进针方向，避免缝线挂住主胰管。

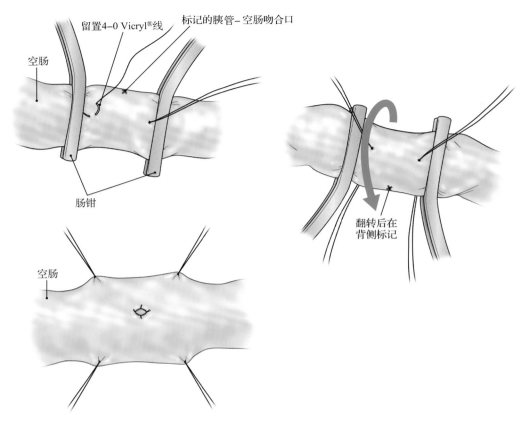

空肠

留置4-0 Vicryl®线

标记的胰管-空肠吻合口

肠钳

空肠

翻转后在背侧标记

空肠

图 Ⅱ-1-36 胰管 – 空肠吻合前的准备

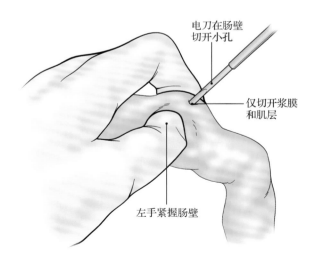

电刀在肠壁切开小孔

仅切开浆膜和肌层

左手紧握肠壁

图 Ⅱ-1-37 制作空肠吻合口

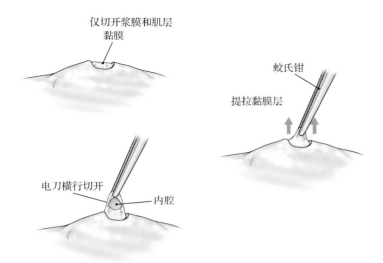

仅切开浆膜和肌层
黏膜

蚊氏钳

提拉黏膜层

电刀横行切开
内腔

图Ⅱ-1-38 空肠吻合口成形

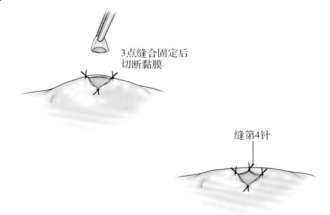

3点缝合固定后
切断黏膜

缝第4针

图Ⅱ-1-39 固定吻合口四周的黏膜

- 缝合空肠浆肌层时,术者、第一助手和第二助手可将先前缝合的 4 根 Vicryl® 支持线牵开,摊平肠壁,以便容易进针(图Ⅱ-1-40 B)。
- 应用柿田缝合法时,若是硬化的胰腺,残胰断面较小,像夹着主胰管那样,上下各缝合 1 针即可。若是柔软的胰腺,残胰断面较大时,也像夹着主胰管那样,最多上下各缝合 2 针。这样的缝合宜疏松。
- 柿田式挂线结束后,轻轻拉直 Prolene® 缝线,稍加张力,并将 4 根尾线以蚊式钳固定在两侧切口上。这样做的目的是观察进出胰腺的针孔有无出血,以便止血。
- 此时,可剪去空肠壁的 4 根 Vicryl® 支持线。

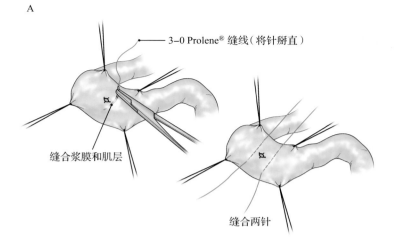

A

3-0 Prolene® 缝线（将针掰直）

缝合浆膜和肌层

缝合两针

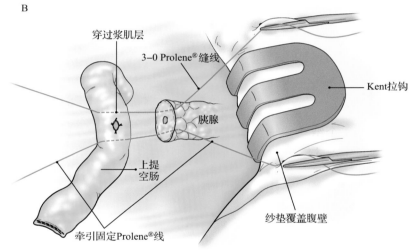

B

穿过浆肌层

3-0 Prolene® 缝线

Kent拉钩

胰腺

上提空肠

牵引固定Prolene®线

纱垫覆盖腹壁

图 Ⅱ-1-40 改良柿田法挂线

■胰管－空肠黏膜吻合

● 接下来,缝合胰管和空肠黏膜。拉直柿田式挂线,使之呈轨道样,两者之间平行排列着胰管断端和空肠开孔,使其相距 7~10cm,以便于操作。胰管－空肠吻合使用长 40cm 的 6-0 PDS® 单针线。

● 首先,在胰管 12 点处缝合 1 针（不缝合空肠）,进针方向是从外向内,以哈巴狗血管夹夹住线尾作为支持线,以便张开胰管开口。接着,缝合胰管 3点处和 9 点处,都是从胰腺侧进针、空肠侧出针,由外内至内外。然后,在胰管 6 点处缝合 1 针,也是从胰腺侧进针、空肠侧出针,但改为由内外至外内。

手术要点	可以说所有的进针都应该是这样：在胰腺侧，若取由外向内的方向，就要从距胰管稍远的胰腺实质处进针、深入，最后夹起胰管黏膜并出针（图Ⅱ-1-41）。即使取由内向外的方向，也应如此。缝合时若只取胰管进行吻合，恐其强度不够，容易撕裂，有导致针孔胰漏的风险。因此，带些胰腺实质整块缝合（mass suture）可增加吻合口的强度。

- 胰管 6 点处缝合后，接着在 4 点半和 7 点半处各缝 1 针，都是从胰腺侧进针，空肠侧出针（内外→外内）。在缝合 4 点半处时，术者可向左轻轻提起后壁 6 点处和 9 点处的挂线，同时助手将 3 点处的挂线牵向右侧，这样便于进针。接着，在缝合 7 点半处时，术者可将 9 点的挂线牵向左侧，助手将 3 点至 6 点处的 3 根挂线一起牵向右侧，这样就可获得良好的视野，便于看清缝针的进出方向（图Ⅱ-1-41）。
- 所有的挂线以蚊式钳夹住线尾。只要胰管不是太粗，缝线之间就不要追加缝合。这样胰管-空肠吻合的后壁缝合就结束了。
- 打结前，助手提起后壁的 5 根缝线，术者将空肠顺着先前的柿田式挂线滑向残胰断面，使两者靠紧。
- 再轻轻收拢后壁的 5 根缝线，使空肠开孔和胰管开口相互靠紧，然后从下而上，按 4 点半→6 点→7 点半的顺序依次打结。6-0 的缝线很细，打结时第 1 个结不能施加太大的张力，要靠第 2 个结滑下后再收紧，因此，需刻苦练习才能熟练掌握。
- 后壁 3 针打结后，留 6 点处的线尾，待以后剪去。

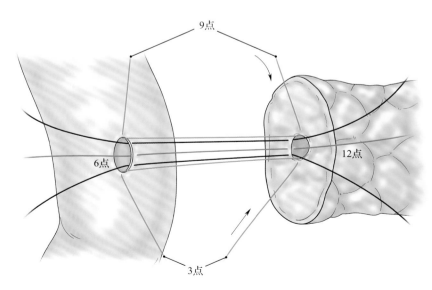

图Ⅱ-1-41 胰管-空肠黏膜吻合

- 胰管内插入 4~6 Fr 的引流管,以 6 点处的线尾固定。然后,在 Y 袢空肠盲端上,距断端约 4cm 处戳孔,插入血管钳,引出胰管引流管。

- 从 Y 袢空肠盲端引出胰管引流管后,以快吸收缝线(Vicryl Rapide™)Witzel 式缝合包埋引流管并固定。

- 剩下的胰管前壁也缝合 3 针[分别于 10 点半、12 点(胰腺侧已缝)、1 点半处]。也可先缝合 12 点处的空肠侧,但此点的缝线是作牵引用的,以便展开视野。因此,笔者个人喜欢先缝合胰管的 1 点半处和 10 点半处。

- 前壁缝合结束后,由下而上,从 3 点开始,依次打结。胰管 – 空肠吻合结束。

■柿田缝合线的打结

- 最后,打结柿田缝合的 2 根缝线(图Ⅱ-1-42)。

手术要点	此步的要点是:结线不能收得太紧,以缝线没有切割肠壁为度。

- 线结打得太紧,导致切割胰腺,反而会引起胰漏。另外,上提空肠袢术后可出现暂时性水肿。因此,缝合和打结的最终目的是保护胰管 – 空肠吻合口,减轻吻合口的张力。

- 至此,胰管 – 空肠吻合结束。接着,进入胆管 – 空肠吻合阶段。

■胆管 – 空肠吻合

胰头癌大多合并梗阻性黄疸,导致胆管扩张、胆管壁增厚,这反而易于吻合。一般应用 5–0 的单丝可吸收缝线。但若胆管直径细至 5mm,其壁亦薄,此时则必须应用 6–0 的缝线。

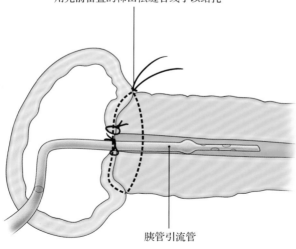

用先前留置的柿田法缝合线予以结扎

胰管引流管

图Ⅱ-1-42 改良柿田法缝合线打结后

上提空肠袢，选好预定吻合处，在其远端上肠钳固定，使预定的空肠开口与胆管断端之间相距8~12cm（图Ⅱ-1-43）。在预定吻合的空肠对系膜缘用电刀切开一孔，孔径应小于胆管直径。此时，与胰管–空肠吻合时一样，首先以电刀切开空肠浆肌层，提起其深面的肠黏膜，再切开。再以6-0缝线在小孔周围缝合4点固定黏膜。

在癌研有明医院，胆管–空肠吻合时，一般是后壁做间断缝合，前壁做连续缝合。根据胆管的粗细，前、后壁也可都选择做连续缝合或间断缝合，允许或多或少的改良。

■后壁缝合

- 首先，在吻合口的两端各缝合1针，从空肠侧进针，胆管侧出针，进针方向从外内向内外，两线暂不打结，留作牵引和支持。
- 接着，在后壁中点缝合1针，从空肠侧进针，胆管侧出针，进针方向从内外向外内，暂不打结，留作牵引。然后从患者左侧开始缝合后壁，都在空肠侧进针，胆管侧出针，进针方向从内外向外内。

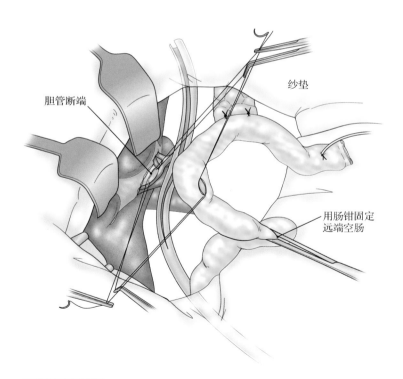

胆管断端

纱垫

用肠钳固定
远端空肠

图Ⅱ-1-43 胆管 – 空肠吻合前的布置

- 可采用"中点缝合法",即先在 4 分位缝合 1 针,然后在其两侧追加缝合 1~2 针即可(图Ⅱ-1-44)。若两侧都缝合 2 针,那么后壁只需缝合 11 针(包括两端牵引线,共 13 针)。若两侧缝合 1 针,后壁只需缝合 7 针(包括两端牵引线,共 9 针)(图Ⅱ-1-45)。

- 总的来说,这两种缝合方法均可根据针距的疏密适当加针。

手术要点	如上所述,采用中点缝合法,先在中点和 4 分位点各缝合 1 针,就可平衡两个开口的口径差。如果熟练了,也可省略 4 分位点的 1 针,从左侧开始顺次缝合即可。

- 从左侧开始,直血管钳夹住每针线尾,再顺次将钳环串在 Kelly 血管钳上。
- 越过后壁中线,也和前半侧一样,在 4 分位点缝合 1 针,然后从左侧顺次间断缝合间隔(图Ⅱ-1-46)。后壁中点的 1 针可使用快吸收缝线(Vicryl Rapide™),之后用来固定胆管引流管。

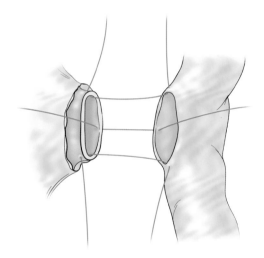

图Ⅱ-1-44　缝合后壁(后壁先缝 3 针)

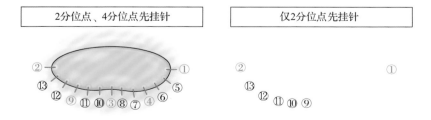

图Ⅱ-1-45　后壁的缝合顺序(两种方法)

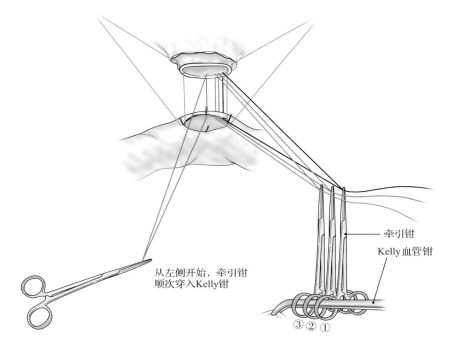

从左侧开始，牵引钳顺次穿入Kelly钳

牵引钳
Kelly血管钳

③②①

图Ⅱ-1-46 胆管 - 空肠吻合时的缝合顺序

■打结后壁挂线

- 后壁挂线结束后，在 Kelly 血管钳上，将夹住线尾的直血管钳收拢、紧密排列。助手轻轻提起后壁所有缝线，动作要领与胰管 - 空肠吻合时一样，术者将空肠慢慢滑向（parachuting）胆管开口，尽量靠紧（图Ⅱ-1-47）。充分浸湿单丝缝线后，就很容易完成。

- 之后，以长直血管钳从右侧插入钳环，替换 Kelly 血管钳，并置于切口右侧。

- 术者从患者左侧顺次打结。结扎后的尾线也可一并把持着，待之后一道剪去，也可打结后逐一剪去。

- 术者打结后壁缝线时，第一助手左手将待打结的缝线一并提起，稍加张力，并牵向右侧切口外，右手五指并拢平伸，用指尖将空肠壁推向胆管开口，以看清缝合线为度（图Ⅱ-1-48）。

手术要点	这时，不是简单地将空肠往上推，而是让小肠贴近吻合口，并朝上方张开，稍稍旋转小肠（图Ⅱ-1-48）。

- 后壁缝线打结后，留中点尾线。然后留置胆管引流管（根据吻合口大小，可选内径 2.5mm 或 2.0mm），胆管引流管应插入肝内（顶端置于右侧肝内胆管，侧孔全部位于肝内），然后以后壁中线的尾线固定。

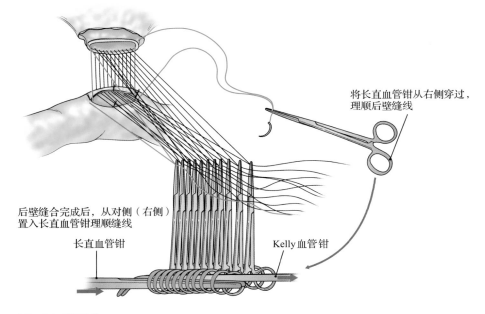

将长直血管钳从右侧穿过，理顺后壁缝线

后壁缝合完成后，从对侧（右侧）置入长直血管钳理顺缝线

长直血管钳

Kelly 血管钳

图 Ⅱ-1-47 后壁缝合结束

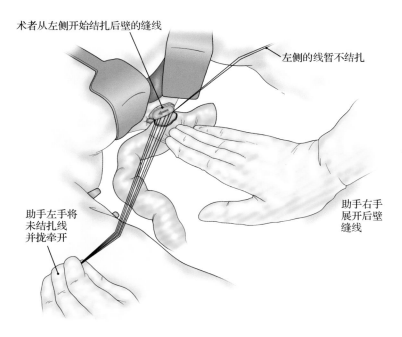

术者从左侧开始结扎后壁的缝线

左侧的线暂不结扎

助手左手将未结扎线并拢牵开

助手右手展开后壁缝线

图 Ⅱ-1-48 后壁缝线打结

- 与胰管引流管一样,在 Y 祥空肠盲端,距胰管戳孔 3cm 处另戳一孔引出（图Ⅱ-1-49）。

■前壁缝合、打结

- 原则上,胆管前壁行连续缝合。将吻合口两端缝线打结,尾线向左右两侧牵开。从左侧开始连续缝合,此时,也可用另一根缝线在吻合口右侧缝合 1~2 针作为引线,这样可使最后缝合的几针有良好的视野（图Ⅱ-1-49）。
- 这两根缝线要相互跨越 1 针,若左侧缝线的最后 1 针是空肠至胆管方向,那么右侧的引线必须是相反的方向,即胆管至空肠方向（图Ⅱ-1-50）。

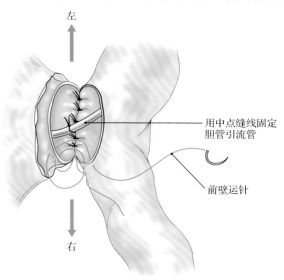

左

用中点缝线固定胆管引流管

前壁运针

右

图Ⅱ-1-49 前壁缝合开始（从右侧开始缝合的引线）

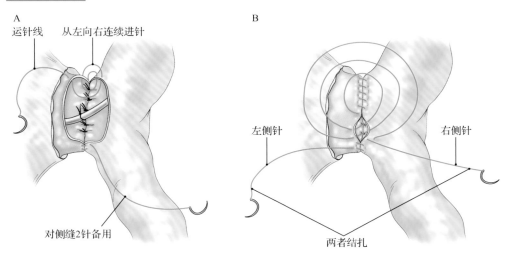

A
运针线　从左向右连续进针

对侧缝2针备用

B
左侧针　　　右侧针

两者结扎

图Ⅱ-1-50 前壁的缝合和打结

●胆管－空肠吻合结束后，可根据情况行漏气试验（air leak test），但非必须。

■胃－空肠吻合

●在距胆管－空肠吻合口远端 45cm 处的空肠，行结肠前胃－空肠吻合。

●取胃断端附近的后壁大弯侧，长约 5cm，两端各缝合 1 针，暂时固定空肠和胃壁。在右侧，电刀分别在胃壁和空肠上开孔，插入直线切割闭合器，按操作说明完成吻合（图Ⅱ-1-51）。最后，连续缝合关闭吻合器戳孔。

● Lembert 浆肌层缝合 1 周，加强吻合口。

■ Braun 吻合

●距胃－空肠吻合口以远约 10cm 处，行空肠－空肠侧侧吻合。

■留置空肠营养管

●在 Braun 吻合口的输入袢上，用电刀戳孔，插入 10Fr 的空肠营养管至输出袢内，越过 Braun 吻合口，头端送至吻合口远端 40cm 处并固定。

■关腹前处理

●先前留置的胰管引流管、胆管引流管和空肠营养管各自做 Witzel 式缝合包埋。

●用 3000ml 蒸馏水和 2000ml 温盐水冲洗腹腔，创面彻底止血。肝圆韧带覆盖胃十二指肠动脉（GDA）残端。

●右侧腹壁另戳孔，引出先前留置在 Winslow 孔处的引流管。

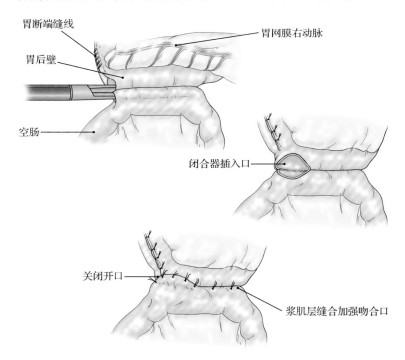

胃断端缝线
胃网膜右动脉
胃后壁
空肠
闭合器插入口
关闭开口
浆肌层缝合加强吻合口

图Ⅱ-1-51 胃－空肠吻合

■固定空肠营养管

● 空肠营养管应从左下腹引出体外,因为胃在腹腔内呈垂直固定状,这样就不会影响到胃排空。

● 胰管引流管和胆管引流管固定在正中切口的右侧或左侧均可,只要保证上提空肠祥处在自然位置,而且使胰管－空肠吻合口不存在张力即可。

■肝圆韧带包裹胃十二指肠动脉（GDA）残端

● 无须切断矢状部侧就可保留一段很长的肝圆韧带,将其从裸露的肝总动脉和肝固有动脉后方牵过,松弛地裹住动脉,用 4-0 Vicryl® 线缝合 2~3 针固定。

18 关腹

● 0-PDS® 缝线间断缝合关闭腹腔。若胰腺柔软,估计术后发生胰漏的可能性较大时,可于胰管－空肠吻合口处留置 1 根直径 8mm 的 Pleated Drain® 软引流管,以最短距离,直接经正中切口引出（图Ⅱ-1-52）。

● 皮内缝合关闭切口,手术结束。

术后处理

● 根据引流液的性状、引流量、生化检查结果（淀粉酶、胆红素）和细菌培养结果,若无问题,可于术后 3~4 天逐一拔除各引流管。但是,若发生胰漏,且合并感染时,术后 1 周后要更换较细的引流管;确认窦道形成后,根据引流量及引流液的性状,逐步拔除,直至完全除去。

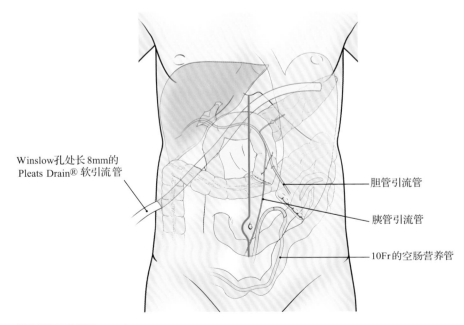

Winslow孔处长 8mm的 Pleats Drain® 软引流管

胆管引流管

胰管引流管

10Fr的空肠营养管

图Ⅱ-1-52 关腹

● 在胰腺柔软的病例中,近半数病例可发生国际胰漏研究小组(ISGPF)定义的胰漏[28]。由于胰腺上缘的引流是主要的引流路径,所以要充分引流,待其确实形成窦道后,逐渐替换为更细的引流管,待其自闭。

● 患者术后 2 天可饮水,术后 6 天开始进流质。要考虑到患者可能会发生胃排空延迟(delayed gastric emptying, DGE),因此必须一开始就提醒和指导患者不要全量进食。应该仔细检查 X 线透视下的胃张力及患者的整体状态。

● 要注意呕吐不仅可导致患者日渐消瘦,若是老年患者,还有并发吸入性肺炎的危险,因此应该尽力避免。

● 术后第 1 天就可经留置的空肠营养管给予肠内营养(要素饮食或肠内营养液 RACOL-NF®),之后根据患者的经口摄食量来增减。

● 术后第 1、2、3、5、7 天常规检查血常规、生化和凝血功能,之后根据情况决定。

● 术后第 1、4、7 天常规行胸部和腹部 X 线片检查,以确认引流管的位置,了解肠管内气体情况和有无胸腔积液。

● 在病房里,可随时根据患者情况行便携式床旁超声检查。在出现发热、腹部症状、引流液性状改变或化验结果变差时,最迅速而且无创的、能获得最多信息的检查就是体外超声。

● 术后第 14 天,若无胰漏、胆漏,逐日依次拔除胰管引流管和胆管引流管。

● 进食情况稳定后,停止肠内营养,拔除空肠营养管。出院。

专栏

胰漏致腹腔内出血的处理

　　PD 最致命的术后并发症就是胰漏引起的腹腔内出血。常见的出血位置有胃十二指肠动脉(GDA)残端、肝动脉分支如胃右动脉(RGA)或胆囊动脉(CysA)残端。发生胰漏时,要特别注意腹腔引流液的性状,多观察患者的腹部症状和体征(多伴有腹痛)。另外,在穿刺引流腹腔积液时也可引起出血。这时,待引流液变成血清样时,应立即进行腹部增强 CT 检查以明确诊断,同时应讨论是否有必要行数字减影血管造影(digital substraction angiography, DSA)下血管栓塞等治疗。在癌研有明医院肝胆胰外科,若术后前几天引流管都没有出现血性液体,而之后出现了,即使量很少,也应视为出血前的征兆,应该立即行腹部增强 CT 检查,确认有无假性动脉瘤形成。例如,若 GDA 残端形成了动脉瘤,为了止血,必须栓塞从肝总动脉到肝固有动脉这一段血管。若出血发生在肝动脉分支,是否栓塞肝动脉就很难判断了。因为一旦栓塞了肝动脉,就有胆管坏死或肝衰竭的危险。但是,若不栓塞正在出血的动脉,势必导致失血性休克,或者肝门部的血肿越来越大,进而压迫门静脉并导致其闭塞,这些情况都是致命的。因此,原则上要完全栓塞假性动脉瘤的中枢侧和末梢侧。若门静脉血流不受影响,由于来自膈下动脉的侧支循环很丰富,很难引起大范围的肝脏梗死。目前,癌研有明医院的 PD 住院死亡率已降至 1% 以下。我们在讨论胰漏引起的腹腔内出血时,一致认为必须尽早发现、迅速处理,从而获得确实可靠的止血。因此,技术精湛的血管介入科医生在这方面做出了重大贡献。

参考文献

[1] Whipple AO, et al：Treatment of carcinoma of the ampulla of vater. Ann Surg 1935; 102（4）: 763-779.

[2] Traverso LW, et al：Preservation of the pylorus in pancreaticoduodenectomy. Surg Gynecol Obstet 1978; 146（6）: 959-962.

[3] Kawai M, et al：Pancreaticoduodenectomy versus pylorus-preserving pancreaticoduodenectomy: the clinical impact of a new surgical procedure; pylorus-resecting pancreaticoduodenectomy. J Hepatobiliary Pancreat Sci 2011; 18（6）: 755-761.

[4] Hayashibe A, et al：The surgical procedure and clinical results of subtotal stomach preserving pancreaticoduodenectomy（SSPPD）in domparison with pylorus preserving pancreaticoduodenectomy（PPPD）. J Surgical Oncol 2007; 95（2）: 106-109.

[5] Ohigashi H, et al：Early ligation of the inferior pancreaticoduodenal artery to reduce blood loss during pancreaticoduodenectomy. Hepatogastroenterology 2004; 51（55）: 4-5.

[6] Kurosaki I, et al：Left posterior approach to the superior mesenteric vascular pedicle in pancreaticoduodenectomy for cancer of the pancreatic head. JOP 2011; 12（3）: 220-229.

[7] Horiguchi A, et al：Pancreatoduodenectomy in which dissection of the efferent arteries of the head of the pancreas is performed first. J Hepatobiliary Pancreat Surg 2007; 14（6）: 575-578.

[8] Hackert T, et al：Uncinate process first-a novel approach for pancreatic head resection. Langenbecks Arch Surg 2010; 395（8）: 1161-1164.

[9] Dumitrascu T, et al：Posterior versus standard approach in pancreatoduodenectomy: a case-match study. Langenbecks Arch Surg 2010; 395（6）: 677-684.

[10] Inoue Y, et al：Pancreatoduodenectomy with systematic mesopancreas dissection using a supracolic anterior artery-first approach. Ann Surg 2015; Jan 13.

[11] Varty PP, et al：Early retropancreatic dissection during pancreaticoduodenectomy. Am J Surg 2005; 189（4）: 488-491.

[12] Popescu I, et al：The posterior approach in pancreaticoduodenectomy: preliminary results. Hepatogastroenterology 2007; 54（75）: 921-926.

[13] Pessaux P, et al：Pancreaticoduodenectomy: superior mesenteric artery first approach. J Gastrointest Surg 2006; 10（4）: 607-611.

[14] Lupascu C, et al：Posterior approach pancreaticoduodenectomy: best option for hepatic artery anatomical variants. Hepatogastroenterology 2011; 58（112）: 2112-2114.

[15] Weitz J, et al：The "artery first" approach for resection of pancreatic head cancer. J Am Coll Surg 2010; 210（2）: e1-4.

[16] Shrikhande SV, et al：Superior mesenteric artery first combined with uncinate process approach versus uncinate process first approach in pancreatoduodenectomy: a comparative study evaluating perioperative outcomes. Langenbecks Arch Surg 2011; 396（8）: 1205-1212.

[17] Kawabata Y, et al：Appraisal of a total meso-pancreatoduodenum excision with pancreaticoduodenectomy for pancreatic head carcinoma. Eur J Surg Oncol 2012; 38（7）:

574-579.

［18］Gockel I, et al：Resection of the mesopancreas（RMP）：a new surgical classification of a known anatomical space. World J Surg Oncol 2007; 5: 44.

［19］Gaedcke J, et al：The mesopancreas is the primary site for R1 resection in pancreatic head cancer: relevance for clinical trials. Langenbecks Arch Surg 2010; 395（4）: 451-458.

［20］Dumitrascu T, et al：Total mesopancreas excision in pancreatic head adenocarcinoma: The same impact as total mesorectal excision in rectal carcinoma? Comment on article "surgical technique and results of total mesopancreas excision in pancreatic tumours" by Adham M and Singhirunnusorn J, Eur J Surg Oncol, 2012. Eur J Surg Oncol 2012; 38（8）: 725; author reply 6.

［21］日本膵臓学会：膵癌取扱い規約（第 6 版補訂版）. 金原出版 . 2013.

［22］Kayahara M, et al：Lymphatic flow and neural plexus invasion associated with carcinoma of the body and tail of the pancreas. Cancer 1996; 78（12）: 2485-2491.

［23］Nakao A, et al：Isolated pancreatectomy for pancreatic head carcinoma using catheter bypass of the portal vein. Hepatogastroenterology 1993; 40（5）: 426-429.

［24］West NP, et al：Understanding optimal colonic cancer surgery: comparison of Japanese D3 resection and European complete mesocolic excision with central vascular ligation. J Clin Oncol 2012; 30（15）: 1763-1769.

［25］West NP, et al：Complete mesocolic excision with central vascular ligation produces an oncologically superior specimen compared with standard surgery for carcinoma of the colon. J Clin Oncol 2010; 28（2）: 272-278.

［26］Mizuno S, et al：Anterior approach to the superior mesenteric artery by using nerve plexus hanging maneuver for borderline resectable pancreatic head carcinoma. J Gastrointest Surg 2014; 18（6）: 1209-1215.

［27］Kayahara M, et al：Role of nodal involvement and the periductal soft-tissue margin in middle and distal bile duct cancer. Ann Surg 1999; 229（1）: 76-83.

［28］Koga R, et al：Clamp-crushing pancreas transection in pancreatoduodenectomy. Hepatogastroenterology 2009; 56（89）: 89-93.

［29］Kakita A, et al：History of pancreaticojejunostomy in pancreaticoduodenectomy: development of a more reliable anastomosis technique. J Hepatobiliary Pancreat Surg 2001; 8（3）: 230-237.

［30］Fujii T, et al：Modified Blumgart anastomosis for pancreaticojejunostomy: technical improvement in matched historical control study. J Gastrointest Surg 2014; 18（6）: 1108-1115.

［31］Kleespies A, et al：Blumgart anastomosis for pancreaticojejunostomy minimizes severe complications after pancreatic head resection. Br J Surg 2009; 96（7）: 741-750.

2 胰体尾切除术
1)合并后腹膜清扫的胰体尾切除术

癌研有明医院消化中心肝胆胰外科　斋浦明夫

适应证

● 胰腺体尾部癌

在日本,对胰腺体尾部癌施行胰体尾切除时,从很早以前就开始遵循这种做法:先一并清扫后腹膜组织,再处理血管和切断胰腺。但是,直到最近,国外才出现关于根治性顺行胰腺体尾部癌整体切除术(radical antegrade modular pancreatosplenectomy, RAMPS)的报道[1-2]。在癌研有明医院,这也是胰腺体尾部癌的标准手术方式。

术前检查

● 同通常的胰腺癌术前检查一样。

① 术前必须确认无远处转移。

② 肿瘤标志物水平明显升高的病例,潜在肝转移的可能性也大,最好行EOB-MRI检查。

③ 因为要切除脾,最好术前接种肺炎球菌疫苗。

手术步骤

1 切开

2 切除胆囊,游离十二指肠

3 清扫肝总动脉和腹腔干周围淋巴结,结扎切断脾动脉

4 切开网膜囊,切除大网膜,显露肠系膜上动脉

5 切断胰腺

6 切断脾静脉

7 游离左肾

8 清扫肠系膜上动脉周围

9 切除右侧大网膜,切除左肾筋膜

10 显露左肾静脉,切断左肾上腺静脉

11 关腹和放置引流管

手术技术

1 切开

● 取上腹"L"形切口进腹,仔细探查腹腔(图Ⅱ-2-1)。

●首先做上腹正中小切口,触诊肝脏和腹膜,确认无肝转移和腹膜种植转移。

●洗涤 Douglas 窝,行脱落细胞检查。虽然洗涤液脱落细胞检查阳性是预后不良的风险因素之一,但就现阶段情况来看,即使阳性,手术切除的治疗效果也要比非手术治疗的效果好,所以还应采取手术治疗。

●术中超声检查是必要的,可以了解清楚肿瘤的进展、局部解剖以及有无肝转移。特别是在进展期肿瘤的病例中,超声造影可明确有无肝转移,这样就可避免不必要的手术。

●若触诊或超声发现可疑结节,则应毫不犹豫地切除结节,送术中冰冻病理学检查。

2 切除胆囊,游离十二指肠

●切除胆囊非必须。但由于术中切断了支配胆囊的迷走神经,所以最好预防性切除胆囊。

● Kocher 法整块游离胰头和十二指肠,活检腹主动脉旁淋巴结 No.16b1-int 和 No.16b2-int（图Ⅱ-2-2）。

●腹主动脉旁淋巴结癌转移提示预后不良,若有多个淋巴结癌阳性,或肿瘤转移波及 No.16b2 等区域之外,就不能手术了。若只有少数几个淋巴结癌阳性,应继续手术。

●对年轻患者,还应清扫腹主动脉旁淋巴结癌 No.16b1 和 No.16a2。

手术要点	左肾静脉的前面无血管汇入,可用 Kelly 血管钳将其一直分离到腹主动脉左侧（图Ⅱ-2-2）。之后后腹膜一并清扫时,可在左肾静脉后方连成一片。

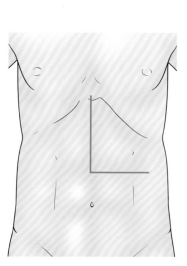

图Ⅱ-2-1 切口

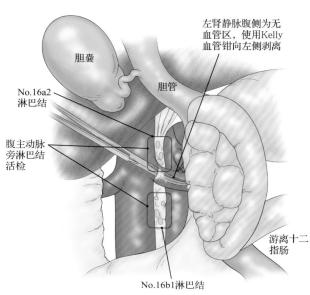

图Ⅱ-2-2 Kocher 法整块游离胰头和十二指肠,活检腹主动脉旁淋巴结

- 在 Winslow 孔里插入细长拉钩,将其向左上方牵开,朝腹腔干根部方向,电刀切开膈脚前面的后腹膜。之后清扫淋巴结时,此切开处就作为后上方的分离界线。

3 清扫肝总动脉和腹腔干周围淋巴结,结扎切断脾动脉

■清扫肝总动脉和腹腔干周围淋巴结

- 打开小网膜囊,在胰腺上缘切开 No.8a 淋巴结与胰体之间的浆膜,分离显露出肝总动脉(common hepatic artery,CHA)。接下来还要分离显露出胃十二指肠动脉(GDA)和肝固有动脉(proper hepatic artery,PHA)。
- 剪开其周围神经丛,悬吊 CHA。特别是胰体癌,经常浸润 CHA 周围神经丛,因此要一并清扫。
- 清扫动脉周围神经丛时,要紧贴动脉外膜,以 Metzenbaum 剪刀锐性分离。

手术要点	● 骨骼化 CHA 时,只要沿着正确的层面分离,就不会有出血。另外,即使碰到细小动脉,锐性切断后,反而更能看清楚出血点,6-0 Prolene® 线准确缝合 1 针,就能可靠地止血。 ● 虽然在术前 CT 图像上大多能识别出胰背动脉,但此时仍要注意从 CHA 发出的胰背动脉(图Ⅱ-2-3 ★)。

开腹所见:P0H0CY0

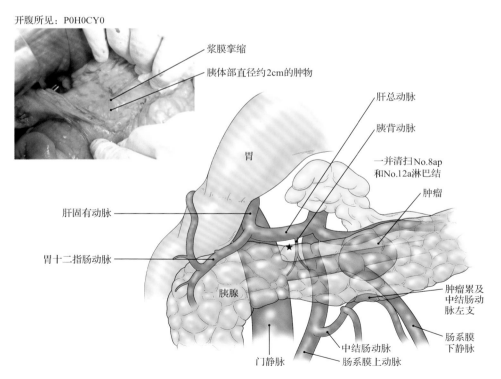

图Ⅱ-2-3 清扫肝总动脉和腹腔干周围淋巴结

- 将 No.12a 和 No.8ap 淋巴结整块清扫后，就可看清楚其后方的主干（PV）。胃左静脉若在此处汇入 PV，应将其结扎切断。紧贴 PV 血管壁分离，完全清扫 PV 左侧的淋巴结缔组织。
- 在胰体癌时，若要在 PV 右侧切断胰腺，还应悬吊 GDA，将其从胰头上分离出来。通常进行这步操作时，要将胃朝上方牵开。

■ 结扎切断脾动脉

- 沿着 CHA 外膜继续向左切断其周围神经丛，直至脾动脉根部。

手术要点	若考虑手术安全性甚过根治性，或者从肿瘤学方面认为无须切除动脉周围神经丛时，也可像胃癌 D2 根治术时的淋巴结清扫那样，保留 CHA 神经丛，一直向左清扫到脾动脉根部。

手术注意事项	当因肿瘤浸润，不宜在根部处理脾动脉时，就符合后述的合并腹腔干切除的胰体尾切除的适应证了。

- 于根部悬吊脾动脉，中枢侧断端结扎 + 血管缝线缝扎（图Ⅱ-2-4）。

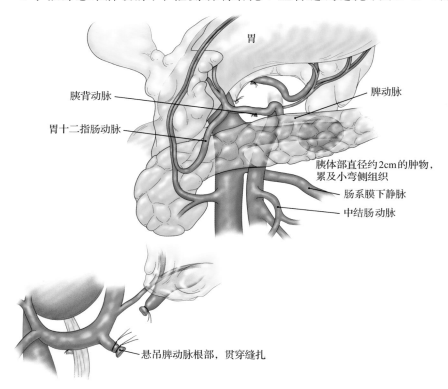

胃

胰背动脉

脾动脉

胃十二指肠动脉

胰体部直径约2cm的肿物，累及小弯侧组织

肠系膜下静脉

中结肠动脉

悬吊脾动脉根部，贯穿缝扎

图Ⅱ-2-4 切断脾动脉

分离脾动脉周围神经丛，一并清扫，于根部悬吊脾动脉

切除侧断端钳夹后缝合闭锁。有时若不注意,可能一并切断胃左动脉,因此切断前必须确认胃左动脉,避免损伤。

● 根据情况,也可一并清扫 No.7 淋巴结。

4 切开网膜囊,切除大网膜,显露肠系膜上动脉

● 在胃网膜右动脉的外侧切开网膜囊(图Ⅱ-2-5)。

● 靠近横结肠切断大网膜,切除横结肠系膜前叶,切除网膜囊(图Ⅱ-2-6)。注意保护中结肠动脉,然后分离显露出肠系膜上静脉(SMV)。

● Kelly 血管钳紧贴 PV 前壁作隧道式分离,悬吊胰腺。

手术要点	若需要在 PV 右侧缘切断胰腺,可逐一结扎切断 GDA 发向胰腺的细小动脉分支,将 GDA 从胰腺上分离出来。然后在 PV 右侧缘作隧道式分离。

5 切断胰腺

● 悬吊胰腺后,切断胰腺(图Ⅱ-2-7)。

● 若是在 PV 正上方作隧道式分离并悬吊胰腺,两者之间有足够的空间,可使用切割闭合器切断胰腺。若无足够的空间,则用手术刀锐性切断。

● 胰头侧残胰断端的处理方法有很多,难分优劣。采用术者习惯的方法即可。

手术要点	癌研有明医院以 TL60®(Ethicon)切断胰腺。切断之前也可先上肠钳,将切断处压榨几分钟。另外,为了预防残胰断面出血,应在胰腺上、下缘以 4-0 Prolene® 缝线各缝 1 针。

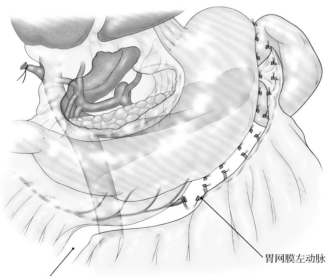

胃网膜左动脉

在胃网膜右动脉外侧切开网膜囊

图Ⅱ-2-5　分离胃大弯

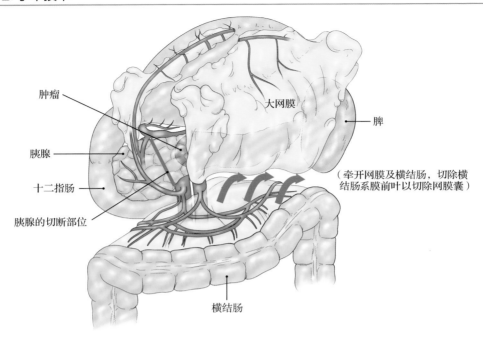

肿瘤

大网膜

脾

胰腺

十二指肠

胰腺的切断部位

（牵开网膜及横结肠，切除横
结肠系膜前叶以切除网膜囊）

横结肠

图 Ⅱ-2-6　切除网膜囊

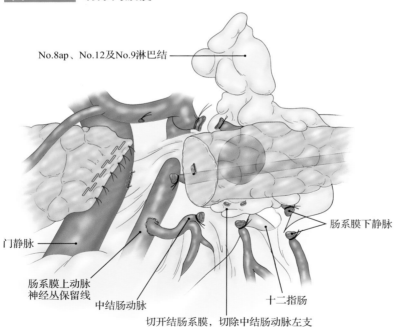

No.8ap、No.12及No.9淋巴结

肠系膜下静脉

门静脉

肠系膜上动脉
神经丛保留线

中结肠动脉

切开结肠系膜，切除中结肠动脉左支

十二指肠

图 Ⅱ-2-7　切断胰腺

● 将标本侧胰腺断端切下一片，送术中冰冻病理学检查。

● 标本侧断端可用肠钳夹住，但为了不漏出胰液，应以 4-0 Prolene® 缝线连续缝合闭锁。

手术要点	虽然可以根据胰腺的厚度选择适当的切割闭合器切断，但最好还是找出主胰管，以 5-0 Prolene® 缝线追加缝合 1 针将其闭锁，以免术后胰漏。

6 切断脾静脉

● 于根部切断脾静脉（图 Ⅱ-2-8）。当肠系膜下静脉（IMV）直接汇入肠系膜上静脉（SMV）时，也应切断 IMV。

手术要点	切断脾静脉时，若其根部有足够的距离，可结扎＋缝扎中枢侧后直接切断。若没有足够的距离，中枢侧上血管钳阻断，切断后以 5-0 Prolene® 缝线连续缝合闭锁。

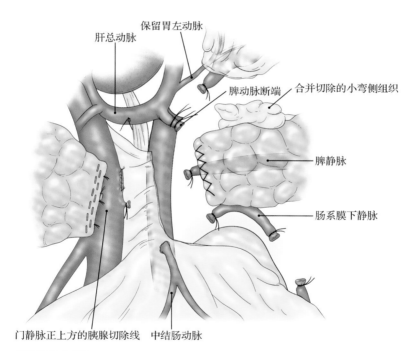

肝总动脉

保留胃左动脉

脾动脉断端　合并切除的小弯侧组织

脾静脉

肠系膜下静脉

门静脉正上方的胰腺切除线　中结肠动脉

图 Ⅱ-2-8 **切断脾静脉和肠系膜下静脉（IMV）**

7 游离左肾

● 将全小肠搬出体外并向右上方牵开，剪开左结肠旁沟的浆膜，进入左肾后方。此处只有疏松的纤维组织，术者用手指即可分离出左肾后方的空间。

手术要点

体验一次这种"薄的"感觉,即可掌握这个操作(图Ⅱ-2-9)。

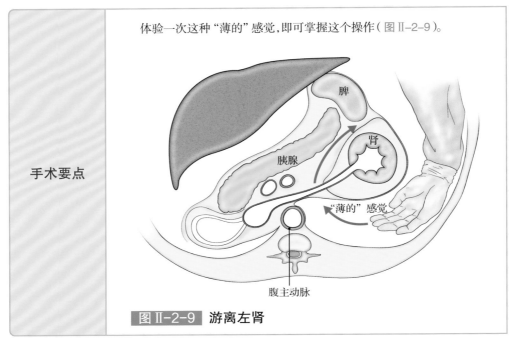

脾

肾

胰腺

"薄的"感觉

腹主动脉

图Ⅱ-2-9 游离左肾

- 向后背正中方向触知脊柱和腹主动脉。手指一旦进入肾的后方,就向上方扩大分离,到达脾的后面。这样一分离,只剩下从膈肌延伸上来的腹膜反折,用电刀将其切断即可。
- 若能分离到食管前,说明左上腹的后腹膜已游离完全。这样一来,胰尾就可被移至术野当中,视野特别好,也没有大出血的危险,可以进行后腹膜一并清扫了。

8 清扫肠系膜上动脉周围

- 胰体癌很容易浸润 SMA 周围神经丛,因此,要根据肿瘤的具体位置,相应地切除部分 SMA 周围神经丛(图Ⅱ-2-10,Ⅱ-2-11)。
- 也可逐一清扫 No.8、No.9 和 No.12a 淋巴结,还可将其分离至 CHA 后方,使之连成一片。
- SMA 右侧是胰头神经丛,其中走行着胰十二指肠下动脉(IPDA),是不能完全清扫的。
- 胰体癌时,即使肿瘤位于 PV 上方稍稍偏左的位置,也要选择胰十二指肠切除(PD)而不是胰体尾切除,因为选择 PD 合并切除一段 PV,能可靠地清扫胰头神经丛。
- 胰体尾切除时,也要"削去" SMA 左侧的胰头神经丛,在 12 点钟处显露出 SMA 外膜。在 SMA 的末梢侧确认中结肠动脉,然后沿其根部向上,切除 SMA 左侧神经丛。

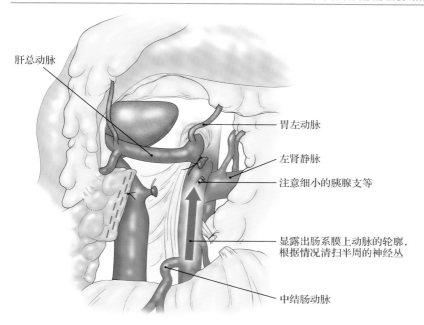

肝总动脉

胃左动脉

左肾静脉

注意细小的胰腺支等

显露出肠系膜上动脉的轮廓，根据情况清扫半周的神经丛

中结肠动脉

图 Ⅱ-2-10　**清扫 SMA 左侧**

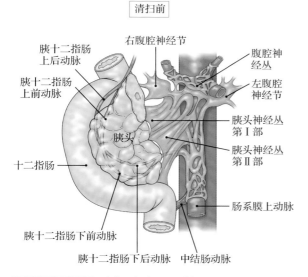

清扫前

胰十二指肠上后动脉

胰十二指肠上前动脉

右腹腔神经节

腹腔神经丛

左腹腔神经节

胰头神经丛第 Ⅰ 部

胰头神经丛第 Ⅱ 部

胰头

十二指肠

胰十二指肠下前动脉

胰十二指肠下后动脉　中结肠动脉

肠系膜上动脉

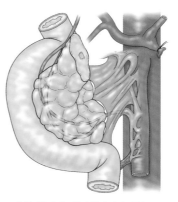

肠系膜上动脉左半周及中结肠动脉、腹腔干周围神经丛清扫后

根据肿瘤的进展程度清扫神经丛

图 Ⅱ-2-11　**清扫动脉周围神经丛**

手术要点	●此时也要视具体情况而定：若考虑手术安全性甚过根治性，或者对胰尾肿瘤来说，没有必要切除 SMA 周围神经丛时，应当将其保留下来。 ●在许多病例中，有从 SMA 前面直接发向胰腺的胰背动脉，应注意将其可靠地结扎切断。

- 沿着 SMA 向中枢侧分离,就可看见脾动脉根部与腹腔干左侧缘连成一片。理想的情况是将血管分叉处的角落彻底清扫干净。

9 切除右侧大网膜,切除左肾筋膜

- 该步骤是后腹膜一并清扫的高潮。
- 从结肠脾曲上分离横结肠系膜前叶。这个操作虽然和胃癌 D2 清扫时一样,但是若一直沿着这个层面向上分离,就会进入胰腺后面,就不是后腹膜一并清扫了。因此,此时分离的目标是到达左肾筋膜和左肾静脉(图Ⅱ-2-12)。要注意不要超过这个层面,不要做无意义的分离。
- 确认肠系膜下静脉后,毫不犹豫地将其切断。到达肾筋膜后,无须分离,但也不能胡乱操作。向两侧推开肾周脂肪,显露出肾包膜。
- 透过横结肠系膜可见十二指肠从 Treitz 韧带处跨过。一般情况下,未必需要打开横结肠系膜后叶。但是,此处距离胰腺体尾部非常近,若横结肠系膜有短缩,通常将其合并切除。
- 合并部分结肠切除时,也可切断后就吻合两断端。但在癌研有明医院,此阶段只专心于切除和清扫,结肠吻合留待切除后完成。
- 保留左侧肾上腺时,从稍浅的层面分离切断(图Ⅱ-2-13)。

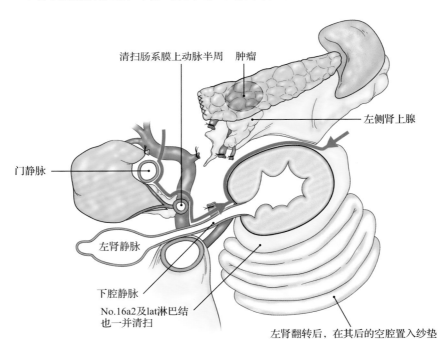

清扫肠系膜上动脉半周　肿瘤

左侧肾上腺

门静脉

左肾静脉

下腔静脉

No.16a2及lat淋巴结也一并清扫

左肾翻转后，在其后的空腔置入纱垫

图Ⅱ-2-12 清扫后腹膜

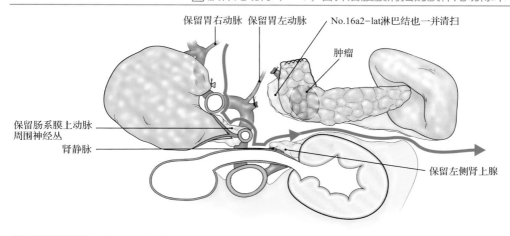

保留胃右动脉　保留胃左动脉　　No.16a2-lat淋巴结也一并清扫

肿瘤

保留肠系膜上动脉
周围神经丛

肾静脉

保留左侧肾上腺

图 Ⅱ-2-13 清扫后腹膜（保留左侧肾上腺）

手术要点	肿瘤位于胰体部时，也可保留左侧肾上腺。从以前切除的标本上来看，左侧肾上腺都远离肿瘤。从表面上看，这就不好解释合并切除的意义了。但是，反过来说，若要保留左侧肾上腺，就必须沿着 Toldt 后筋膜这个层面分离。对浸润型胰腺癌来说，从这个层面切除就过浅了。特别是对浸润型胰管癌，术前影像学检查对其浸润程度的诊断还是有一定的局限性的。在术后最终病理学诊断显示肿瘤浸润了胰腺后方的病例中，几乎没有一例术前影像学检查有相关提示。因此，以 R0 切除为目标时，手术中必须时刻留意要保证足够的切缘，并根据具体情况，仔细选择分离层面。

　　对胰腺体尾部的低度恶性肿瘤来说，也可选择腹腔镜微创手术。这时，大多选择沿着 Toldt 胰后筋膜层面分离的胰体尾切除术。但是，笔者想强调一点：这和本节所讲的手术完全不是同一类型（图 Ⅱ-2-14）！这种手术通常都是从胰尾部开始游离，最后切断胰腺。

**手术注意
事项**

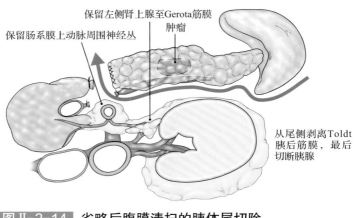

保留左侧肾上腺至Gerota筋膜
保留肠系膜上动脉周围神经丛　肿瘤

从尾侧剥离Toldt
胰后筋膜，最后
切断胰腺

图 Ⅱ-2-14 省略后腹膜清扫的胰体尾切除

10 显露左肾静脉,切断左肾上腺静脉

- 由于先前已充分分离了左肾静脉前壁,因此现在只须在末梢结扎切断肠系膜下静脉(IMV),很快就可分离显露出左肾静脉全长(图Ⅱ-2-15)。
- 最终将左肾静脉上方的后腹膜组织,即 No.16a2-lat 淋巴结和左侧肾上腺整块清扫掉。
- 于根部结扎切断左肾上腺静脉,确认左肾动脉后,结扎切断左肾上腺动脉。注意左肾上腺动脉可发自左肾动脉,也可直接发自腹主动脉。
- 在术野内侧,一边看清腹主动脉左侧壁,一边向其后方继续分离,就可看到先前游离时垫在左肾后面的盐水纱垫。移去标本。

11 关腹和放置引流管

- 蒸馏水 + 温盐水冲洗腹腔,吸引干净。术野彻底止血。
- 因为本手术过程中分离显露出许多重要的大血管,万一发生胰漏,引流不通畅,就可能引起致命的并发症。因此,留置引流管特别重要。笔者的做法是:从切口右侧腹壁插入一根直径 8mm、软的 Pleated Drain® 引流管,经过残胰断端,头端留置在左膈下(图Ⅱ-2-16),接负压瓶,持续低压引流。
- 为了预防胃排空延迟,将横结肠置于左膈下,垫在胃后方,防止胃坠入而发生扭转。

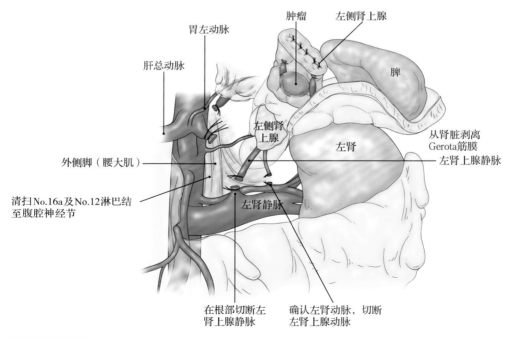

图Ⅱ-2-15 分离出左肾静脉,切断左肾上腺静脉

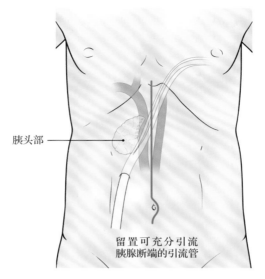

胰头部

留置可充分引流
胰腺断端的引流管

图Ⅱ-2-16　关腹

术后处理

- 注意引流液的性状,测定淀粉酶水平。
- 考虑到可能会合并继发性感染,在引流管拔除之前,每周做 1 次引流液细菌培养,监测有无感染。术后第 2 天可将引流管拔出数厘米。若无胰漏和感染,术后第 4 天拔除引流管。引流量减少时,虽然可能是腹腔积液或胰漏减少所致,但必须还要考虑引流管是否堵塞。若感染或胰漏持续超过 1 周,要更换引流管。
- 术后继续经静脉给予质子泵抑制药。经口摄食后,改为口服药。

参考文献

［1］島田和明：後腹膜一括郭清を伴った尾側膵切除術. 新 癌の外科―手術手技シリーズ膵癌・胆道癌, メジカルビュー社, 2003, p11-18.

［2］Strasberg SM, et al：Radical antegrade modular pancreatosplenectomy. Surgery 2003; 133: 521-527.

2 胰体尾切除术

2）合并腹腔干切除的胰体尾切除术（DP-CAR）

名古屋市立大学大学院医学研究科消化器外科学　佐藤崇文
癌研有明医院消化中心肝胆胰外科　斋浦明夫

适应证

- 合并腹腔干切除的胰体尾切除术（distal pancreatectomy with en bloc celiac axis resection，DP-CAR）是针对局部进展型胰腺癌施行的扩大切除手术。其适应证是肿瘤浸润了脾动脉根部、肝总动脉或腹腔干，常规的胰体尾切除做不到 R0 切除。
- 不仅包括肿瘤直接侵犯动脉，也包括浸润动脉周围神经丛。因此，那些肿瘤接近上述动脉的病例也是本术式的适应证。
- 本术式成立的必要条件是肝脏的动脉血供改由胰头动脉弓供应。因此，由胃十二指肠动脉（GDA）和胰十二指肠动脉（PDA）构成的胰头动脉弓必须保持完整。若有肿瘤侵犯，则无手术指征。
- 笔者在施行此手术时，为了保证残胃血供而保留胃左动脉，因此可称之为改良 DP-CAR[1-2]。本节就讲述此术式。

术前检查

- 本手术针对的都是局部高度进展的胰腺癌，因此术前必须确认无远处转移。
- 术前要仔细阅读增强 CT 图像和 3D 重建图像，把握肿瘤与腹腔干的位置关系。
- 对每个具体病例来说，胃左动脉的分叉点的位置差异很大。因此，要准确把握胃左动脉分叉点距腹腔干根部以及距肿瘤的距离。
- 在几乎所有的病例中，增强 CT 可清楚地显示 GDA 的走行。
- 这些主要血管都要在术前手术示意图上描绘出来，便于加深记忆。

手术步骤

1. 小切口开腹和腹腔探查
2. 延长正中切口或做 "L" 形切口
3. Kocher 法游离
4. 分别于根部悬吊肠系膜上动脉根部和腹腔干
5. 分离肝固有动脉和胃十二指肠动脉分叉处
6. 分离肠系膜上静脉前面，切断胰腺

7 分离胃左动脉,切断腹腔干　　　　**10** 重建胃左动脉（合并切除其根部时）

8 游离左肾　　　　　　　　　　　　**11** 关腹和放置引流管

9 后腹膜一并清扫切除

手术技术

1 小切口开腹和腹腔探查
- 先取上腹正中切口,长约 10cm,逐层切开进腹,探查腹腔内有无不能切除的因素。

手术要点	此手术针对的都是局部高度进展的肿瘤,因此,此阶段发现腹腔内有肿瘤种植转移的病例还是很多的。若真是这样,只得放弃手术。

2 延长正中切口或做"L"形切口
- 扩大切口,正中切口延长至脐以下,亦可做"L"形切口（图Ⅱ-2-17）。
- 纱垫保护切口边缘,上拉钩（图Ⅱ-2-18）。
- 再次扩大腹腔探查范围。行术中超声检查,确认肿瘤进展范围以及肿瘤与主要血管之间的关系。

3 Kocher 法游离
- 接着,做 Kocher 法游离,活检腹主动脉旁淋巴结（图Ⅱ-2-19）,立即送术中冰冻病理学检查。若阳性,须追加清扫 No.16a2 和 No.16b1 淋巴结。

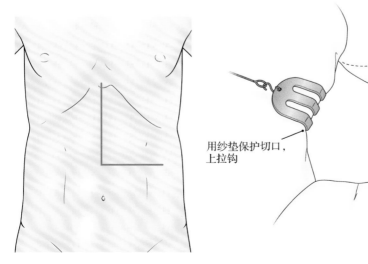

用纱垫保护切口,
上拉钩

图Ⅱ-2-17 切口　　　　**图Ⅱ-2-18** 展开术野

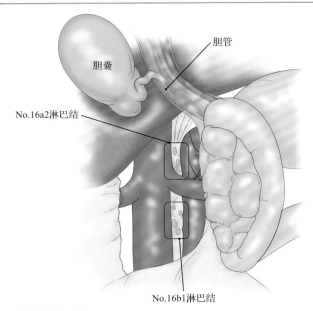

图 II-2-19　Kocher 法游离和活检腹主动脉旁淋巴结

4 分别于根部悬吊肠系膜上动脉根部和腹腔干

● 进一步扩大 Kocher 法游离范围,在上方分离显露右膈脚后,切断少许,进一步分离显露出腹腔干根部和肠系膜上动脉根部,并分别悬吊(图 II-2-20)。

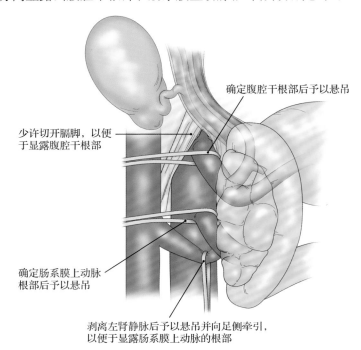

图 II-2-20　悬吊肠系膜上动脉根部和腹腔干根部

手术要点	这时，切断少许右膈脚，就很容易显露出腹腔干根部。同时，分离显露出左肾静脉并悬吊，将其向足侧（下方）牵开，就很容易显露出肠系膜上动脉根部（图Ⅱ-2-20）。

- 切除右侧腹腔神经节。
- 于腹腔干根部以哈巴狗血管夹将其阻断。

5 分离肝固有动脉和胃十二指肠动脉的分叉处

- 在无血管区打开小网膜囊，不能损伤胃右动静脉。从此处开始分离，显露出肝固有动脉和胃十二指肠动脉的分叉处。
- 尽可能靠近此分叉处分离显露出肝总动脉并悬吊（图Ⅱ-2-21）。

手术要点	由于要将肝总动脉及其周围神经丛连同肿瘤整块切除，所以不朝腹腔干方向分离。

- 以哈巴狗血管夹阻断肝总动脉，于肝十二指肠韧带内触诊，确认肝固有动脉的搏动。同时行术中多普勒超声检查，确认有向肝性动脉血流（图Ⅱ-2-22A，B）。虽然可出现一过性血流下降，但只要保证有动脉波形，就没有问题。

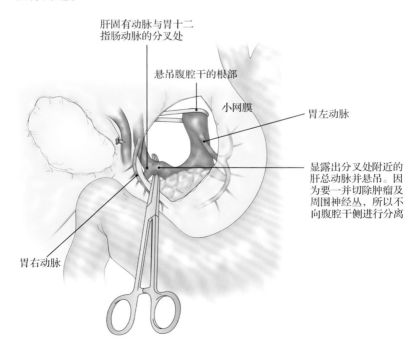

肝固有动脉与胃十二指肠动脉的分叉处

悬吊腹腔干的根部

小网膜

胃左动脉

显露出分叉处附近的肝总动脉并悬吊。因为要一并切除肿瘤及周围神经丛，所以不向腹腔干侧进行分离

胃右动脉

图Ⅱ-2-21 显露出肝总动脉

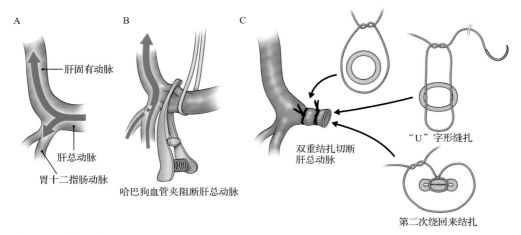

A
肝固有动脉
肝总动脉
胃十二指肠动脉

B
哈巴狗血管夹阻断肝总动脉

C
双重结扎切断肝总动脉
"U"字形缝扎
第二次绕回来结扎

图Ⅱ-2-22 结扎切断肝总动脉

● 以结扎＋缝扎的方式双重处理肝总动脉。缝扎时做"U"字形缝合（图Ⅱ-2-22C）。为了避免引起胃十二指肠动脉（GDA）狭窄，结扎肝总脉时要稍稍远离分叉处。

6 分离肠系膜上静脉前面，切断胰腺

● 将横结肠向下方牵开，切除右侧大网膜（图Ⅱ-2-23）。要按切除右侧网膜囊的要领进行。

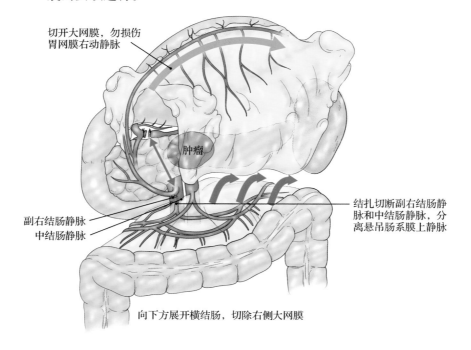

切开大网膜，勿损伤
胃网膜右动静脉

肿瘤

结扎切断副右结肠静
脉和中结肠静脉，分
离悬吊肠系膜上静脉

副右结肠静脉
中结肠静脉

向下方展开横结肠，切除右侧大网膜

图Ⅱ-2-23 切除大网膜

● 继续沿着这个层面分离，显露出肠系膜上静脉（SMV）。同时在此处结扎切断副右结肠静脉和中结肠静脉，悬吊 SMV。

● 在胃网膜血管外侧打开网膜囊，不要损伤胃网膜右动静脉。

● 继续沿着这个分离方向，一边结扎切断胃网膜血管的网膜支，一边向左侧分离，直至胃脾韧带处。靠近胃壁，结扎切断所有胃短动静脉，显露出大弯侧胃壁。

● 切除左侧网膜囊，与右侧分离层面相连。

● 在刚才悬吊的 SMV 和胰腺之间，向上方做隧道式分离（图Ⅱ-2-24）。

● 用自动切割缝合器（TL60®）压榨钉合胰腺，在其胰尾侧以钳夹压榨法（clamp-crushing）[3] 切断胰腺。

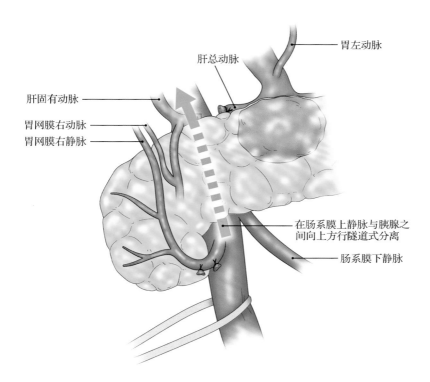

图Ⅱ-2-24 隧道式分离肠系膜上静脉和胰腺

手术要点

此时,要准确无误地找到主胰管,非吸收线结扎后切断(图Ⅱ-2-25)。

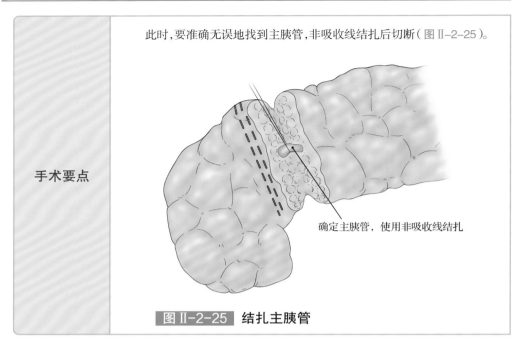

确定主胰管,使用非吸收线结扎

图Ⅱ-2-25 结扎主胰管

● 若肠系膜下静脉(IMV)汇入肠系膜上静脉(SMV),于根部结扎切断IMV。用血管钳在两侧阻断脾静脉后将其切断,两侧断端都需要以非吸收线连续缝合闭锁(图Ⅱ-2-26)。

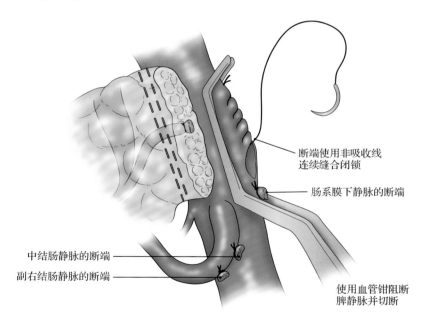

断端使用非吸收线连续缝合闭锁

肠系膜下静脉的断端

中结肠静脉的断端

副右结肠静脉的断端

使用血管钳阻断脾静脉并切断

图Ⅱ-2-26 切断脾静脉

7 分离胃左动脉，切断腹腔干

- 将胃向前上方展开，看清楚胃左动脉的走行。切开其表面的浆膜，分离显露出胃左动脉根部并悬吊（图Ⅱ-2-27）。
- 将 Kocher 法游离时已悬吊的腹腔干和肠系膜上动脉牵向前方，准确无误地辨认清楚腹腔干根部和胃左动脉分叉处，于胃左动脉分叉处的末梢侧双重结扎腹腔干后，将其切断（图Ⅱ-2-28）。

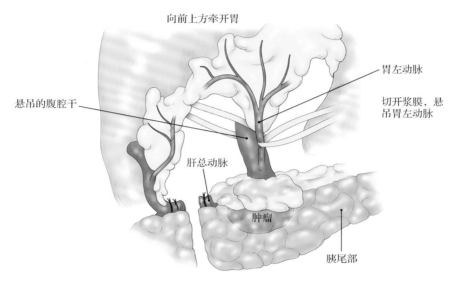

向前上方牵开胃

胃左动脉

切开浆膜，悬吊胃左动脉

悬吊的腹腔干

肝总动脉

肿瘤

胰尾部

图Ⅱ-2-27 **悬吊胃左动脉**

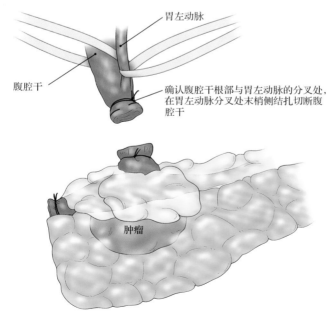

胃左动脉

腹腔干

确认腹腔干根部与胃左动脉的分叉处，在胃左动脉分叉处末梢侧结扎切断腹腔干

肿瘤

图Ⅱ-2-28 **切断腹腔干**

手术要点	必须合并切除胃左动脉时,可在其末梢侧钳夹后切断。标本切除后,间置中结肠动脉,重建胃左动脉。

8 游离左肾

● 沿降结肠外侧切开壁腹膜,分离进入肾周脂肪囊的后方。

手术要点	一旦进入正确的分离层面,之后就可用手钝性分离(图Ⅱ-2-29)。

● 分离超过椎体,触及腹主动脉(图Ⅱ-2-29)。将脾、胰腺体尾部、左肾和结肠系膜一起向右侧翻起。

手术要点	在后方塞入纱垫,就可获得良好的视野(图Ⅱ-2-30)。

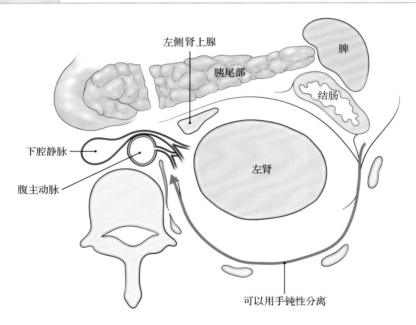

左侧肾上腺
脾
胰尾部
结肠
下腔静脉
腹主动脉
左肾
可以用手钝性分离

图Ⅱ-2-29 **游离左肾**

9 后腹膜一并清扫切除

● 分离显露出肠系膜上动脉前壁,切除其左半周神经丛(图Ⅱ-2-31)。

● 进一步向后面切除左侧腹腔神经节(图Ⅱ-2-30)。

● 接着,在左肾外侧切开 Gerota 筋膜,直至肾包膜,连同肾周脂肪囊一并切除。

● 结扎切断左侧肾上腺动静脉(图Ⅱ-2-32)。至此,一并切除包括肿瘤的后腹膜的操作就结束了。该术式一般被称为 RAMPS[4]。

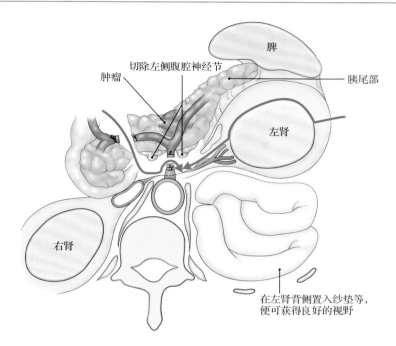

肿瘤

切除左侧腹腔神经节

脾

胰尾部

左肾

右肾

在左肾背侧置入纱垫等，便可获得良好的视野

图 II-2-30　切除左侧腹腔神经节

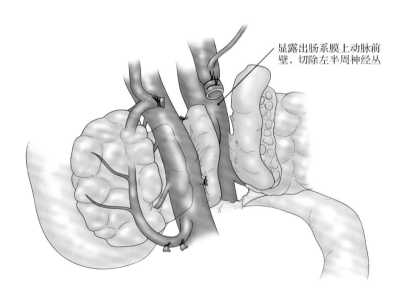

显露出肠系膜上动脉前壁，切除左半周神经丛

图 II-2-31　显露出肠系膜上动脉前壁，切除其左半周神经丛

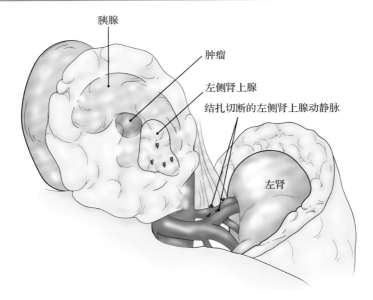

胰腺

肿瘤

左侧肾上腺

结扎切断的左侧肾上腺动静脉

左肾

图Ⅱ-2-32 结扎切断左侧肾上腺动静脉

⑩ 重建胃左动脉（合并切除其根部时）

　　请整形外科会诊，应用显微吻合技术重建胃左动脉。

⑪ 关腹和放置引流管

- 蒸馏水＋温盐水冲洗腹腔，吸引干净。创面彻底止血。将横结肠置于胃后方。
- 本手术分离显露了许多重要的血管，若胰液引流不通畅，可能引起致命并发症。因此，留置引流管非常重要。笔者的做法是：从正中切口的右侧腹壁插入一根直径 10mm 的 P leated Drain® 软管，经过残胰断面，头端达左膈下（图Ⅱ-2-33）。
- 接负压瓶持续负压吸引。

术后处理

- 认真观察引流液的性状，检测淀粉酶水平。考虑到存在继发性感染的可能，在引流管拔除前，每周做 1 次引流液细菌培养。
- 当引流液减少时，虽然这很可能是由腹腔积液或胰漏减少导致的，但还必须想到是否有引流管堵塞。
- 为了预防感染和引流管堵塞，在必要时应更换引流管。
- 行多普勒超声检查肝脏血流情况。近 50% 患者术后有一过性转氨酶水平升高，但 2~3 天内即可恢复正常。
- 虽然缺血引起的胃黏膜损伤（ischemic gastropathy）罕见，但在临床上，此病大多无特异性症状，经常难以诊断。特别是在合并胃左动脉重建的病

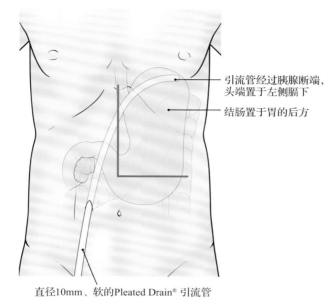

引流管经过胰腺断端，
头端置于左侧膈下

结肠置于胃的后方

直径10mm、软的Pleated Drain® 引流管

图 Ⅱ-2-33　关腹

例中,必须密切监测有无缺血引起的胃黏膜损伤。怀疑此病时,应行胃镜
检查。若有特征性表现(如边缘不规则溃疡等),应考虑此病[5]。

● 术后继续静脉滴注质子泵抑制药;开始进食后,改为口服。

● 虽然多数 DP-CAR 术前都会行肝总动脉栓塞术,但在癌研有明医院,因为
保留了胃左动脉血供,就省略了此步。到目前为止,我们还未见肝脏和胃
发生缺血性损伤的情况。

参考文献

[1] 竹村信行,ほか.膵体部癌に対する左胃動脈を温存し腹腔動脈を切離する膵体尾
部切除術(Modified DP-CAR).手術 2012; 66(10): 1467-1471.

[2] Kimura A, et al. Importance of maintaining left gastric arterial flow at Appleby operation
preserving whole stomach for central pancreatic cancer. Hepatogastroenterology 2012; 59
(120): 2650-2652.

[3] Koga R, et al. Clamp-crushing pancreas transection in pancreatoduodenectomy.
Hepatogastroenterology 2009; 56(89): 89-93.

[4] Strasberg SM, et al. Radical antegrade modular pancreatosplenectomy. Surgery 2003; 133
(5): 521-527.

[5] Kondo S, et al. Ischemic gastropathy after distal pancreatectomy with celiac axis resection.
Surgery Today 2004; 34(4): 337-340.

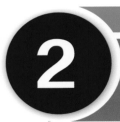

2 胰体尾切除术
3）腹腔镜下胰体尾切除术（Lap-DP）

癌研有明医院消化中心肝胆胰外科　**石沢武彰**
名古屋市立大学大学院医学研究科消化器外科学　**佐藤崇文**

适应证

- 在日本，腹腔镜下胰体尾切除术（laparoscopic-distal pancreatectomy，Lap-DP）从2012年4月起被纳入了医疗保险。到2015年3月，其符合医疗保险规定的适应证仍是那些"原则上无须淋巴结清扫"的疾病，主要是以下三种。
  ①胰腺囊性肿瘤，包括：
  胰管内乳头状黏液性肿瘤（intraductal papillary mucinous neoplasm，IPMN）；
  胰腺黏液性囊性肿瘤（mucinous cystic neoplasm，MCN）；
  胰腺浆液性囊性肿瘤（serous cystic neoplasm，SCN）；
  胰腺实性假乳头状肿瘤（solid pseudopapillary neoplasm，SPN）。
  ②胰腺神经内分泌肿瘤（pancreatic neuroendocrine tumor，pNET）。
  ③转移性胰腺癌。
- 即使是保险范围内可行腹腔镜手术的疾病，也有可能选择开腹胰体尾切除，这一点必须在术前向患者交代清楚。
- 同时，术前必须详细讨论是否适于保留脾。由于腹腔镜下保留脾的胰体尾切除术比切除脾时的手术时间要长，并且分离脾动静脉时有大出血的危险，因此，最好在熟练掌握了腹腔镜下手术之后，再开始尝试保留脾的胰体尾切除术。
- 腹腔镜手术都需气腹，除了需要注意通常开腹手术和全身麻醉的一些禁忌之外，还要注意一些特殊的并发症（如肺气肿、心脑血管损伤、青光眼等）。因为腹内压升高或高碳酸血症可加重这些并发症，术前必须仔细讨论是否有腹腔镜手术的适应证。
- 对既往有上腹部开腹手术史的患者，至少从减轻术后疼痛的方面来讲，也可选择腹腔镜手术，这也是腹腔镜手术的优点。但若上腹部有严重的粘连，应立即中转开腹。

术前检查

- 根据增强CT或MRI，认真评估肿瘤和脾动静脉的位置关系，特别是脾动脉的走行。另外，还要确认肠系膜下静脉（SMV）以及胃左静脉汇入脾静脉的位点。

● 合并切除脾时，术前要接种肺炎球菌疫苗。

● 对胰腺囊性肿瘤，在阅片或 B 超检查时，要注意有无提示需要清扫淋巴结的表现，即怀疑有癌变的征象（如囊肿内壁结节、周围淋巴结肿大等），要再次讨论有无腹腔镜手术指征。

● pNET 时，要检查有无激素分泌过多，有无肝转移，还要考虑是否合并多发性内分泌肿瘤Ⅰ型（multiple endocrine neoplasia-type Ⅰ，MEN-Ⅰ）综合征。

手术步骤

1 体位，设置 Trocar

2 切开大网膜前叶（开放网膜囊）并确认肿瘤的位置

3 分离胰腺下缘（切断大网膜后叶），游离胰腺

4 分离显露脾动静脉并切断

5 切断胰腺

6 摘除标本

7 放置引流，关腹

手术技术

1 体位，设置 Trocar

● 患者的体位大多为双腿分开的仰卧位。Levitator® 固定下肢。因为术中可能要转换为头高位 + 右侧卧位，因此在躯干部固定好肢体固定气囊。消毒前要检查手术台能否正常转动。

● 切开脐部，设置第 1 个 Trocar。插入镜头，探查腹腔，观察各脏器的位置关系。通常需要设置 5 个 Trocar（图Ⅱ-2-34A）。

● 可与通常腹腔镜下胃切除术相同的方法配置戳孔，但为了便于胰腺切除操作，戳孔的位置宜稍稍偏向右侧。这样，术者常站在患者的右侧，助手站在患者的左侧，扶镜者站在患者两腿之间。本节就根据这样的配置来介绍相关手术技术。

● 也可参照腹腔镜下肝切除的配置方式：术者站在患者两腿之间，其左右两侧配置操作孔，镜头通常置于中间。这时，Trocar 的配置如图Ⅱ-2-34B。根据操作要求，镜头可置于 Trocar ①或②。助手站在患者的两侧，负责展开视野。具体方法请参阅其他参考书[1-2]。

手术要点	第 1 个 Trocar 不必拘泥于脐部。身材矮小的患者，脐部距离胰腺下缘很近，第 1 个 Trocar 应设置在脐下，从而获得良好的视野。相反地，对体形较大的男性患者，第 1 个 Trocar 应设置在脐上，以便于显露术野。因此，重要的是要在术前通过 CT 图像明确脐部与胰腺下缘的位置关系。

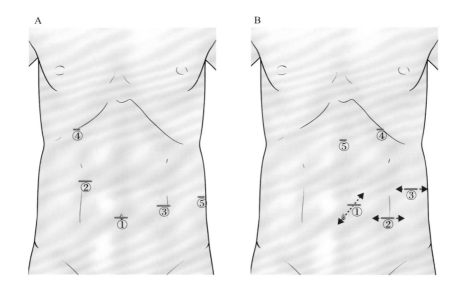

图Ⅱ-2-34 Trocar 的位置

A. 通常的位置

B. 按照腹腔镜下肝切除的方式配置 Trocar 的位置，术者站在患者的两腿之间

2 切开大网膜前叶（开放网膜囊）并确认肿瘤的位置

● 首先切断大网膜与脾的粘连（图Ⅱ-2-35A）。脾包膜撕裂出血很难止血，而且在之后的操作中还可引起此处出血，这也是导致不得不中转开腹的原因。

● 在胃网膜血管外侧剪开大网膜前叶，进入网膜囊，不要损伤胃网膜血管（图Ⅱ-2-35B）。右侧切开的长度根据胰腺切断位置做相应调整。虽然可先做最小限度的切开，但大多病例最后需追加切开，因此最好还是此步就先切开大一些。

● 合并脾切除时，沿着大网膜向左进一步切开大网膜前叶，切断所有的胃短动静脉，显露出脾上极。保留脾时，虽然无须切断脾结肠韧带，但必须从网膜囊内确认横结肠的走行。

● 确保有良好的视野后，行术中超声检查，确认肿瘤的位置。甲紫标记预定切线，以便于之后的操作（图Ⅱ-2-36）。

A

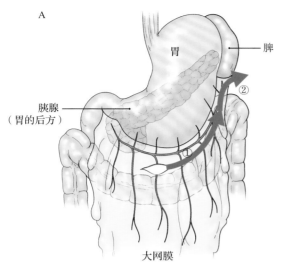

胃

脾

胰腺
（胃的后方）

②

①

大网膜

B

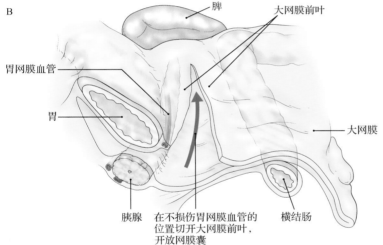

脾

大网膜前叶

胃网膜血管

胃

大网膜

胰腺

在不损伤胃网膜血管的
位置切开大网膜前叶，
开放网膜囊

横结肠

图 II-2-35　开放网膜囊

A. 切断大网膜和脾之间的粘连。①—保留脾时；②—合并脾切除

B. 切断大网膜前叶

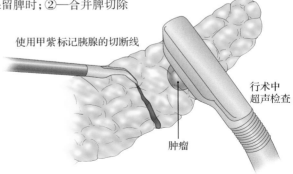

使用甲紫标记胰腺的切断线

行术中
超声检查

肿瘤

图 II-2-36　行术中超声检查，确定胰腺的切断线

> **手术要点**
>
> 　　游离结肠脾曲时,最好先游离脾下极。这样一来,不用说在合并脾切除时,即使在保留脾的手术中,一旦发生出血等意外情况而必须切除脾时,再去慌忙地游离脾下极,也更容易损伤脾或结肠。

3 分离胰腺下缘(切断大网膜后叶),游离胰腺

- 从预定的胰腺切断线稍内侧开始向胰尾方向游离胰腺下缘,切断大网膜后叶(图Ⅱ-2-37A)。进入胰后筋膜的分离层面后,再从胰尾向胰头及外侧,连同脾动脉和脾静脉一起广泛游离胰腺后面。

> **手术要点**
>
> - 由于大网膜后叶是一层包裹胰腺的膜样结构,因此,若只切开大网膜前叶,只能显露胰腺前面。大网膜后叶与胰后筋膜相连续,因此,锐性剪开大网膜后叶下方的那层膜,进入胰腺后面,就能展开胰腺后方了(图Ⅱ-2-37B)。此时应注意,大网膜后叶中走行着发自胰横动脉的大网膜后动脉。
> - 一旦进入正确的分离层面,在视野的上方,透过胰后筋膜可以看到胰腺实质和脾静脉。在视野的下方,广泛分离展开 Gerota 筋膜。这个操作是腹腔镜下手术最擅长的,这样一直分离到胰腺上缘。
> - 切断大网膜后叶时,稍稍远离胰腺下缘,在胰腺上残留少许大网膜组织,呈“围裙”状,之后在上提胰腺时,可以此作为“把手”,这样就可避免直接钳夹胰腺而导致损伤(图Ⅱ-2-37B ★,Ⅱ-2-38 ★)。

4 分离显露脾动静脉并切断

- 在分离脾静脉之前,最好先悬吊脾动脉。在大多数病例中,脾动脉沿着胰腺上缘蜿蜒左行,有几处完全脱离胰腺(最常见的是在胃后动脉的分叉处,脾动脉向上屈曲凸起,术前应该在 CT 图像上明确脾动脉的整体走行)。在此处,将胰腺上缘前方稍稍分离,就可悬吊脾动脉,必要时也可阻断脾动脉。
- 接着,转向分离脾静脉。将胰腺体尾部向上翻转,使之呈“直立”状态。沿着脾静脉剪开胰腺后面的包膜,逐渐显露出脾静脉(图Ⅱ-2-38)。此时,超声刀的张开角度和操作轴若与脾静脉平行,就不易损伤脾静脉。
- 接着,轻轻把持牵引脾静脉,逐一切断从胰腺汇入脾静脉的小分支。用超声刀或血管融合系统直接切断这些小静脉,这不会导致出血。若没有足够的空间插入器械,可用细的双极电凝凝固后锐性剪断,这也是一个有效的方法。

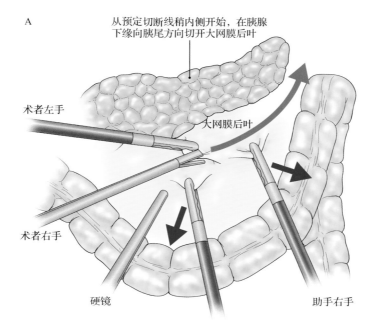

A

从预定切断线稍内侧开始，在胰腺下缘向胰尾方向切开大网膜后叶

术者左手

大网膜后叶

术者右手

硬镜

助手右手

助手左手

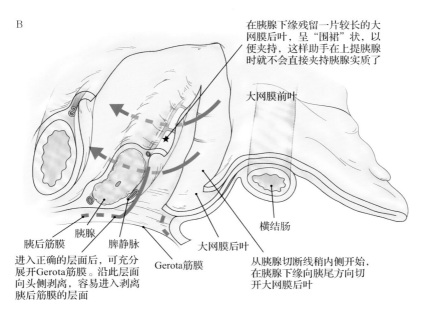

B

在胰腺下缘残留一片较长的大网膜后叶，呈"围裙"状，以便夹持，这样助手在上提胰腺时就不会直接夹持胰腺实质了

大网膜前叶

横结肠

胰后筋膜

胰腺

脾静脉

大网膜后叶

Gerota筋膜

进入正确的层面后，可充分展开Gerota筋膜。沿此层面向头侧剥离，容易进入剥离胰后筋膜的层面

从胰腺切断线稍内侧开始，在胰腺下缘向胰尾方向切开大网膜后叶

图Ⅱ-2-37 切断胰腺下缘的大网膜后叶，分离胰后筋膜

A. 切断大网膜后叶

B. 从大网膜后叶分离显露胰腺后面

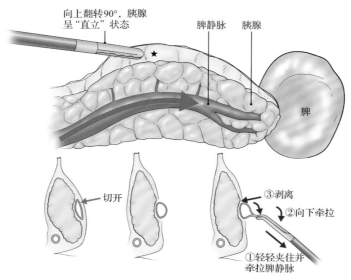

向上翻转90°，胰腺
呈"直立"状态

脾静脉　胰腺

脾

切开

③剥离
②向下牵拉
①轻轻夹住并
牵拉脾静脉

图Ⅱ-2-38 **脾静脉的处理**

手术要点	虽然对稍粗的静脉分支可行结扎或上血管夹，但用力时若稍不注意，就可能撕裂静脉而导致出血，因此操作时要特别小心。

● 合并脾切除时，在胰腺的预定切断线周围，要将脾静脉充分游离出来。即使是保留脾的手术，也要将脾静脉分离到胰尾。同脾静脉一样，也要分离出脾动脉。但根据脾动脉的走行，从胰腺上缘就能进行分离操作，而且多数情况下视野良好。这时，只要保留了脾动脉周围神经丛（即不显露出动脉壁），不必直接钳夹动脉本身即可将其提起，展开并悬吊，而且相当安全。

手术要点	原则上，在分离脾动静脉时，应从右向左（患者的方向）逐支处理垂直发出或汇入的动静脉分支。但是，也不能拘泥于动脉或静脉的处理顺序和分离位点，只要找到适合钳子角度、易于操作的位点，即可从该处开始逐步分离。重要的是不能在某一位置深入分离。术者右手的钳子应该放在与血管长轴相协调的位置，随着手术的进行而变化，这样即使是操作困难的位点，随着逐渐分离也就显得容易了。从右向左进行分离时，若感到操作困难，也可重回右侧操作。 若胰腺的预定切断位置周围已充分分离，可先切断胰腺，这样更容易展开脾动脉周围的视野（图Ⅱ-2-39）。但是，要想较容易地切断胰腺，在没有清晰的视野时进行操作，则会增加出血的风险。因此，在保留脾的手术中，原则上应该在游离胰腺后切断胰腺。

手术要点

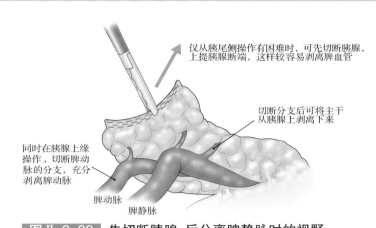

仅从胰尾侧操作有困难时，可先切断胰腺，上提胰腺断端，这样较容易剥离脾血管

切断分支后可将主干从胰腺上剥离下来

同时在胰腺上缘操作，切断脾动脉的分支，充分剥离脾动脉

脾动脉

脾静脉

图Ⅱ-2-39 先切断胰腺、后分离脾静脉时的视野

经过一系列的分离操作后，应该识别的主要血管有：①肠系膜下静脉（IMV）；②胃左静脉；③胰背动脉；④胰大动脉（有时会从上方穿过脾静脉后面，然后分布到胰腺下缘）；⑤胃后动脉。典型的胰腺血管解剖如图Ⅱ-2-40 所示。

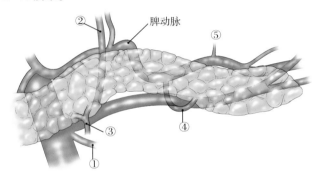

② 脾动脉 ⑤

③

①

④

图Ⅱ-2-40 应该引起注意的脾动脉和脾静脉的分支

手术注意事项

● 在预定保留脾的手术中，若术中遇到止血困难、肿瘤与脾动脉和（或）脾静脉粘连较重的情况，就不能再坚持保留脾，应该转向脾切除。

● 分离脾动脉时若有出血，可用纱布或止血海绵压迫出血点，暂停分离，钳子压迫胰腺，大多数情况下都能止血。

● 因出血而中转开腹时，还应继续行上述腹腔镜下的压迫止血，气腹下直接开腹可减少出血量。

5 切断胰腺

● 合并脾切除时，原则上是在结扎或钳夹脾动脉后，将其切断。

● 应垂直于胰腺长轴插入切割闭合器，注意在把持胰腺时不要损伤胰腺包膜。

虽然头端可弯曲的切割闭合器操作自由度好,但不要施加蛮力,重要的是对应胰腺切断位点,选择最合适的 Trocar 插入切割闭合器和镜头(图Ⅱ-2-41)。胰腺上缘一定要置于切割闭合器顶端的刻度之内,确认脾动静脉或血管残端没有被夹入之后,慢慢拧紧闭合器,击发,切断胰腺。

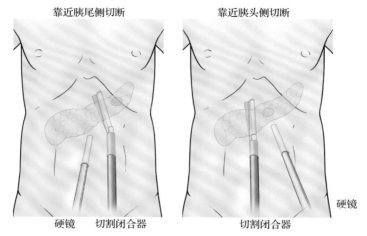

靠近胰尾侧切断　　　　　　　　　靠近胰头侧切断

硬镜　　切割闭合器　　　　　切割闭合器　　硬镜

图Ⅱ-2-41　根据胰腺的预定切断位置,相应地插入闭合器和镜头

手术要点

● 为了避免撕裂胰腺实质,并做到确实、可靠地钉合,要慢慢拧紧闭合器,击发后最好再把持着压迫一段时间。但是,具体的手法与抑制胰漏之间没有明确的证据[3-4]。

● 切断胰腺时,不仅可以用闭合器,也可应用超声刀或血管闭合器械[1]。不论使用哪种方法,重要的是确实闭锁了主胰管,预防术后严重的胰漏。笔者的做法是:在主胰管的断端以 5-0 单丝线 "Z" 形追加缝合 1 针(图Ⅱ-2-42 ①),在胰腺包膜撕裂处以 5-0 单丝线褥式追加缝合 1 针(图Ⅱ-2-42 ②)。

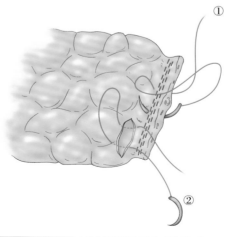

图Ⅱ-2-42　残胰断端的加强缝合

6 摘除标本

- 合并脾切除时，沿着刚才游离胰腺的胰后筋膜层面，继续向上方和外侧分离，游离脾（图Ⅱ-2-43）。术者左手以钳子夹住后腹膜侧的筋膜，向上推开脾，不要露出脾，这样分离就可避免损伤脾而导致出血。也可从前面追加游离脾上极。切断脾膈韧带后，切除操作就结束了。脾大时，变换成头高位＋右侧卧位，以便于操作。
- 将标本放入收集袋中，扩大 Trocar 戳孔至直径 12mm，将标本取出至体外。为了美观，也可在耻骨上沿皮纹做小切口，取出标本。
- 必要时，将切除标本的钉合断端送术中冰冻病理学检查。

7 放置引流，关腹

- 冲洗手术野，彻底止血。笔者常规在血管断端和分离的创面处涂布纤维蛋白胶。
- 为了预防胰漏，胰腺断端处留置引流管。12mm Trocar 戳孔处缝合腹横筋膜，皮内缝合，关闭戳孔。

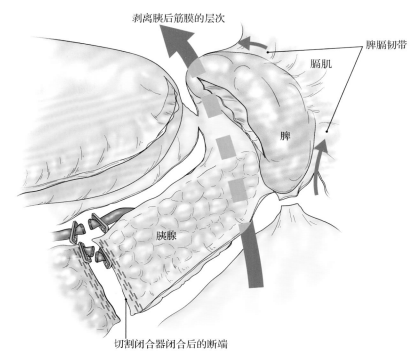

剥离胰后筋膜的层次

脾膈韧带

膈肌

脾

胰腺

切割闭合器闭合后的断端

图Ⅱ-2-43　游离胰尾部和脾

手术要点

- 关于胰体尾切除术后预防性留置引流管的意义,存在许多争议。但是,由于行腹腔镜下胰体尾切除术患者的胰腺大多正常,为了避免胰漏引起的严重并发症,原则上应该留置引流管。
- 笔者的做法是:留置头端有纵裂的、软的 Penrose 引流管,经过胰腺断端,顶端置于左膈下(图Ⅱ-2-44)。
- 考虑到术后胰漏时需要更换引流管,因此,应该从残胰断端至腹壁最短距离的位置引出引流管,这是十分重要的。不一定要拘泥于利用 Trocar 戳孔。

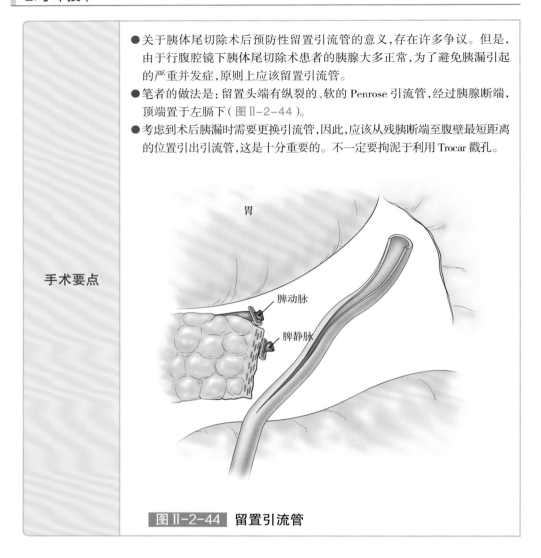

胃

脾动脉

脾静脉

图Ⅱ-2-44 留置引流管

术后处理

- 术后处理同开腹胰体尾切除术。
- 术后发生胰漏而必须更换引流管时,由于腹腔镜手术术后粘连轻,引流管很容易从原来的位置脱离。因此,术后早期要避免更换引流管,更换时要使用导丝,不要改变引流管顶端的位置,操作时要小心、细致。

参考文献

［1］石沢武彰, Gayet B: Gayet 腹腔鏡下肝胆膵手術. 南江堂, 2012.

［2］Subar D, et al: Laparoscopic pancreatic surgery: An overview of the literature and experiences of a single center. Best Pract Res Clin Gastroenterol 2014; 28（1）: 123−132.

［3］Diener MK, et al: Efficacy of stapler versus hand−sewn closure after distal pancreatectomy（DISPACT）: a randomised, controlled multicentre trial. Lancet 2011; 377: 1514−1522.

［4］Knaebel HP, et al: Systematic review and meta−analysis of technique for closure of the pancreatic remnant after distal pancreatectomy. Br J Surg 2005; 92: 539−546.

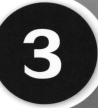

全胰切除术

东京大学大学院医学系研究科外科学肝胆胰外科　**有田淳一**
癌研有明医院消化中心肝胆胰外科　**斋浦明夫**

全胰切除术就是合并胰十二指肠切除和胰体尾切除的手术。若对这两种手术都很熟练,全胰切除应该不太难。下文着重讲述手术的连贯性,具体手术技术请参阅相关章节。手术步骤虽然是按顺序介绍的,但实际手术时,多处是可以相互替换顺序的。最好是根据具体病例,在明确能否切除的几个关键点之后,随机应变地进行手术。

适应证

1 典型的适应证

- 胰腺癌:肿瘤位于胰体部,侵犯脾动脉和胃十二指肠动脉,但未侵及肝总动脉,也无肠系膜上动脉侵犯、肝转移或腹膜种植转移等导致不能切除的因素。这是全胰切除术最典型的适应证。

2 其他适应证

- 预定的手术是胰十二指肠切除或胰体尾切除,但术中残胰断端或胰管断端的冰冻病理学检查提示癌阳性(反复数次追加切除仍阳性)时,应适于行全胰切除术。
- 胰管内乳头状黏液性肿瘤、胰腺神经内分泌肿瘤、肾癌多发性胰腺转移、大肠癌胰腺转移等,胰腺内有多发性肿瘤或肿瘤呈弥漫性分布。这也是全胰切除术的一个适应证。
- 胰腺切除后,若残胰肿瘤复发,也可切除残胰。但是,此处所讲述的全胰切除术只限于第一次切除,不包括残胰切除。

3 不适于行全胰切除的情况

- 从以往的临床经验可知:若能保留胰尾部,即使是少量胰腺实质,术后血糖控制也要比全胰切除容易得多。因此,癌研有明医院尽可能行胰腺次全切除术。

术前检查

- 术前在薄层 CT 上,要确认有无左侧或右侧异位肝动脉以及肠系膜上动脉和腹腔干形成的共干等解剖学变异。另外,同胰十二指肠切除术一样,要注意有无正中弓状韧带压迫综合征等引起的腹腔干狭窄,因为这是术后发生肝衰竭的原因之一。

- 胰腺癌患者因进食不足或消化不良均伴有营养不良。要仔细讨论是否从术前早期就应该给予中心静脉营养或肠内营养。
- 对必须行全胰切除术的胰腺癌患者来说,合并腹膜种植转移、肝转移或腹主动脉旁淋巴结转移的情况很常见。因此,术前要仔细阅读影像学图像,确认有无这些情况。
- 全身麻醉 + 硬膜外麻醉,患者取仰卧位。

手术步骤

1 切口与开腹

2 Kocher 法游离

3 分离显露肠系膜上动静脉,并加以保护

4 清扫肠系膜上动脉右侧

5 切断胃

6 清扫肝十二指肠韧带淋巴结

7 切断肝总管,清扫肝门部

8 清扫空肠系膜,游离胰头部

9 游离胰尾部

10 清扫后腹膜

11 摘除标本

12 重建消化道

13 关腹

手术技术

1 切口与开腹

- 取上腹正中切口,左绕脐,逐层切开进腹(图Ⅱ-3-1)。

手术要点	因肥胖等原因导致术野不良时,应毫不犹豫地加做左侧横切口(图Ⅱ-3-1 中的虚线)。

- 进腹后,常规行 Douglas 窝腹腔洗涤液脱落细胞检查。视诊和触诊全腹腔,确认无肿瘤种植转移后,行术中超声检查,仔细检查有无肝转移以及肿瘤的具体位置。

2 Kocher 法游离

- 同胰十二指肠切除时一样,剪开十二指肠外侧的浆膜,Kocher 法整块游离胰头部和十二指肠。下方分离到十二指肠水平部。
- 电刀切开下腔静脉和左肾静脉前方的纤维组织,充分显露出这两条静脉(图Ⅱ-3-2)。

手术要点	左肾静脉是之后清扫后腹膜时的标志,应尽可能向肛侧分离显露。

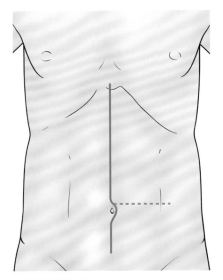

图 Ⅱ-3-1 切口

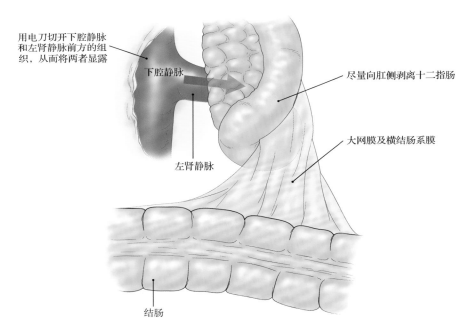

用电刀切开下腔静脉和左肾静脉前方的组织，从而将两者显露

下腔静脉

左肾静脉

尽量向肛侧剥离十二指肠

大网膜及横结肠系膜

结肠

图 Ⅱ-3-2 Kocher 法游离

●癌研有明医院常规在此视野下行腹主动脉旁淋巴结切除活检。

3 分离显露肠系膜上动静脉，并加以保护

■**悬吊肠系膜上静脉（SMV）**

●从右侧开始，用电刀切断大网膜的横结肠附着缘，显露出结肠系膜后叶。

沿着中结肠静脉向中枢侧分离,到达肠系膜上静脉(SMV),在胰腺下缘附近将其悬吊。

● 继续先前的 Kocher 法游离,进一步分离十二指肠水平部与结肠系膜之间的纤维组织,从而显露出 SMV 末梢支的右侧壁。然后,再从刚才的悬吊部位向下分离,就能安全地贯通分离面(图Ⅱ-3-3)。

■显露出 SMV

● 于根部结扎切断胃结肠干(即 Henle 静脉干)。在胰腺下缘,全周性分离显露出中枢侧 SMV。

● 若肠系膜下静脉(IMV)汇入肠系膜上静脉(SMV),于根部结扎切断 IMV(在之后的操作中,会再结扎切断其末梢侧)。在胰颈部和 SMV 之间,从下向上做隧道式分离。

手术要点	多数情况下,粗大的第 1 空肠静脉从 SMV 的后壁至左侧壁汇入,而引流胰头部的许多细小的静脉分支就在第 1 空肠静脉根部附近汇入 SMV。因此,在分离、结扎、切断这些细小静脉分支时要特别小心,不能撕裂。

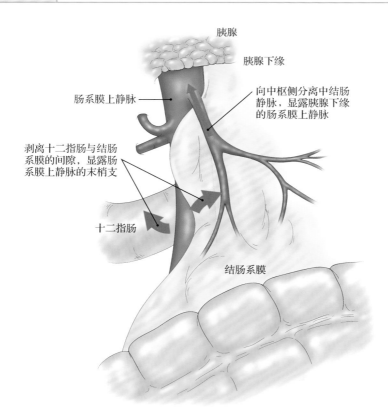

胰腺

胰腺下缘

肠系膜上静脉

向中枢侧分离中结肠静脉,显露胰腺下缘的肠系膜上静脉

剥离十二指肠与结肠系膜的间隙,显露肠系膜上静脉的末梢支

十二指肠

结肠系膜

图Ⅱ-3-3 分离显露肠系膜上静脉

4 清扫肠系膜上动脉右侧

- 向右侧牵开 SMV,清扫 SMA 周围。对无浸润性的 IPMN 等没有必要清扫淋巴结的病变,此步省略。
- 结合肿瘤的位置及浸润程度,合理地施行神经丛切除 + 淋巴结清扫。结扎切断胰十二指肠下动脉和第 1 空肠动脉。
- 在胰腺下缘,将胰体向前上方牵开,在 SMA 右侧一直清扫到其根部。

5 切断胃

- 全胰切除时,由于切断了多支引流胃的静脉,因此只能保留次全胃。在距幽门 4cm 的胃窦部切断胃(图 II-3-4)。

6 清扫肝十二指肠韧带淋巴结

■悬吊肝动脉和肝总管

- 将胆囊从胆囊床上分离。接着,在胆管的后方分离显露出肝右动脉并悬吊。于肝十二指肠韧带左缘顺次分离显露出肝固有动脉、肝左动脉和肝右动脉,逐一悬吊。继续分离肝右动脉周围,使其左、右两侧相贯通,走行在其前方的就是肝总管,将其悬吊(图 II-3-5)。
- 进一步,于胰腺上缘分离出 No.8a 淋巴结,显露出其后方的肝总动脉并悬吊。之后,向末梢侧追踪分离,显露出肝固有动脉和胃十二指肠动脉。

■结扎切断胃十二指肠动脉,清扫其周围

- 于根部结扎切断胃十二指肠动脉。向左侧清扫肝总动脉周围至腹腔干,继续向左分离,显露出脾动脉根部,并将其结扎、切断。

手术要点	胰背动脉多发自脾动脉根部,应将其清楚地分离出来,并可靠地结扎、切断。

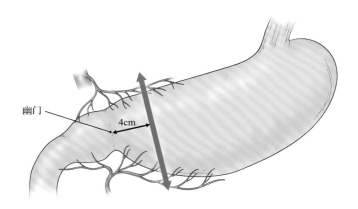

图 II-3-4 切断胃

与保留次全胃的胰十二指肠切除一样,在距幽门约 4cm 的胃窦部,用直线切割闭合器切断胃

幽门

4cm

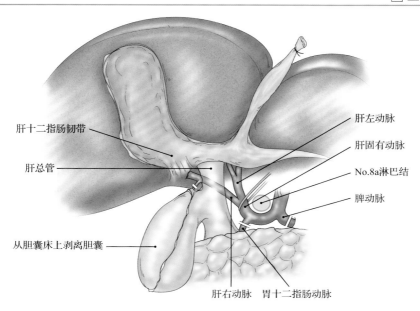

肝十二指肠韧带

肝总管

从胆囊床上剥离胆囊

肝左动脉

肝固有动脉

No.8a淋巴结

脾动脉

肝右动脉　胃十二指肠动脉

图Ⅱ-3-5 清扫肝十二指肠韧带

7 切断肝总管,清扫肝门部

● 于肝右动脉正上方切断肝总管(图Ⅱ-3-6)。将十二指肠侧胆管断端牵向下方,展开肝门部视野,完全骨骼化肝十二指肠韧带。

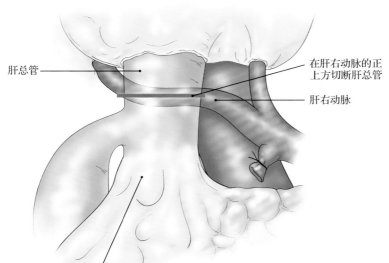

肝总管

在肝右动脉的正上方切断肝总管

肝右动脉

将十二指肠侧胆管断端牵向下方,展开术野,彻底清扫肝十二指肠韧带

图Ⅱ-3-6 切断肝总管

肝侧胆管断端送冰冻病理学检查

8 清扫空肠系膜, 游离胰头部

- 距 Treitz 韧带 15cm 处切断空肠。
- 若是胰腺癌病例, 为了完全清扫 No.14d 淋巴结, 必须将空肠系膜起始部置于切除侧。沿着正好保留第 2 或第 3 空肠动脉的切线, 一直分离到肠系膜上动脉 (SMA)(图 Ⅱ-3-7)。
- 将近侧空肠断端从肠系膜上动静脉后方穿过, 牵向右侧, 清扫残留的胰头神经丛第 Ⅰ 部和第 Ⅱ 部, 向上方整块清扫 No.14p 和 No.8p 淋巴结。
- 进一步紧贴血管壁, 从上、下两端分离肠系膜上静脉与胰头之间的纤维组织。

手术注意 事项	分离到达肠系膜上动脉附近时, 要注意不得过度用力牵引空肠断端。一旦撕裂空肠系膜的细小血管, 修补起来很困难。

9 游离胰尾部

- 剪开降结肠外侧的浆膜, 从左肾外侧开始徒手分离至左肾后方, 充分游离左肾。这样, 之后在胰尾部和脾周围操作时就有了良好的视野 (图 Ⅱ-3-8)。
- 根据胰尾病变的进展程度, 决定切断线 (请参阅胰体尾切除术)。

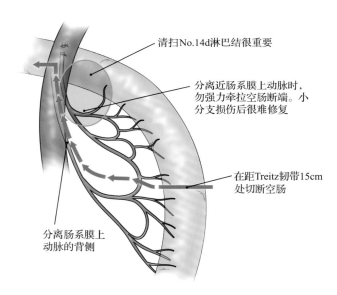

清扫No.14d淋巴结很重要

分离近肠系膜上动脉时, 勿强力牵拉空肠断端。小分支损伤后很难修复

在距Treitz韧带15cm处切断空肠

分离肠系膜上动脉的背侧

图 Ⅱ-3-7 **切断空肠**

为了完全清扫第 1 空肠根部周围, 要沿着靠近第 2 空肠动脉的切线向上分离至肠系膜上动脉, 但要保留第 2 空肠动脉。也可向左上方牵开近侧空肠断端, 从而在肠系膜上动脉的左侧看清先前结扎切断的第 1 空肠动脉

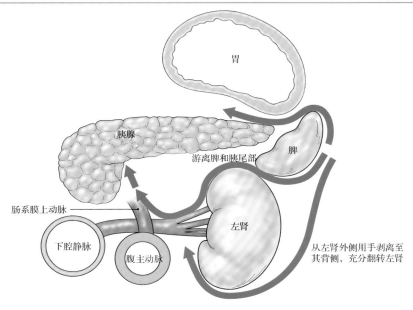

图 Ⅱ-3-8 游离胰尾部和脾

10 清扫后腹膜

■清扫 No.9 淋巴结和肠系膜上动脉周围

● 在腹腔干的左侧,从脾动脉中枢侧断端开始,向其后方分离,完全清扫 No.9 淋巴结的左侧。在此过程中,结扎切断左肾上腺动脉。

● 分离方向转向前下方,完全清扫肠系膜上动脉周围(图Ⅱ-3-9)。

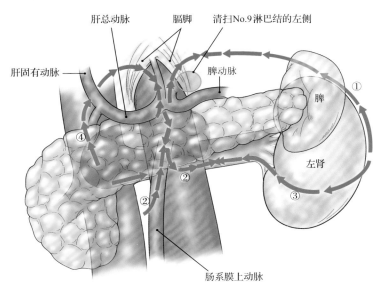

图 Ⅱ-3-9 清扫后腹膜

①~④为手术步骤

■清扫左肾和左肾上腺周围组织

- 沿着 Toldt 融合筋膜分离，显露出左肾 Gerota 筋膜。切开 Gerota 筋膜，显露出左肾包膜。沿着这个层面分离，与先前分离左肾静脉前方的层面相贯通。分离显露出在此层面稍后方走行的左肾动脉，悬吊并加以保护。然后转向上方分离，清扫后腹膜组织。
- 在出现肠系膜下静脉的位置将其结扎切断。于根部结扎切断左肾上腺静脉，将左肾上腺置于切除侧。

11 摘除标本

- 结扎切断胃短血管，游离脾上极。
- 分离切断残余的后腹膜组织，标本就只与脾静脉相连了。
- 切断脾静脉，切除步骤完成。
- 必须合并切除一段门静脉时（图Ⅱ-3-10），则在标本摘除前一步完成（图Ⅱ-3-11）。

12 重建消化道

- 在癌研有明医院，全胰切除后消化道重建的基本方式是改良 Child 法，即 Billroth Ⅱ法 + Braun 侧侧吻合。胆管 - 空肠吻合时，根据管径的粗细，选用 5-0 或 6-0 的单丝可吸收线，从后壁开始，全层单层间断缝合。
- 后壁缝合完成后，于肝内胆管留置直径为 2mm 或 3mm 的长 RTBD（逆行性经肝胆道引流，retrograde transhepatic biliary drainage）引流管，并以后壁中点缝线的尾线将其固定。

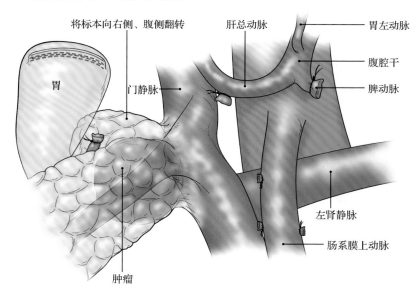

将标本向右侧、腹侧翻转　肝总动脉　胃左动脉
胃　门静脉　腹腔干　脾动脉
左肾静脉　肠系膜上动脉　肿瘤

图Ⅱ-3-10 合并切除一段门静脉

切断门静脉时，应将标本放回左侧

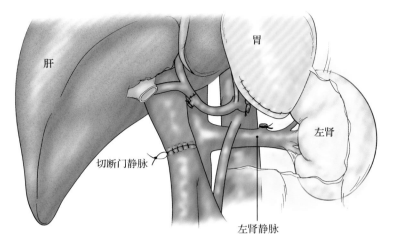

图Ⅱ-3-11 **标本摘除后**

合并门静脉切除时,最好与摘除标本同时进行,在此之前先将胰腺、后腹膜组织全部分离好。不要勉强对门静脉做楔状切除,整段切除＋端端吻合很简单,而且也很少产生变形

- 全层单层连续缝合胆管－空肠吻合口前壁。在距胆管－空肠吻合口以远40cm、结肠前方,以 ECHELON™ 行胃后壁－空肠端侧吻合。接着,在输入袢和输出袢之间追加 Braun 侧侧吻合。
- 在胃－空肠吻合口稍下方,于输入袢插入空肠营养管,通过 Braun 侧侧吻合口,插至距其40cm的输出袢空肠(图Ⅱ-3-12)。

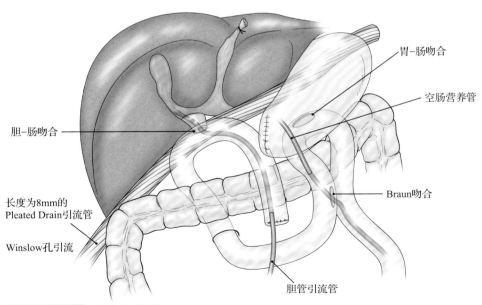

图Ⅱ-3-12 **重建消化道**

引流管头端要置于左膈下

13 关腹

- ●温蒸馏水浸泡腹腔后,大量温盐水冲洗腹腔,吸引干净,创面彻底止血。单层缝合关闭正中切口,双层缝合关闭横行切口。
- ●于左膈下留置 1 根直径 8mm 的 Pleated Drain® 软引流管,经 Winslow 孔,于右侧腹壁引出体外,妥善固定。
- ● Witzel 式缝合包埋胆管引流管和空肠营养管。穿出腹壁时,将肠管戳孔处的浆膜固定在腹膜上。
- ● 4-0 单丝可吸收线间断、皮内缝合关闭切口,切口表面贴医用胶布减轻张力(图Ⅱ-3-13)。

术后处理

- ●因为不会出现胰十二指肠切除术或胰体尾切除术后经常发生的、令人烦恼的胰漏,全胰切除后的术后处理反而容易得多[1]。
- ●因为患者术后丧失了胰腺内分泌功能,所以必须应用胰岛素。但是,与保留胰腺的术式不同,全胰切除术后的血糖可忽高忽低。临床上,经常能遇到这样的病例。但是,随着各种中／长效胰岛素制剂的开发以及对患者的教育,我们几乎没有遇到过以前所说的致死性低血糖的情况[2]。
- ●因为患者术后丧失了胰腺外分泌功能,因此患者可出现腹泻和腹胀。但近年来,随着各种容易消化和吸收的肠内营养制剂和高效胰酶制剂的面世,总的来说,这些不良症状都有所改善。

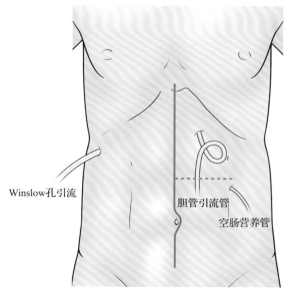

Winslow孔引流

胆管引流管

空肠营养管

图Ⅱ-3-13 放置引流管

参考文献

[1] Wilson GC, et al: Long-term outcomes after total pancreatectomy and islet cell autotransplantation: is it a durable operation? Ann Surg 2014; 260: 659-65; discussion 665-667.

[2] Crippa S, et al: Total pancreatectomy: indications, different timing, and perioperative and long-term outcomes. Surgery 2011; 149: 79-86.

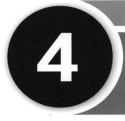

4 胰腺中段切除术

东京大学大学院医学系研究科外科学肝胆胰外科　**有田淳一**
癌研有明医院消化中心肝胆胰外科　**斋浦明夫**

　　胰腺中段切除术又称胰腺节段性切除术,但在日本第6版的《胰腺癌处理规约》中,只使用了前者。胰腺中段切除术的优点是残留了较多的胰腺实质,因而保留了良好的胰腺内分泌和外分泌功能[1]。但是,另一方面,胰腺中段切除术会造成2个胰腺断面,合并胰漏的风险会成倍地增加,这是其缺点。虽然适于行胰腺中段切除术的病例极少,但从手术技术的层面来讲,若熟练掌握了胰十二指肠切除术,胰腺中段切除术并不太难。后文所讲述的手术技术多处可以相互更换操作顺序,在明确判断能否切除的几个关键点之后,请根据具体情况,随机应变地进行手术。

适应证

- 行胰腺中段切除术时,由于既要保留胰头血供,又要保留胰尾血供,因此不可能彻底清扫淋巴结。所以一般情况下,此术式不适于胰腺癌患者。
- 此术式的适应证是良性病变或无须淋巴结清扫的交界性恶性肿瘤,而且也只是其中的一部分,即位于胰头或胰体深部实质内的肿瘤。
- 肿瘤位于胰尾时,应行胰尾切除或保留脾的胰尾切除,这样不仅可以保留足够的胰腺实质,而且手术操作简单,因此不应勉强选择胰腺中段切除术。

术前检查

- 术前应行薄层 CT、MRI、超声内镜（EUS）等检查,准确把握病变的边界。特别是肿瘤位于胰头时,事先要设定好肿瘤切除后胰头侧断面的位置,并考虑此术式能否做到切缘肿瘤阴性。
- 由于适于此术式的病变是无浸润倾向的良性病变或交界性恶性病变,因此几乎不存在因血管变异而不能切除的可能性。但是,术前还是要在 CT 图像上明确胰背动脉和肠系膜下静脉的走行,因为术中有可能要切断这两处血管。
- 若术中损伤了应该保留的血管,或者术中探查结果提示不适于行胰腺中段切除,要变更为胰十二指肠切除术或胰体尾切除术。术前应将这种可能性向患者和（或）家属交代清楚。
- 麻醉:全身麻醉 + 硬膜外麻醉。手术体位:仰卧位。

手术步骤

1 切开

2 Kocher 法游离

3 分离肝总动脉和脾动脉

4 分离胃十二指肠动脉和门静脉

5 切断胰颈

6 游离胰体

7 切断胰体

8 消化道重建

9 胰管 – 空肠吻合

10 关腹

手术技术

1 切开

- 取中上腹正中切口,逐层切开进腹(图Ⅱ-4-1)。
- 同其他胰腺手术一样,首先探查腹腔,视、触诊整个腹腔,明确有无肿瘤种植转移、肝转移。再探查肿瘤局部,确认有无周围浸润。最后,行术中超声检查。

2 Kocher 法游离

- 为了保证从右侧安全地切断胰腺并保持良好的视野,要行 Kocher 法游离。但与胰腺癌行胰十二指肠切除术或胰体尾切除术不同,此时的游离程度只要能看清胰头后方的胰腺实质即可(图Ⅱ-4-2)。
- 根据具体情况,必要时可行腹主动脉旁淋巴结切除活检。

3 分离肝总动脉和脾动脉

- 在胰腺上缘提起 No.8a 淋巴结,轻轻向上推开,显露其后方的肝总动脉并悬吊,然后向左侧沿着肝总动脉充分分离胰腺上缘(图Ⅱ-4-3)。

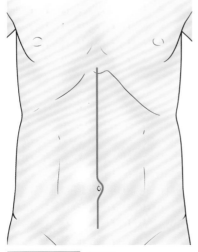

图Ⅱ-4-1 切口
此术式无须行大范围的淋巴结清扫,因此没有必要加做横行切口

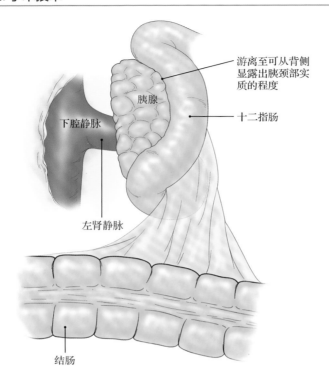

游离至可从背侧
显露出胰颈部实
质的程度

胰腺

十二指肠

下腔静脉

左肾静脉

结肠

图 Ⅱ-4-2 Kocher 法游离

无须大范围游离

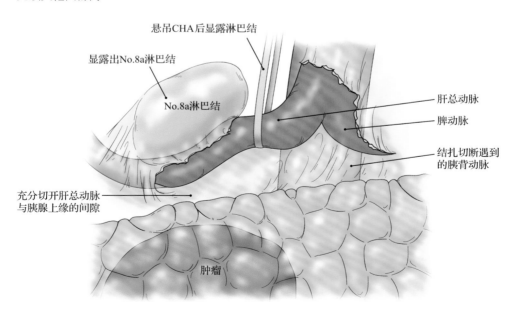

悬吊CHA后显露淋巴结

显露出No.8a淋巴结

No.8a淋巴结

肝总动脉

脾动脉

结扎切断遇到
的胰背动脉

充分切开肝总动脉
与胰腺上缘的间隙

肿瘤

图 Ⅱ-4-3 分离肝总动脉和脾动脉

推开 No.8a 淋巴结, 悬吊肝总动脉

手术要点	在腹腔干、肝总动脉、脾动脉的分叉处附近,有发向胰腺、分布到其后面实质的胰背动脉,而且从此处发出的频率较高。术前应仔细阅读 CT 图像,确认有无胰背动脉及其发出位点,术中做到准确分离,并可靠结扎切断。

4 分离胃十二指肠动脉和门静脉

- 沿着肝总动脉向右侧追踪分离,显露出胃十二指肠动脉和肝固有动脉的分叉处。
- 若胃右动静脉妨碍分离操作,可将其结扎切断。
- 若想尽量靠右侧切断胰腺,应悬吊胃十二指肠动脉,结扎切断胰十二指肠上后动脉(P-SPDA)后,继续朝下方分离,将胰头游离出来。
- 在胃十二指肠动脉根部附近的后方钝性分离,就可显露出胰腺前壁。以血管镊夹住,紧贴血管壁做全周性分离,悬吊。
- 值得注意的是,胃左静脉时常在此处汇入,操作时不要损伤。也可结扎切断胃左静脉。

手术要点	胃十二指肠动脉和胃右动脉鉴别困难时,可提起幽门并向下方牵开,这样发向幽门附近的条索状物就是胃右动脉。或者术者以左手示指插入 Winslow 孔,在幽门上钩住肝十二指肠韧带向右侧牵开,这样示指上方的条索状物就是胃右动脉。

5 切断胰颈

- 行术中超声检查,确定胰腺切断线,并以电刀在胰腺表面做标记(图 II-4-4)。钝性分离胰头,穿过 Kelly 血管钳(即隧道式分离)。
- 为了预防出血,可在预定切断线的左侧,以粗丝线捆扎胰腺实质。保证足够的切缘,切断胰颈。

手术注意事项	残留侧胰腺断面的出血一般都可通过电凝 + 压迫止血。若止血仍不彻底,可以用 5-0 单丝连针线做"8"字缝合止血。

- 目前流行将残留侧断端切成鱼口状,以便于对拢缝合前后两侧的断面。应先在断面上找到主胰管并结扎。切取断端并送术中冰冻病理学检查。

手术要点	残留侧断面出血较多时,可于胰腺上、下缘各缝扎 1 针,或者术者左手握住胰头将其托起,并捏住胰头,轻轻施加压迫。

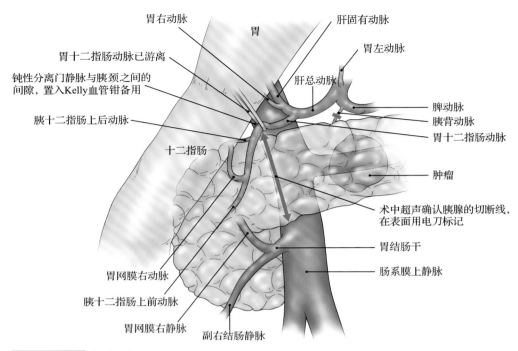

胃右动脉

胃

肝固有动脉

胃十二指肠动脉已游离

肝左动脉

钝性分离门静脉与胰颈之间的
间隙,置入Kelly血管钳备用

肝总动脉

脾动脉

胰背动脉

胰十二指肠上后动脉

胃十二指肠动脉

十二指肠

肿瘤

术中超声确认胰腺的切断线,
在表面用电刀标记

胃结肠干

肠系膜上静脉

胃网膜右动脉

胰十二指肠上前动脉

胃网膜右静脉

副右结肠静脉

图Ⅱ-4-4 切断胰颈

根据肿瘤的具体位置,相应地游离胃十二指肠动脉

6 游离胰体

- 在胰体侧断面上缝合数针牵引线,并将其牵向前上方,钝性分离胰体和脾静脉之间的纤维组织。
- 汇入脾静脉的静脉都非常细小,可结扎后切断,亦可用超声刀融合封闭后切断。
- 为了便于切断后的胰－肠吻合,胰尾侧分离要超过预定切断线2cm左右(图Ⅱ-4-5)。

手术注意 事项	靠近脾切断胰尾时,若分离脾静脉时或之后行胰－肠吻合时视野不良,应毫不犹豫地游离出左肾,在其后面垫入数枚纱垫,托起脾和胰尾,使术野变浅,这样操作更安全、可靠。详细方法请参见"胰体尾切除术"。

7 切断胰体

- 再次行术中超声检查,用电刀标记切断线,注意保证足够的切缘。在预定切断线的后方通过Kelly血管钳托起胰腺,与刚才切断胰头侧一样,切断胰尾侧胰腺(图Ⅱ-4-6)。

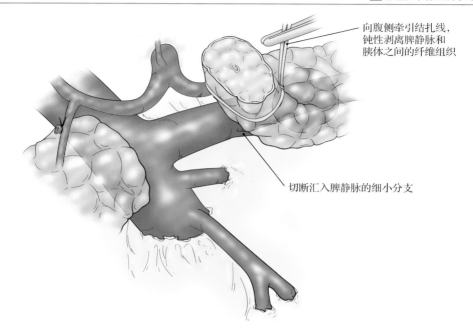

向腹侧牵引结扎线，钝性剥离脾静脉和胰体之间的纤维组织

切断汇入脾静脉的细小分支

图 II-4-5 游离胰体

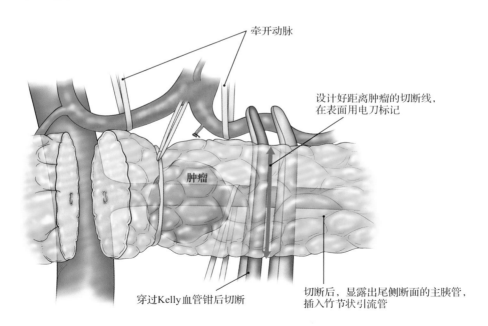

牵开动脉

设计好距离肿瘤的切断线，在表面用电刀标记

肿瘤

穿过Kelly血管钳后切断

切断后，显露出尾侧断面的主胰管，插入竹节状引流管

图 II-4-6 切断胰体

● 在胰尾侧断面上找到主胰管，插入竹节状胰管引流管，确认有胰液流出。摘除标本，切取断面送术中冰冻病理学检查。

8 消化道重建

● 本术式必须行空肠 – 尾侧残胰吻合。

手术要点	理论上,也可行胃 – 残胰吻合。但是,此术式的胰尾侧切断线比通常胰十二指肠切除术的切断线要偏左。实际上,多数情况下甚至很难游离一段能嵌入胃内的残端。因此,即使术前预定行胰 – 胃吻合,也要做好胰 – 空肠吻合的准备。术前谈话中也必须明确谈及这一点。

● 通常以 Roux-en-Y 方式完成胰 – 空肠吻合。经结肠后方上提 Y 空肠袢,胰 – 空肠吻合后,行空肠 – 空肠端侧吻合,完成消化道重建(图Ⅱ-4-7)。

● 因为没有施行广泛的淋巴结清扫,所以不必留置空肠营养管。但是,有时还要根据患者的具体情况加以决定,需要给予肠内营养时,可自 Y 袢盲端插入空肠营养管至远端 40cm 左右处。

9 胰管 – 空肠吻合

● 详细操作见 "胰十二指肠切除术"。概括地讲,应用柿田法,用 6-0 单丝可吸收线间断缝合胰管和空肠黏膜,用 3-0 Prolene® 缝线缝合胰腺实质和空肠浆肌层(图Ⅱ-4-8)。

● 作为长久支撑的胰管引流管经 Y 袢内的盲端引出体外。

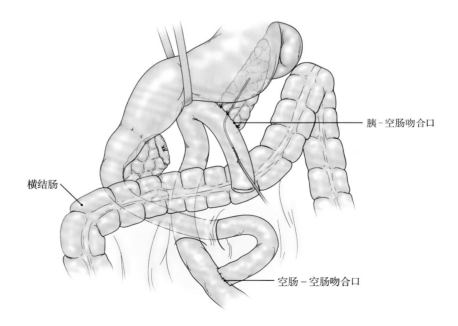

胰-空肠吻合口

横结肠

空肠 – 空肠吻合口

图Ⅱ-4-7 消化道重建

Roux-en-Y 胰 – 空肠吻合。根据患者的具体情况,酌情留置空肠营养管

10 关腹

●冲洗腹腔,彻底止血。单层缝合关闭腹腔。

●在胰头侧断面附近留置 1 根直径 8mm 的 Pleated Drain® 软引流管(图Ⅱ-4-9)。亦可在左肝下方的胃小弯另外留置 1 根引流管,经 Winslow 孔引出体外。

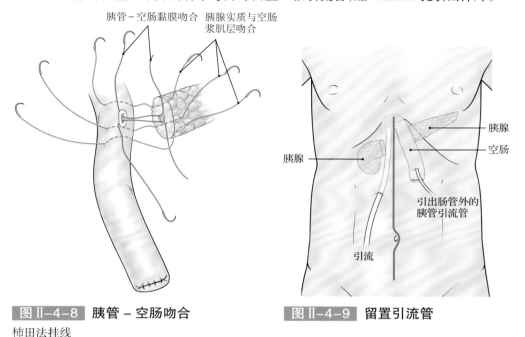

胰管-空肠黏膜吻合　胰腺实质与空肠浆肌层吻合

胰腺

胰腺

空肠

引出肠管外的胰管引流管

引流

图Ⅱ-4-8 胰管 – 空肠吻合
柿田法挂线

图Ⅱ-4-9 留置引流管

术后处理

●由于有 2 个胰腺断端,胰漏的发生率较高[2]。关腹时,要反复检查确认引流管是否处于最佳位置。通畅地引流出漏出的胰液非常重要。

●还要想到胰漏常合并炎症,引起胃排空延迟(DGE)。术后要多次行 X 线检查,包括 X 线透视和摄片。

●另外,由于保留了足够的胰腺实质,血糖控制情况多较好,而且也不用担心术后的长期营养问题。

参考文献

[1] Adham M, et al: Central pancreatectomy: single-center experience of 50 cases. Arch Surg 2008; 143(2): 175-80; discussion 180-181.

[2] Goudard Y, et al: Reappraisal of central pancreatectomy a 12-year single-center experience. JAMA Surg　2014; 149(4): 356-363.

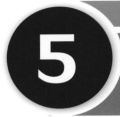

5 胰腺肿瘤剜除术

国际医疗福祉大学医院外科　野吕拓史

　　胰腺肿瘤剜除术,或称胰腺局部切除术,与胰十二指肠切除术等规则性胰腺切除术不同,很难被视为标准术式。术前要根据病变的良恶性、位置、大小、数量,详细讨论是否适于行剜除术。由于保留了胰腺实质,与标准的胰腺规则性切除术相比,其长期效果良好。因此,结合患者的具体情况,对某些肿瘤,这是一个非常有用的手术方式[1-2]。

适应证

　　胰腺肿瘤剜除术针对的是边界清楚、呈膨胀性生长的肿瘤。另外,保留主胰管是其必要条件之一。

● 适于行此手术的基本上都是良性肿瘤,以胰岛素瘤(insulinoma)为代表,还包括胰腺内分泌肿瘤中的 WHO 分类为 Ⅰ 级的肿瘤[3]。

● 虽然适于行剜除术的肿瘤应该与主胰管不相通,两者之间最好有一定的距离,但 2013 年出版的第 1 版《胰腺和消化道神经内分泌肿瘤(NET)诊疗指南》指出:肿瘤相距主胰管超过 3mm 时都可剜除[4]。

● 其他的胰腺囊性肿瘤,如周围型胰管内乳头状黏液性肿瘤(IPMN)等,也适于行合并切除肿瘤周围部分正常胰腺实质的局部切除术。

● 虽然恶性肿瘤基本上不适于行此术式,但对肾透明细胞癌胰腺转移,也有关于对其行规则性切除＋局部剜除的报道。

术前检查

● 术前除了常规检查项目外,还必须行动态增强 CT 和 MRI 检查。

● MRCP 可明确胰管走行。考虑到 pNET 常合并肝转移,还应行 EOB-MRI 检查。

● 术前必须了解清楚肿瘤的大小、位置、与主胰管的距离。

● 还要明确肿瘤与胰腺主要动静脉的位置关系。

● 必须确认肿瘤有无包膜、包膜是否完整、有无浸润周围的胰腺实质。

● 由于肿瘤剜除术需在术中超声引导下一步一步进行,因此,术前最好能用体外超声显示出肿瘤。

● 对某些病例来说,虽然肿瘤适于行剜除术,但多数情况下,由于肿瘤接近主胰管或副胰管,有导致损伤的危险。这时,术前可行内镜下鼻胰管引流(endoscopic nasopancreatic drainage,ENPD)或内镜下逆行性胰管引流(endoscopic retrograde pancreatic drainage,ERPD),在胰管中留置引流管作为术中引导。

手术步骤

1 切开

2 腹腔探查

3 展开术野,游离胰腺

4 切除

5 留置引流管

6 关腹

手术技术

1 切开

● 基本上都取上腹正中切口。

● 因经常会变更术式,也要做好行规则性胰腺切除术的准备。

● 若肿瘤位于胰头,必须变更为胰十二指肠切除术时,可向下延长切开(图Ⅱ-5-1①)。若肿瘤位于胰尾,必须变更为胰体尾切除术时,加做左侧横切口(图Ⅱ-5-1②)。这样就能游刃有余地应对术式的变更。

2 腹腔探查

● 使用肝脏拉钩,展开术野。

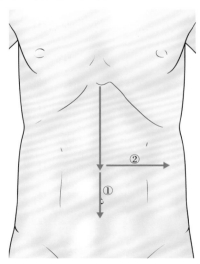

图Ⅱ-5-1 切口
①视野不良的病例,需要行胰十二指肠切除术时;
②当需要行胰体尾切除术,但无法确保视野时,延长切口

- 接下来,探查腹腔。检查腹腔内有无粘连,有无不可切除的影响因素,有无新病灶。必要时可行腹腔洗涤液脱落细胞检查。
- 针对肿瘤的检查。首先通过视、触诊,明确肿瘤的大小、性状、是否突破浆膜、周围淋巴结有无肿大、肿瘤距主胰管的距离、肿瘤和主胰管的位置关系。最后行术中超声再次确认。

3 展开术野,游离胰腺(图Ⅱ-5-2)

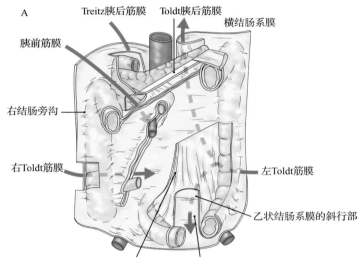

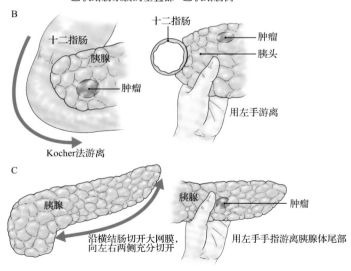

图Ⅱ-5-2 **游离胰腺**

A. 胰周筋膜

B. 肿瘤位于胰头时的游离

C. 肿瘤位于胰尾时的游离

■肿瘤位于胰头时

- Kocher 法整块游离胰头和十二指肠,分离到术者左手可握住胰头的程度即可。然后分离胰前筋膜。

■肿瘤位于胰腺体尾部时

- 必要时可在脾的后方填入纱垫。最好切断脾结肠韧带,游离脾下极。
- 将大网膜自横结肠附着处向左右两侧广泛切开。
- 沿着 Toldt 融合筋膜后方的层面游离胰腺。游离后,术者左手可插入胰腺后面,有利于控制出血。另外,从后面顶起胰腺,可使剜除肿瘤的切面非常清楚。

4 切除(图Ⅱ-5-3)

- 通过超声检查确定切断线,用电刀在胰腺表面做标记。
- 从胰腺后面将肿瘤向前顶起,肿瘤包膜与周围正常胰腺实质的交界部分就张开了。保持这种张开程度,用 Metzenbaum 剪刀进一步向深面分离。
- 分离到肿瘤后方时,很难显露切断线。这时,可在肿瘤表面的胰腺实质或包膜处缝合几针牵引线。

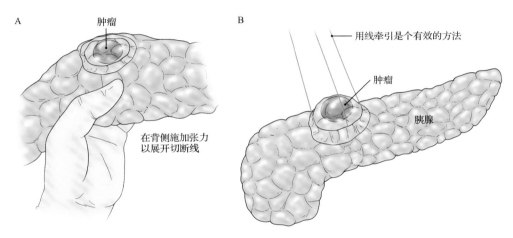

A 肿瘤

在背侧施加张力
以展开切断线

B 用线牵引是个有效的方法

肿瘤

胰腺

图Ⅱ-5-3 张开切断面

A. 从后面顶起,施加张力,张开切断面
B. 提拉牵引线,张开切断面

手术要点	**切面的张开方法** 　　从后面顶起肿瘤,可张开切面。利用缝合的牵引线张开切面,也便于切断和分离。

- 切面上露出细小血管时,可结扎后切断,亦可使用超声刀,封闭融合后切断。
- 出血时,可以用 4-0 或 5-0 Prolene® 缝线 "Z" 字缝合止血。若能将血管分离出来,亦可结扎后切断。此时慎用电凝止血。

手术要点	**止血** 方法包括从后面顶起压迫、局部使用止血海绵、电凝,极细的血管导致的出血可彻底止血。稍粗的血管出血时可缝合止血,进针时要意识到血管与主胰管的关系,不能损伤主胰管。

● 合并切除部分正常胰腺实质时,可用钳尖细小的 Pean 血管钳,逐一钳夹、破碎胰腺实质,然后结扎切断其中残留的条索状结构[5](图Ⅱ-5-4)。

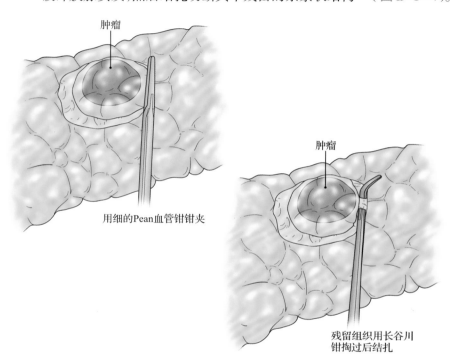

肿瘤

用细的Pean血管钳钳夹

肿瘤

残留组织用长谷川钳掏过后结扎

图Ⅱ-5-4 钳夹压榨法切断胰腺实质

张开钳尖,刺入胰腺实质,突然钳夹压榨一下。也可以用长谷川钳一点点地刺入胰腺,再将其挑起。不能这样操作时,可先压榨,然后挑起残留组织,结扎后切断

● 术中要时刻意识到肿瘤与主胰管的位置关系,而且必须通过术中 B 超确认。
● 肿瘤剜除后,必须明确主胰管有无损伤。对剜除后产生的空隙和缺损,多数情况下间断缝合即可对拢闭锁。但是,这样的缝合有损伤胰头血管弓或胰管的风险,需要掌握熟练的缝合技术[6]。

手术要点	**注意预防血管损伤** 避免脉管损伤是此术式的重点。应灵活应用术中超声作为引导。另外,肿瘤接近主胰管时,术前也可在胰管内插入支架作为引导。

5 留置引流管（图Ⅱ-5-5）

● 在切除位置附近留置 1 根直径 8mm 的 Pleated Drain® 引流管。

6 关腹

● 双层缝合直切口，三层缝合横切口。

腹腔镜下胰腺肿瘤剜除术

自 2012 年腹腔镜下规则性胰腺切除术纳入医疗保险后，日本多家医院都在开展腹腔镜下胰腺手术，但主要是胰体尾切除术。另外，其他国家还开展了腹腔镜下胰腺肿瘤剜除术。有报道，腹腔镜下胰岛素瘤剜除术的临床效果要优于开腹手术[7]。但是，与腹腔镜下胰体尾切除术相比，适于行腹腔镜下剜除术的疾病要少得多。因此，应慎重开展这种手术。

术后处理

● 引流管接负压瓶，持续负压吸引。术后第 1、3、5 日检测引流液的淀粉酶水平。若引流液淀粉酶水平降至血淀粉酶水平的 3 倍以下，可快速拔除引流管。

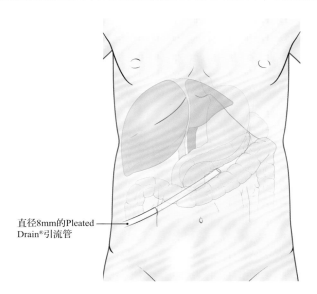

直径8mm的Pleated
Drain®引流管

图Ⅱ-5-5 留置引流管

在手术部位留置直往 8mm 的 Pleated Drain® 引流管

● 有明显胰漏时，要行 CT 检查，确认有无积液、引流管的位置有无变动。

● 引流不通畅时，要在 B 超或 CT 引导下重新穿刺引流，或者在内镜下留置胰管引流管。引流通畅时，等待窦道形成后可拔除引流管。合并感染时，可反复冲洗引流管，逐渐拔出。

参考文献

［1］Hackert T, et al: Enucleation in pancreatic surgery: indications, technique, and outcome compared to standard pancreatic resections. Langenbecks Arch Surg 2011; 396: 1197-1203.

［2］Crippa S, et al: Enucleation of pancreatic neoplasms. Br J Surg 2007; 94: 1254-1259.

［3］Bosman FT, et al: Pathology and genetics tumor of the digestive system（World Health Organization Classification of Tumors）. IARC Press, Lyon, 2010.

［4］膵・消化管神経内分泌腫瘍（NET）診療ガイドライン作成委員会：膵・消化管神経内分泌腫瘍（NET）診療ガイドライン　第1版. 2013.

［5］Koga R, et al: Clamp-crushing pancreas transection in pancreatoduodenectomy. Hepatogastroenterology 2009; 56: 89-93.

［6］Kimura W: Surgical anatomy of the pancreas for limited resection. J Hepatobiliary Pancreat Surg 2000; 7: 473-479.

［7］Sa Cunha A, et al: Laparoscopic versus open approach for solitary insulinoma. Surg Endosc 2007; 21: 103-108.

6 右半肝切除＋尾状叶切除＋肝外胆管切除

癌研有明医院消化中心肝胆胰外科　**高桥祐**

适应证

- 上段胆管癌、Bismuth-Corlette Ⅲa 型肝门部胆管癌、胆囊颈部的原发性肿瘤浸润肝外胆管、部分胆囊管癌都是（扩大）右半肝切除的良好适应证。同时，几乎所有这些情况都需要行尾状叶全切除＋肝外胆管切除＋胆管－空肠吻合。

- Bismuth-Corlette Ⅲa 型肝门部胆管癌时，若肿瘤侵及左内叶胆管（B4）根部，应选择右三肝切除。但是，根据患者肝功能和残肝体积的具体情况，有时只得选择右半肝切除。

- 对肿瘤局限于上段的胆管癌来说，若患者的一般情况或肝功能较差，也可选择肝外胆管切除。

术前检查

■ 明确术前解剖，评估肿瘤的进展程度

- 因胆管癌施行肝切除术之前，必须意识到肝切除后预定残肝断面上胆管断端是何种形态，即残肝断面上有几个胆管开口。因此，术前必须在影像学图像上明确各支胆管的汇合形态。

- 左侧胆管通常先由左外叶上段支（B2）和左外叶下段支（B3）汇合成左外叶胆管，然后再与左内叶胆管（B4）汇合，形成左肝管。但是，左侧胆管的汇合形态也因人而异：有的是 B2、B3、B4 同时汇合至一处；有的是 B3 和 B4 先汇合，然后在肝门处才与 B2 汇合[1]。另外，虽然罕见，但也有 B3 胆管走行在门静脉矢状部前方的情况，即所谓的"南绕型（infraportal type）"变异[2]。

- 术前必须清楚：①对肝脏右侧的动脉血供来说，肝右动脉是否是来源于肠系膜上动脉的替代动脉；②对肝脏左侧的动脉血供来说，肝中动脉是发自肝右动脉，还是发自肝左动脉；肝中动脉是否走行在门静脉矢状部的后方而入肝的。

- 一般认为，若肿瘤侵犯肝中动脉，将其一并切除也没有太大问题[3]。

■ 肝功能和残肝体积的评估

- 术前合并梗阻性黄疸时，对胆管癌预定行肝切除的患者来说，术前必须行胆道引流——减黄。近年来推崇只引流预定残肝。总之，预定行右半肝

切除时,必须引流左侧胆道系统。原则上行内镜下鼻胆管引流(ENBD)。

●术前减黄至总胆红素浓度为 34.2μmol/L(2.0mg/dl)以下。

●只要门静脉右支没有被肿瘤侵犯而闭塞,右半肝或右三肝切除就属于大量肝切除术,切除的功能性肝体积超过 60%。因此,为了预防术后肝衰竭,术前必须严格地评估肝功能,准确计算残肝体积。

●癌研有明医院以 ICG 清除率和 ^{99m}Tc-GSA 核素扫描来评估肝功能。应用图像分析软件 VINCENT® 计算残肝体积,并在 3D 图像上设定切肝线,模拟肝切除。

●按照幕内标准[4-5]和名古屋标准[6-7]决定有无右半肝切除的适应证。但实际上,在施行了右半肝或右三肝切除的病例中,几乎所有病例在术前都施行了门静脉分支栓塞术(PVE),以期左半肝代偿性增生肥大。

■麻醉和体位

●与常规肝切除术一样,需要行全身麻醉。手术体位:仰卧位,右上肢外展。

手术步骤

1 切开

2 游离十二指肠,切除肝外胆管

3 清扫肝十二指肠韧带,处理肝门部

4 游离右半肝和尾状叶

5 切肝,切断胆管

6 胆管 – 空肠吻合

7 止血,留置引流管,关腹

手术技术

1 切开

●取上腹反"L"形切口,正中切开至脐上两横指,做右侧横行切口。

●首先做上腹正中切口,逐层切开进腹(图Ⅱ-6-1 ①),视触诊探查腹腔,确认无肝转移、腹膜种植等导致不可切除的因素外,加做右侧横行切口(图Ⅱ-6-1 ②)。

●横行切口要达右侧腋中线,注意切口要足够大,这样才能获得良好的视野。一般情况下无须开胸。

●进腹后,行术中超声检查,确认有无肝内转移。

2 游离十二指肠,切除肝外胆管

■游离十二指肠,分离显露胆总管

●Kocher 法整块游离胰头和十二指肠。充分显露出下腔静脉后,分离显露出左肾静脉至肠系膜上动脉根部。进一步,以甲状腺拉钩将肝十二指肠韧带向前方牵开,切开 Winslow 孔下缘至右膈脚前面的腹膜,以右膈脚作为淋巴结清扫的大致目标。

●行腹主动脉旁 No.16b1 淋巴结切除活检,送术中冰冻病理学检查。

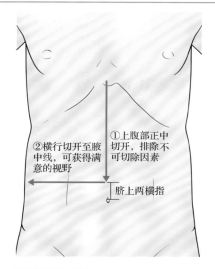

①上腹部正中切开，排除不可切除因素

②横行切开至腋中线，可获得满意的视野

脐上两横指

图Ⅱ-6-1 切口

● 若 No.16b1 淋巴结有肿瘤转移，要结合患者的年龄、全身状态、肝功能情况，权衡预定手术的创伤程度与可预见的预后，决定是否合并腹主动脉旁淋巴结清扫或放弃手术。

● 清扫胰头后方的 No.13 淋巴结。

● 助手将十二指肠球部牵向前下方（足侧和腹侧），仔细结扎切断十二指肠上缘处细小的血管（图Ⅱ-6-2）。

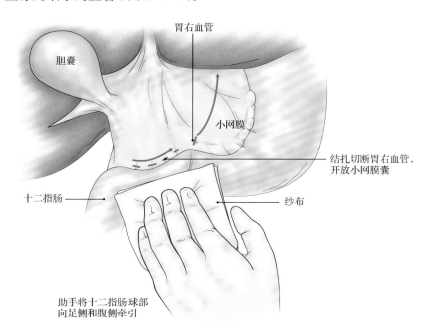

胃右血管

胆囊

小网膜

结扎切断胃右血管，开放小网膜囊

十二指肠

纱布

助手将十二指肠球部向足侧和腹侧牵引

图Ⅱ-6-2 分离十二指肠上缘，结扎切断胃右动静脉

●结扎切断胃右动静脉,开放小网膜囊。确认走行在胃右动静脉正下方的
胃十二指肠动脉。

<table>
<tr><td>手术要点</td><td>

●将胃十二指肠动脉从胰腺实质中分离出来,并悬吊。
●仔细分离胃十二指肠动脉周围的神经丛和纤维组织,显露出其后方的胰腺实质(图Ⅱ-6-3)。
●此处分离操作的要点是:可根据从胰体向右延续的胰腺实质来识别包含着胰头后淋巴结的脂肪组织,但是,千万不要切入胰腺实质,以免损伤胰头后血管弓。
●不能于根部保留胰十二指肠上后动脉(P-SPDA)时,可将其结扎切断(图Ⅱ-6-3)。

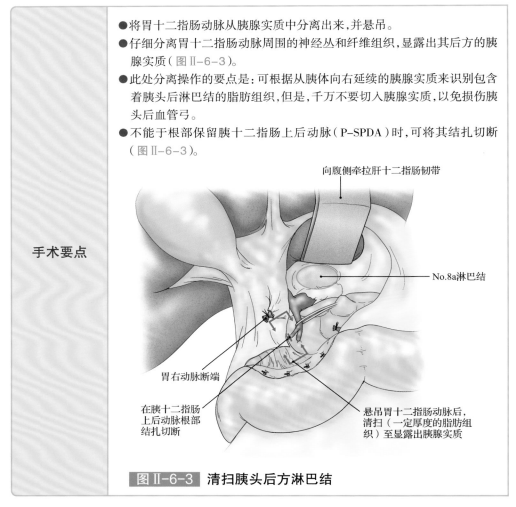

向腹侧牵拉肝十二指肠韧带

No.8a淋巴结

胃右动脉断端

在胰十二指肠上后动脉根部结扎切断

悬吊胃十二指肠动脉后,清扫(一定厚度的脂肪组织)至显露出胰腺实质

图Ⅱ-6-3 清扫胰头后方淋巴结

</td></tr>
</table>

●紧贴胰腺表面,向右侧清扫,显露出胰腺实质。接着,向后下方清扫,就显露出胆总管,并将其悬吊。
●对怀疑有胆道黏膜表层扩展的胆管癌(乳头型或结节型),必须分离到胰腺段胆总管。
●这时,要结扎切断走行在胆总管前面的胰十二指肠上后动脉(P-SPDA)。
●胆总管与胰腺实质之间也有许多细小血管,分离时应仔细操作,逐一结扎切断,避免出血。

■切除肝外胆管(图Ⅱ-6-4)
●将胆总管分离到预定切断处以后,嘱麻醉师拔去鼻胆管,上端以哈巴狗血

管夹夹住，结扎切断十二指肠侧。切取胆管断端送术中冰冻病理学检查。

●自上端胆管断端插入 6Fr 导管，行术中胆汁引流。这时，为了预防术后感染和肿瘤种植，尽可能不要让胆汁污染术野。

●以悬吊的胃十二指肠动脉为目标，向左侧切开胰腺上缘的腹膜。将肝总动脉（CHA）前上方的 No.8a 淋巴结推向上方，显露出肝总动脉，并悬吊。

●这时，一般可保留肝总动脉周围神经丛，但应从胃十二指肠动脉与肝固有动脉分叉处开始，清扫末梢侧动脉周围神经丛。

●将清扫的 No.8a 淋巴结推向左后方，继续向左清扫腹腔干周围淋巴结至 No.9 淋巴结的右侧，清扫肝总动脉后面的 No.8p 淋巴结，使其连在一起，整块清扫。之后，在胰腺上缘、肝固有动脉的后方分离显露出门静脉主干，并悬吊。

●同 Kocher 法游离时一样，将十二指肠牵向左上方，从下向上清扫胰头后 No.13 淋巴结至肠系膜上动脉周围的 No.14 淋巴结，使其与之前清扫的 No.9 和 No.8p 淋巴结连成一片。

3 清扫肝十二指肠韧带，处理肝门部

■**清扫肝十二指肠韧带**

●接着，转向清扫肝十二指肠韧带内的 No.12 淋巴结。

●右半肝切除时，要在肝十二指肠韧带中分离显露出肝左动脉、肝中动脉，并加以保护。将其余的组织，包括淋巴结、纤维组织和神经丛，以胆管为中心整块切除。如 图Ⅱ-6-5A 所示，尽量远离肿瘤（靠左侧），沿肝固有

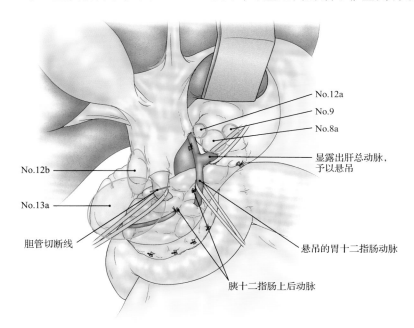

No.12a

No.9

No.8a

显露出肝总动脉，予以悬吊

No.12b

No.13a

胆管切断线

悬吊的胃十二指肠动脉

胰十二指肠上后动脉

图Ⅱ-6-4 切断下段胆总管

动脉 – 肝左动脉纵行剖开肝十二指肠韧带,然后向左、右两侧分离,即所谓的"观音门"式切开清扫。然后,将从肝固有动脉、肝左动脉和门静脉主干左侧清扫下来的淋巴结和纤维结缔组织,从门静脉主干后面绕过,牵向右侧,与胆管及其周围组织连成一片(图Ⅱ-6-5B)。

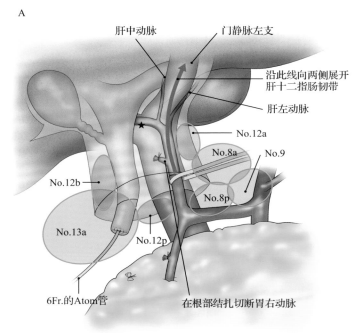

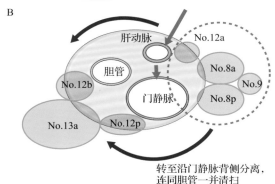

图Ⅱ-6-5 清扫肝十二指肠韧带

★—肝右动脉

- 纵行剪开肝固有动脉正上方的浆膜直至门静脉矢状部根部。轻轻提起肝固有动脉的吊带,紧贴动脉外膜,向末梢侧追踪分离。分别显露出肝左动脉和肝中动脉,并分别悬吊,继续向末梢侧追踪分离,直至各自入肝处。
- 途中显露出胃右动脉根部,将其结扎切断(图Ⅱ-6-5A)。另外,确认肝右动脉分叉处后,悬吊肝右动脉。

手术要点	多数情况下,肝右动脉(图Ⅱ-6-5A ★)走行在肝总管的后方,很靠近肿瘤。因此,没有必要向末梢侧分离肝右动脉,以免过度靠近肿瘤。

■处理肝门部

- 同样地,纵行剪开肝固有动脉 – 肝左动脉后面与门静脉前面之间的纤维组织,提起门静脉,紧贴血管壁向肝门方向清扫。这时,一边注意不要损伤应该保留的肝左动脉、肝中动脉,一边以电刀或 Metzenbaum 剪紧贴动脉外膜分离。此时为了防止动脉痉挛,癌研有明医院通常会在动脉上撒布适量的盐酸罂粟碱(papaverine)。
- 追踪分离肝左动脉和肝中动脉至其入肝处,结扎切断肝右动脉。
- 将保留的肝中动脉和肝左动脉轻轻牵向左上方,分离显露出门静脉左支前壁。
- 向右侧分离显露出门静脉右支的根部(图Ⅱ-6-6)。在分离显露左、右分支时,要注意处理尾状叶的门静脉分支,然后分别悬吊门静脉左支和门静脉右支。在左右门静脉分叉处的后上方和门静脉左支的后方,有数支发向左侧尾状叶的门静脉分支,应仔细分离,逐支结扎切断(图Ⅱ-6-6)。
- 另外,矢状部根部的左外侧有静脉韧带(Arantius 管)中枢端附着。虽然在某些病例中很难理清其解剖学位置关系,但切断静脉韧带(Arantius 管)后,胆管就可远离门静脉左支。这样,在切断胆管时,就可预防门静脉被卷入其中。

手术要点	一旦切断静脉韧带(Arantius 管)中枢端,门静脉左支的活动度就增加了,这样就可避免在切断胆管时损伤门静脉左支。也有不能识别这个结构的情况,这时最好在门静脉矢状部根部的左侧分离显露出左外叶上段支(P2)分叉处,然后完全游离出 P2 近端的中枢侧门静脉左支。

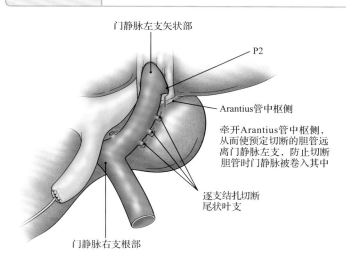

门静脉左支矢状部

P2

Arantius管中枢侧

牵开Arantius管中枢侧,从而使预定切断的胆管远离门静脉左支,防止切断胆管时门静脉被卷入其中

逐支结扎切断尾状叶支

门静脉右支根部

图Ⅱ-6-6 结扎切断尾状叶的门静脉分支和静脉韧带(Arantius 管)(图中未显示肝动脉)

●与肝右动脉一样,门静脉右支根部也靠近肿瘤。为了妥善处理门静脉右支断端,有时要向末梢侧分离出一段血管,但这样就有可能显露出肿瘤。若是这样,应毫不犹豫地合并切除门静脉分叉处。若能分离出一段足够长的门静脉右支,将其结扎后切断即可。

手术要点

●右半肝切除时,多数患者在术前已行门静脉分支栓塞术(PVE)。术前必须在最近一次的 CT 图像上确认门静脉右支根部有无延伸形成的血栓。
●血栓或栓塞物一直延伸到门静脉右支根部时,若像通常那样结扎后切断,可导致血栓残留,这也是术后门静脉血栓形成的原因。
●哪怕只是稍微不确定,就不要采取单纯结扎法。应该以血管钳阻断门静脉主干和左支,在门静脉右支根部偏末梢侧将其切断,确认其腔内有无血栓。
●然后以 5-0 Prolene® 缝线横行连续缝合,闭锁中枢侧断端(图Ⅱ-6-7)。

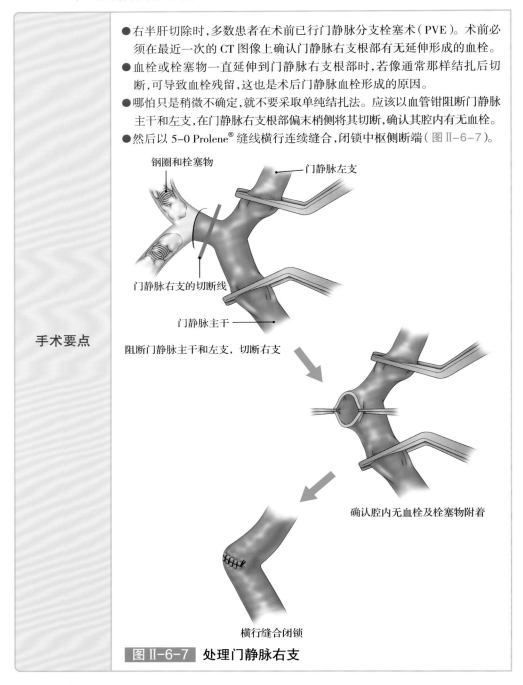

钢圈和栓塞物

门静脉左支

门静脉右支的切断线

门静脉主干

阻断门静脉主干和左支,切断右支

确认腔内无血栓及栓塞物附着

横行缝合闭锁

图Ⅱ-6-7 处理门静脉右支

4 游离右半肝和尾状叶

■游离右半肝和右侧肾上腺

- 朝下方牵引肝圆韧带,然后紧贴肝表面,用电刀切断肝镰状韧带,直至下腔静脉前壁。钝性分离肝右静脉和肝中静脉的下腔静脉汇入处。
- 接着,从下方开始,用电刀切断肝肾间膜和右三角韧带,分离到可看见右侧肾上腺的程度。然后以 Metzenbaum 剪刀仔细分离右侧肾上腺内侧与下腔静脉之间的纤维组织,穿过 Kelly 血管钳。
- 带过 2-0 丝线,预做一外科结,留作牵引。这样无论何时肾上腺有出血,收紧线结即可止血。
- 再次从肾上腺与下腔静脉之间穿过 Kelly 血管钳,向外侧牵开带线。靠近肝表面,用电刀慢慢切开肾上腺与肝脏的粘连融合(图Ⅱ-6-8)。

手术注意 事项	若肾上腺有出血,靠近肾上腺侧,收紧 2-0 的带线,将其结扎即可。

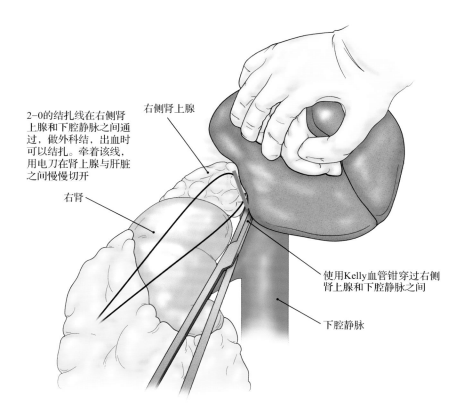

2-0的结扎线在右侧肾上腺和下腔静脉之间通过,做成外科结,出血时可以结扎。牵着该线,用电刀在肾上腺与肝脏之间慢慢切开

右侧肾上腺

右肾

使用Kelly血管钳穿过右侧肾上腺和下腔静脉之间

下腔静脉

图Ⅱ-6-8 游离右侧肾上腺

● 合并尾状叶全切除时，要分离切断所有的肝短静脉，将尾状叶从下腔静脉
上游离出来。基本上是以右侧途径游离尾状叶。

手术要点	右半肝切除时，患者在术前大多已施行门静脉分支栓塞术（PVE），左外叶和尾状叶都有增生肥大。在不游离左外叶的情况下，从左侧游离尾状叶的视野特别差，操作也非常困难。而且，左外叶是预定保留的，游离和翻动可给左外叶带来额外的负担。再者，为了保证术后左外叶有充足的动脉血供，尽量不要去游离左外叶，以免切断来自膈肌的侧支循环（图Ⅱ-6-9）。

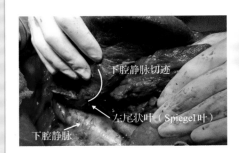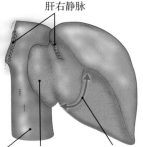

图Ⅱ-6-9 尾状叶游离结束后的术中照片和示意图

■游离尾状叶

● 剥离了右侧肾上腺之后，就在此视野下，从右侧开始游离尾状叶。

● 从右下方开始处理肝短静脉。直径 1mm 左右的细小静脉可以用超声刀等处理，但直径 2mm 左右、中等粗细的肝短静脉必须结扎后切断（图Ⅱ-6-10）。

● 对较粗大的、直径 3~5mm 的肝短静脉，先结扎肝脏侧，下腔静脉侧上血管钳，切断后，下腔静脉侧的断端以 4-0 Prolene® 缝线缝扎或连续缝合闭锁。

手术要点	根据体型，有时视野很深，只有术者一人能够看清术野。因此，从带线到结扎、切断等操作不得不由术者一人完成。下腔静脉出血可导致术中大出血，因此，处理肝短静脉是慎之又慎的一段操作。

● 继续向上分离，结扎切断下腔静脉韧带（图Ⅱ-6-10），确认肝右静脉汇入处下方的下腔静脉。自肝右、肝中静脉凹陷插入 Kelly 血管钳，朝右下方穿过，悬吊肝右静脉。

● 于肝右静脉根部上血管钳后切断，两侧断端以 4-0 Prolene® 缝线连续缝合闭锁，或者以内镜下的血管切割闭合器（Endo-vascular GIA）闭锁后切断。

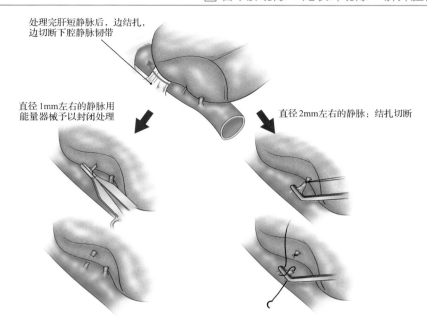

处理完肝短静脉后，边结扎，边切断下腔静脉韧带

直径1mm左右的静脉用能量器械予以封闭处理

直径2mm左右的静脉：结扎切断

图 Ⅱ-6-10 **处理肝短静脉**

手术要点

术者一般是左手持镊夹住下腔静脉并向右侧牵开，右手负责分离操作。但对术野很深、右肝较大的病例，尾状叶有可能包裹着下腔静脉，这时就很难保证有清晰的术野。遇到这种情况时，术者干脆以左手捏住下腔静脉，并朝右侧扭转，就可显露视野，并确实可靠地处理肝短静脉（图Ⅱ-6-11）。

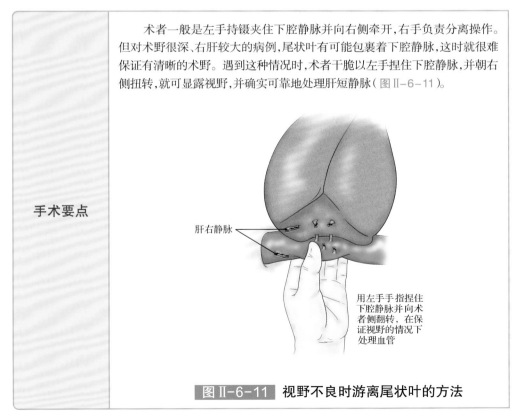

肝右静脉

用左手手指捏住下腔静脉并向术者侧翻转，在保证视野的情况下处理血管

图 Ⅱ-6-11 **视野不良时游离尾状叶的方法**

● 继续分离下腔静脉至其左侧,直至切断左侧下腔静脉韧带后,尾状叶就完全游离了。最后,在这个视野下,于肝左静脉的根部附近切断静脉韧带(Arantius 管)的末梢端。

手术要点

这时,术者用左手第 3~5 指将尾状叶向右侧翻转,示指将条索状的静脉韧带(Arantius 管)的向右侧钩起,并引导着通过血管钳,这是一个安全的方法(图Ⅱ-6-12)。

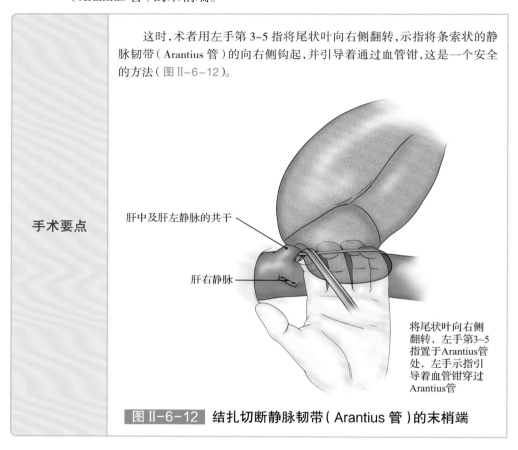

肝中及肝左静脉的共干

肝右静脉

将尾状叶向右侧翻转,左手第3~5指置于Arantius管处,左手示指引导着血管钳穿过Arantius管

图Ⅱ-6-12 结扎切断静脉韧带(Arantius 管)的末梢端

5 切肝,切断胆管

■切肝

● 因为已经处理了肝门部,肝表面会出现沿着 Cantlie 线的缺血线,并用电刀标记(图Ⅱ-6-13A ①)。

● 标记肝脏脏面的切肝线:距肝门板约 1cm,斜向门静脉矢状部根部的右侧。

● 胆囊癌直接浸润肝实质时,为了保证肝脏切缘癌阴性,设定切肝线时必须将左内叶下段(S4b)包括在内(图Ⅱ-6-13A ②)。然后,行术中超声检查确认切肝线正下方有无肝中静脉走行。另外,还应明确在肝中静脉根部右侧有无引流右前叶上段(S8)的粗大静脉(V8)汇入(图Ⅱ-6-13B)。

● 切肝前,静脉推注水溶性氢化可的松 100mg。以显微外科血管夹阻断肝固有动脉,以哈巴狗血管夹阻断门静脉主干(每次阻断 15 分钟,开放 5 分钟)。

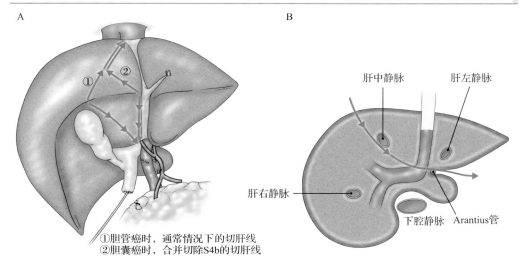

①胆管癌时，通常情况下的切肝线
②胆囊癌时，合并切除S4b的切肝线

图 Ⅱ-6-13 切肝线

● 以钳夹压榨法（clamp-crushing method）离断肝实质。以 Pean 血管钳压榨肝实质后，其内残留的管道结构的直径若只有 3mm，可以 LigaSure™ Small Jaw 融合封闭后切断，直径大于 3mm 的较粗管道应结扎后切断。

● 实际切肝时，从胆囊床开始，从下向上、向后离断肝实质。首先显露的是肝中静脉分支（多数时候是 V5），沿此结构就可达到肝中静脉主干。

● 以此静脉分支为线索，显露出肝中静脉右侧壁，离断肝中静脉正上方的肝实质。沿着肝中静脉右侧壁向下腔静脉方向切肝，最终到达肝中静脉根部（图 Ⅱ-6-14）。之后，切肝方向在肝中静脉下方斜向左侧，朝向静脉韧带（Arantius 管），显露出肝中静脉后壁（图 Ⅱ-6-15）。

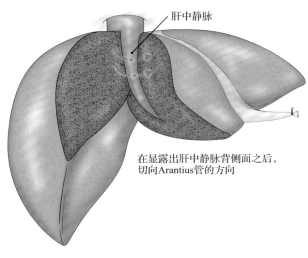

在显露出肝中静脉背侧面之后，切向Arantius管的方向

图 Ⅱ-6-14 切肝

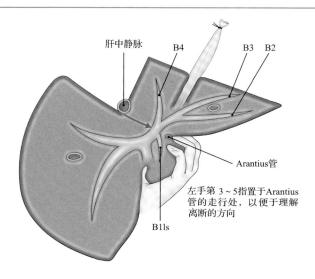

图 II-6-15　如何确认切肝方向

手术要点	有数支引流尾状叶的细小静脉汇入肝中静脉后壁,要仔细结扎切断。这时,术者左手插在肝脏后方,将尾状叶向右翻转,指尖顶在静脉韧带(Arantius管)上作为切肝的目标,这样就很容易理解切肝方向了(图 II-6-15)。

■切断左肝管

●肝实质离断结束后,标本只通过左肝管与残肝相连。完全切断尾状叶Glisson 鞘后,就可按照前文所述的方法将尾状叶翻转过来,并牵向右侧,这样就可以在门静脉矢状部的右侧切断左肝管(图 II-6-16)。

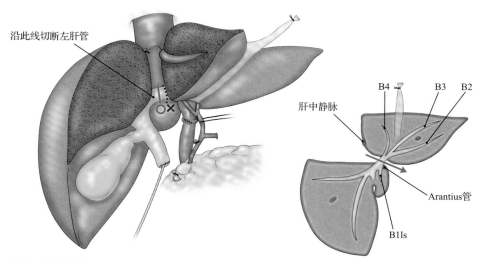

图 II-6-16　切断左肝管

●钳夹标本侧左肝管后,以 Metzenbaum 剪刀将其剪断,摘除标本。

手术要点　　　　为了保证胆管断端癌阴性,若紧贴门静脉矢状部钳夹左肝管后切断,虽然相当于在预定切断线的更末梢侧切断了左肝管,但是,这样会使之后胆管 – 空肠吻合时很难操作。之前已经讲过,在分离解剖肝门部时,若没有在门静脉矢状部根部切断静脉韧带(Arantius 管),在切断左肝管时就有可能损伤血管。因此,在切断左肝管时,应提前充分分离肝中动脉和门静脉左支,确认这些血管远离胆管的预定切断线。

●从切除标本上切取左肝管断端送术中冰冻病理学检查。另外,要确认左肝管断端的胆管开口数量,并止血。

●摘除标本后,肝断面彻底止血,确认无出血。用 1000~2000ml 温盐水轻轻冲洗术野,确认彻底止血,肝断面贴 TachoComb® 干式泡沫纤维网。另外,行术中超声检查,了解残肝血供状况(动脉、门静脉、肝静脉)。

6 胆管 – 空肠吻合

●术中冰冻病理学检查确认胆管断端癌阴性后,行胆管 – 空肠吻合。

●距 Treitz 韧带以远约 20cm 处,切割闭合器切断空肠。离断部分空肠系膜,制作 Y 袢空肠。

●上提 Y 袢空肠,行 Roux-en-Y 胆管 – 空肠吻合。Y 袢空肠可经十二指肠前面通过(结肠后途径)(图Ⅱ-6-17 ①),亦可经胃与胰体之间穿过(胃后 – 结肠后途径)(图Ⅱ-6-17 ②)。

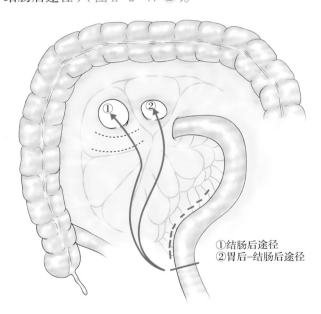

①结肠后途径
②胃后-结肠后途径

图Ⅱ-6-17 上提 Y 袢空肠的途径

- 从上提空肠祥的盲端插入 9Fr 空肠造瘘管至 50~60cm 处,以此作为空肠营养管。
- 原则上,直径 1mm 以上的胆管开口必须吻合。
- 通常在残留的左半肝断面上,从前向后并列着 B4、B3、B2 胆管开口。但根据具体病例,加上左肝管切断位点的不同,可出现 1~4 个胆管开口。应对照术前影像学图像,确认是否和术前预想的情况一致。
- 可能的话,应以 5-0 单丝可吸收线将胆管开口行一口成形(图Ⅱ-6-18A)。
- 在预定吻合位置的空肠对系膜缘开一小孔,其孔径比胆管开口稍小。癌研有明医院常规在空肠吻合孔行四周缝合,全层缝合 4 针(6-0 PDS Ⅱ®),防止黏膜脱出和撕大开孔(图Ⅱ-6-18B)。
- 以 5-0 或 6-0 单丝可吸收线全层单层间断缝合,完成胆管 – 空肠吻合。操作时使用前端尖细的血管器械(镊子和持针器)。
- 首先在空肠开口上、下端和与其对应的胆管开口上、下端各缝 1 针,进针方向:空肠侧由外向内,胆管侧由内向外。然后,中点法间断缝合后壁,进针方向:空肠侧由内向外,胆管侧由外向内。边距 2mm,针距 2mm。

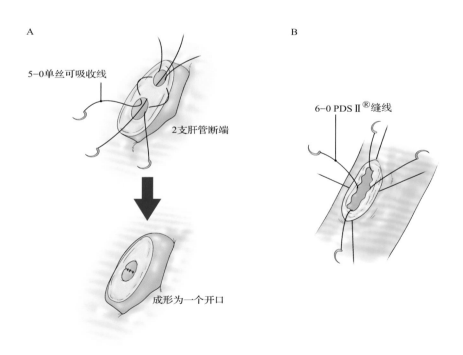

A

5-0单丝可吸收线

2支肝管断端

成形为一个开口

B

6-0 PDS Ⅱ®缝线

图Ⅱ-6-18 胆管 – 空肠吻合前的准备

A. 胆管成形
B. 空肠吻合口

- 术前插入胆管引流管的胆管壁可明显增厚,而无扩张的正常胆管壁非常纤薄,进针时注意不能撕裂胆管壁。
- 后壁挂线全部结束后,从下往上顺次打结。利用直径 2mm 的 RTBD 管作为术后胆管引流管,其头端要置于肝内胆管深处,以 4-0 快吸收缝线(Vicryl Rapide™)将其固定在后壁,末端经空肠盲端引出体外(图 II-6-19)。
- 前壁缝合也是从下缘开始,全层间断缝合。若胆管开口大或视野良好,亦可连续缝合。
- 最后,距肝管 – 空肠吻合口以远 30~40cm 处行空肠 – 空肠端侧吻合。关闭结肠系膜开孔和 Y 袢空肠系膜裂孔。

7 止血,留置引流管,关腹

- 自上提空肠袢盲端引出胆管引流管(图 II-6-20 ①)和空肠营养管(图 II-6-20 ②),并分别行 Witzel 式包埋,将其固定于肠壁。再次确认腹腔内无出血,5000ml 温盐水冲洗腹腔,吸引干净。
- 最后,放置引流管。自肝断面经右膈下留置 1 根直径 8mm 的 Pleated Drain® 引流管(图 II-6-20 ③)。另外,在左外叶下方的小网膜囊内留置 1 根直径 8mm 的 Pleated Drain® 引流管,经 Winslow 孔于右侧腹壁引出(图 II-6-20 ④)。引流管接负压瓶,给予持续负压吸引。

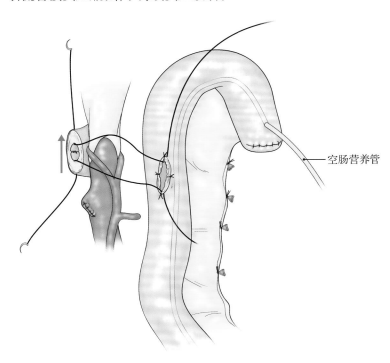

空肠营养管

图 II-6-19 胆管 – 空肠吻合

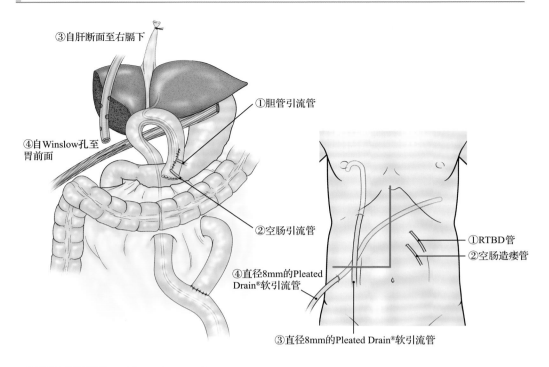

③自肝断面至右膈下

①胆管引流管

④自Winslow孔至胃前面

②空肠引流管

④直径8mm的Pleated Drain®软引流管

①RTBD管
②空肠造瘘管

③直径8mm的Pleated Drain®软引流管

图Ⅱ-6-20 胆管－空肠吻合后，留置引流管

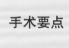

手术要点	●右半肝切除后，右膈下留出一个巨大空间。在右膈下留置 Pleated Drain® 引流管时，头端应弯曲置于膈下，然后沿着下腔静脉右缘爬行一段，自右肾前筋膜内引出体外，这样就可获得良好的引流效果。 ●为了避免残留的左半肝滑至右膈下，要重新缝合肝镰状韧带。另外，在缝合正中切口时也要将肝圆韧带缝上1~2针。将肝脏固定在这个位置后，再次行术中超声检查，确认肝脏血供没有问题。特别要注意门静脉右支断端处有无扭转或过度弯曲，以免术后门静脉血流下降或血栓形成。 ●关腹前、关腹结束时必须再次行超声检查，确认门静脉血流无下降。

●对正中切口做双层缝合，横行切口做三层缝合，关闭腹腔。

术后处理和术后检查

●即使术前施行了门静脉分支栓塞术（PVE），右半肝切除仍属于大量肝切除术。另外，大范围淋巴结清扫可导致淋巴漏，胰头后淋巴结清扫可导致胰漏，还可出现胆汁污染术野等，因此，此手术的创伤比常规的、无肝外胆管合并切除的右半肝切除术要大。肝胆外科医生必须充分了解这一点。手术当日应将患者转入重症监护治疗病房（ICU），密切观察，积极复苏。术后第2日若患者的一般情况良好，则可转入普通病房。

- 癌研有明医院常规于术后第 1、2、3、5、7 日查血常规、血生化和凝血功能，行腹部 X 线片检查，检查引流液的淀粉酶和胆红素水平。另外，每日观察胆管引流量，必要时行细菌培养。床旁超声是非常有用的检查，可观察肝脏的血流变化，以及有无胸腔和腹腔积液。在充分镇痛的情况下，术后第 2 日患者即可在床旁活动。每日监测体重。

- 胆管癌行肝切除时，通常出血较多，常导致术中补液过多。另外，术后前几日向第三间隙转移的液体亦较多。为了维持正常的血压和尿量，补液亦较多。液体量过多容易诱发多种并发症，如肺水肿、血氧浓度降低等。因此，术后必须准确维持体液平衡，仔细调整。肝切除术后补液宜少，即稍 "干" 些。适当使用利尿药、白蛋白和多巴胺。

- 术后第 5 日以后出现高热、白细胞增多和反应蛋白浓度升高，则提示感染。确认切口有无感染、腹腔引流是否通畅、有无腹腔内脓肿形成等，要行增强 CT 检查。

- 术后第 2 日可饮水，但要等到全身状态恢复到一定程度时才可开始经口摄食，一般要到术后第 5~6 日。癌研有明医院从术后第 2 日开始肠内营养，给予肠内营养制剂（300ml/d），以后根据进食情况适当增减。另外，引流的胆汁可经空肠营养管回输。

- 根据术后第 2 日胆汁培养和引流液淀粉酶、胆红素的结果，一般术后第 5 日以后可以拔除腹腔引流管。合并感染、胰漏或胆漏时，术后第 6~7 日要行增强 CT 检查，确认引流管是否通畅、肝脏血流是否正常。若有腹腔积液，应在 X 线下调整引流管的位置，或者行超声引导下穿刺引流。

参考文献

[1] Ohkubo M, et al: Surgical anatomy of the bile ducts at the hepatic hilum as applied to living donor liver transplantation. Ann Surg 2004; 239: 82–86.

[2] Ozden I, et al: Clinicoanatomical study on the infraportal bile ducts of segment 3. World J Surg 2002; 26: 1441–1445.

[3] Hirano S, et al: Safety of combined resection of the middle hepatic artery in right hemihepatectomy for hilar biliary malignancy. J Hepatobiliary Pancreat Surg 2009; 16: 796–801.

[4] 幕内雅敏 , ほか : 肝硬変合併肝癌治療の strategy. 外科診療 1987; 29: 1530–1536.

[5] Seyama Y, et al: Long-term outcome of extended hemihepatectomy for hilar bile duct cancer with no mortality and high survival rate. Ann Surg 2003; 238: 73–83.

[6] Nagino M, et al: Two hundred forty consecutive portal vein embolizations before extended hepatectomy for biliary cancer: surgical outcome and long-term follow-up. Ann Surg 2006; 243: 364–372.

[7] Yokoyama Y, et al: Value of indocyanine green clearance of the future liver remnant in predicting outcome after resection for biliary cancer. Br J Surg 2010; 97: 1260–1268.

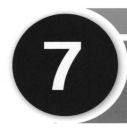

7 右三肝切除 + 尾状叶切除 + 肝外胆管切除

癌研有明医院消化中心肝胆胰外科 **高桥祐**

适应证

● 此术式的最佳适应证是 Bismuth-Corlette Ⅲa 型肝门部胆管癌明确侵犯左内叶胆管（B4）根部。

● 但是，需要注意的是，右三肝切除要切除的 70% 的有效肝体积，是最大范围的肝切除。为了兼顾肝功能和残肝体积，有时不得不选择扩大右半肝切除。

术前检查

■明确术前解剖，评估肿瘤的进展程度

● 与右半肝切除时一样，要明确肝内胆管的汇合形态。

● 在某些病例中，左外叶上段胆管（B2）的汇入点靠近肝门，这样左外叶下段胆管（B3）和左外叶上段胆管（B2）就呈分开状。因此，术前必须明确左外叶这 2 个肝段胆管（B2 和 B3）能否做成一口成形。

● 虽然罕见，但 B3 胆管走行在门静脉矢状部前方，即所谓的"南绕型（infraportal type）"的情况还是存在的[1-2]。

● 对左外叶的动脉血供，术前必须明确肝中动脉是发自肝右动脉还是肝左动脉，以及肝中动脉是否从门静脉矢状部的后面入肝的。

■肝功能和残肝体积的评估

● 右三肝切除属于大量肝切除，会切除约 70% 的有效肝体积。为了预防术后肝衰竭，只要门静脉右支没有因肿瘤浸润而闭塞，所有病例都应在术前行门静脉分支栓塞术（PVE）。

● 关于是只栓塞门静脉右支，还是加做左内叶门静脉支（P4）栓塞，目前还有争议。若可能，还是应该加做 P4 栓塞，这样可以提高左外叶的增大率[3-4]。

● 栓塞 P4 时，由于在应该保留的门静脉左支中增加了导管操作，术者必须具备精湛的导管操作技术，以免造成门静脉矢状部、左外叶下段门静脉支（P3）和左外叶上段门静脉支（P2）血栓形成。

■麻醉和体位

同前文"右半肝切除 + 尾状叶切除 + 肝外胆管切除"。

手术步骤

1 切开

2 游离十二指肠,切除肝外胆管

3 清扫肝十二指肠韧带,处理肝门部

4 游离右半肝和尾状叶

5 切肝,切断胆管

6 胆管 – 空肠吻合

7 止血,留置引流管,关腹

手术技术

此术式与右半肝切除最大的不同就是增加了对 P4 的处理[5]。

1 切开

方法同右半肝切除。

2 游离十二指肠,切除肝外胆管

方法同右半肝切除。

3 清扫肝十二指肠韧带,处理肝门部

■ 清扫肝十二指肠韧带,切断门静脉右支

● 与右半肝切除时一样,清扫肝十二指肠韧带内的 No.12 淋巴结。依次悬吊肝固有动脉和肝左动脉。将肝左动脉追踪分离至门静脉矢状部根部左侧的入肝处。若肝中动脉在肝外发出,则于其根部结扎切断。

● 右半肝切除时,只需切开门静脉矢状部前面的腹膜至其根部(即 P2 分叉处)即可。但在右三肝切除时,因为要处理 P4,必须完全切开门静脉矢状部前面的腹膜(图Ⅱ–7–1)。

手术要点	在门静脉矢状部的前方有连接左内叶(S4)和左外叶下段(S3)的桥状肝组织(即 bridge of liver tissue),可用电刀切断,显露出门静脉矢状部的正面。

● 结扎切断肝中动脉和肝右动脉后,清扫其周围淋巴结,显露出门静脉主干的前壁,将清扫的淋巴结组织推向右上方,与门静脉左支的前面连接在一起。

● 仔细分离,逐支结扎切断尾状叶的门静脉分支,悬吊门静脉左支。再于根部悬吊门静脉右支。

● 与右半肝切除时一样,切断门静脉右支时要注意其腔内有血栓或栓塞物附着(图Ⅱ–7–1)。

■ 处理 P4 和 P4d

● 第一助手将左外叶牵向左上方,显露出门静脉矢状部的正面。术者从下向上依次处理发向左内叶的 P4 分支。首先结扎切断发向方叶(S4b)的 1~2 支门静脉分支,然后结扎切断自门静脉矢状部末端发向左内叶的细小分支(图Ⅱ–7–2)。

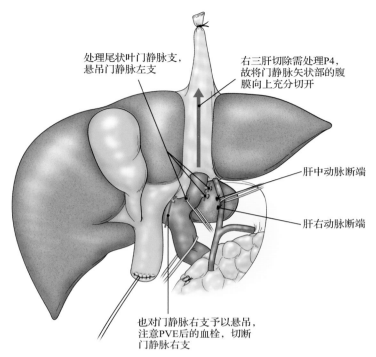

处理尾状叶门静脉支，
悬吊门静脉左支

右三肝切除需处理P4，
故将门静脉矢状部的腹
膜向上充分切开

肝中动脉断端

肝右动脉断端

也对门静脉右支予以悬吊，
注意PVE后的血栓，切断
门静脉右支

图Ⅱ-7-1 **处理门静脉右支和尾状叶门静脉支**

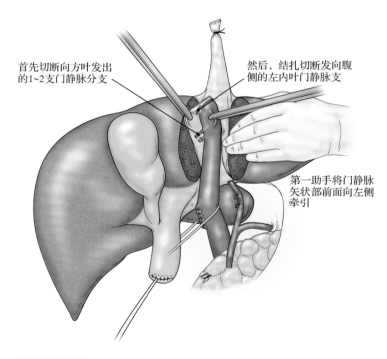

首先切断向方叶发出
的1~2支门静脉分支

然后，结扎切断发向腹
侧的左内叶门静脉支

第一助手将门静脉
矢状部前面向左侧
牵引

图Ⅱ-7-2 **处理左内叶门静脉支**

● 第一助手进一步将门静脉矢状部牵向左侧,并朝左侧扭转血管,结扎切断 4~5 支自门静脉矢状部末端发向左内叶上段(S4a)的细小门静脉分支(即 P4d)[6]。另外,在门静脉矢状部根部的右侧,辨清静脉韧带(Arantius 管) 的附着处,并将其结扎切断(图 Ⅱ-7-3)。

● 这些操作其实就是将门静脉矢状部从脐静脉板中分离出来。在门静脉矢 状部末端后方的脐静脉板内走行着左外叶下段胆管(B3)和左外叶上段 胆管(B2)。在门静脉矢状部的左侧,从上向下分离显露出 P3 和 P2 根部。 然后,确认其后方的结缔组织中走行着肝左动脉。

手术要点	通过这些分离操作,就可在门静脉矢状部的左侧切断胆管,这样就可以保证胆管切断位点距肿瘤足够远,从而确保胆管断端癌阴性[5](图Ⅱ-7-4)。

4 游离右半肝和尾状叶

同右半肝切除。

5 切肝,切断胆管

■ 离断肝实质

● P4d 全部处理结束后,在镰状韧带左侧的肝表面就会出现缺血线,这就是 预定切肝线,并以电刀标记(图 Ⅱ-7-4 ①)。

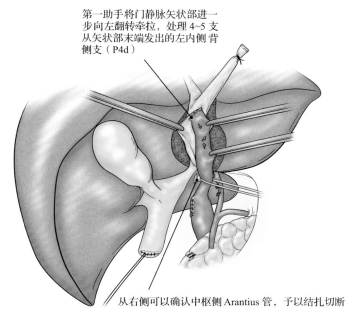

第一助手将门静脉矢状部进一步向左翻转牵拉, 处理 4~5 支从矢状部末端发出的左内侧背侧支(P4d)

从右侧可以确认中枢侧 Arantius 管,予以结扎切断

图 Ⅱ-7-3 处理 P4d(发向 S4a 的门静脉分支)

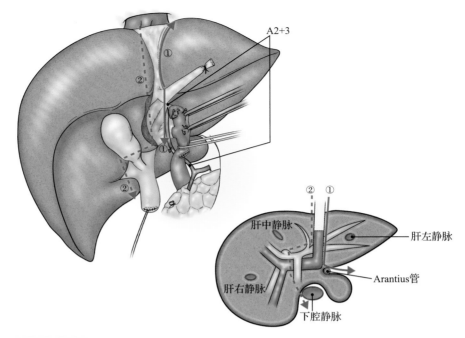

图Ⅱ-7-4 **左内叶门静脉支处理后和切肝线**
①合并肝外胆管切除＋尾状叶切除时的切肝线
②通常右三肝切除时的切肝线（不合并肝外胆管切除＋尾状叶切除时）

- 通常不合并肝外胆管切除时,右三肝切除的切肝线如图Ⅱ-7-4②所示。要明白此术式的切肝线比前者偏左 1~2cm。
- 行术中超声检查,根据标记的切肝线,确认那些汇入肝左静脉和肝中静脉共干的分支中,哪几支要切断,哪几支可保留。
- 静脉推注水溶性氢化可的松 100mg 后,用哈巴狗血管夹分别阻断肝左动脉和门静脉主干,从下往上离断肝实质。
- 切肝方向可垂直向下,朝向静脉韧带（Arantius 管）。此术式的肝断面很小,切肝用时也很少。
- 于其根部阻断肝中静脉后切断,中枢侧断端用血管缝合线连续缝合闭锁。

■ 切断胆管
- 肝实质离断结束后,标本仅通过胆管与残肝相连。
- 确认肝左动脉和门静脉都充分远离胆管后,钳夹切除侧胆管,Metzenbaum 剪刀慢慢剪断胆管。在残肝断面上,从腹侧向背侧依次并列着 B3 和 B2 胆管开口（图Ⅱ-7-5）。

6 胆管 – 空肠吻合
- 若 B3 和 B2 胆管开口相距近,则先一口成形,然后胆管 – 空肠吻合。

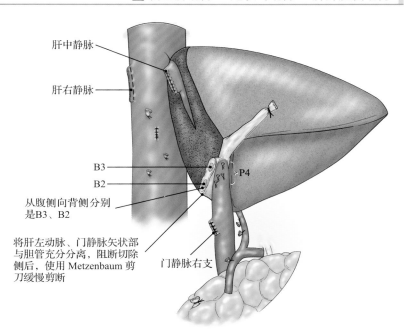

肝中静脉

肝右静脉

B3

B2

从腹侧向背侧分别
是B3、B2

将肝左动脉、门静脉矢状部
与胆管充分分离，阻断切除
侧后，使用 Metzenbaum 剪
刀缓慢剪断

P4

门静脉右支

图 Ⅱ-7-5 右三肝切除后的示意图

7 止血，留置引流管，关腹

● 与右半肝切除后一样，于肝断面下方留置 1 根直径 8mm 的 Pleated Drain[®] 引流管。于左外叶下方的小网膜囊内再留置 1 根直径 8mm 的 Pleated Drain[®] 软引流管，经 Winslow 孔于右侧腹壁引出。

● 肝断面下方的引流管头端要送至右膈下。若引流管位置不稳定，可于右膈下另外留置 1 根直径 8mm 的 Pleated Drain[®] 引流管。

参考文献

［1］Ohkubo M, et al: Surgical anatomy of the bile ducts at the hepatic hilum as applied to living donor liver transplantation. Ann Surg 2004; 239: 82-86.

［2］Ozden I, et al: Clinicoanatomical study on the infraportal bile ducts of segment 3. World J Surg 2002; 26: 1441-1445.

［3］Nagino M, et al: Right trisegment portal vein embolization for biliary tract carcinoma: technique and clinical utility. Surgery 2000; 127: 155-160.

［4］Kishi Y, et al: Is embolization of segment 4 portal veins before extended right hepatectomy justified? Surgery 2008; 144: 744-751.

［5］Nagino M, et al: "Anatomic" right hepatic trisectionectomy（extended right hepatectomy）with caudate lobectomy for hilar cholangiocarcinoma. Ann Surg 2006; 243: 28-32.

［6］Takayasu K, et al: Intrahepatic venous collaterals forming via the inferior right hepatic vein in 3 patients with obstruction of the inferior vena cava. Radiology 1985; 154: 323-328.

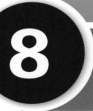

8 左半肝切除 + 尾状叶切除 + 肝外胆管切除
左三肝切除 + 尾状叶切除 + 肝外胆管切除

癌研有明医院消化中心肝胆胰外科　**高桥祐**

适应证

● Bismuth-Corlette Ⅲb 型肝门部胆管癌是左半肝切除 + 尾状叶切除的最佳适应证。

● 根据肿瘤向右前叶胆管的浸润程度,以及肝门浸润型肝内胆管癌侵犯肝中静脉的情况,可选择扩大左半肝切除(切除范围包括肝中静脉在内的部分右前叶)。

● 无论是左半肝切除,还是扩大左半肝切除,右后叶胆管的切断位点是不变的。因此,若肿瘤侵及右前叶胆管和右后叶胆管汇合部的末梢侧,选择左三肝切除可提高手术的根治性[1-2]。

● 对合并尾状叶切除的(扩大)左半肝切除来说,其肝切除率占全肝体积的 30%~40%,术前没有必要行门静脉分支栓塞术(PVE),术后并发肝衰竭的风险也较低。

术前检查

■明确术前解剖,评估肿瘤的进展程度

● 要明确右侧肝内胆管的汇流形态。重点是要确认右后叶胆管在何处、以哪种方式汇入胆道系统。

● 在约 3/4 的病例中,有右肝管形成。在其余 1/4 病例中,无右肝管形成。后者又可分成两种情况:①右前叶胆管、右后叶胆管、左肝管同时汇流于一处;②右后叶胆管汇入左肝管[3-5]。

● 约 10% 的患者的右后叶胆管或者其中一支走行在门静脉右支的前下方,即所谓的"南绕型"。术前行胆管引流时,要认真讨论插入 1 根引流管能否完全引流右前叶和右后叶,是否必须插入 2 根引流管,分别引流右前叶和右后叶。

● 肝右动脉通常走行在胆总管的后方。特别是上段胆管癌时,在分离肝右动脉的过程中,很可能露出肿瘤。因此,这样的病例应该适于行右半肝切除。

● 在实际左半肝切除时,要尽可能向末梢侧分离肝右动脉的右前叶支(A5+8)和右后叶支(A6+7),将其从胆管上分离出来。因此,术前必须明

确肝右动脉的分支形态。特别是右后叶支（A6+7），其全部或者其中一支跨过门静脉右支的后上方（supraportal type，combined type）。还有一种分支形态是，自肝右动脉分出后就一直走行在门静脉右支的前面（infraportal type）并进入 Rouviere 沟（或称 Ganz fissure）[6]。

■ 麻醉和体位

● 与通常的肝切除术一样，患者取仰卧位，右上肢外展。

8.1　左半肝切除 + 尾状叶切除 + 肝外胆管切除

手术步骤

1 切开

2 游离肝十二指肠，切除肝外胆管

3 清扫肝十二指肠韧带，处理肝门部

4 游离右半肝和尾状叶

5 切肝，切断胆管

6 胆管 - 空肠吻合

7 止血，留置引流管，关腹

手术技术

1 切开

方法同右半肝切除。

2 游离肝十二指肠，切除肝外胆管

● 方法同右半肝切除。

● Bismuth–Corlette Ⅲb 型肝门部胆管癌或左半肝的肝内胆管细胞癌可经小网膜途径转移至贲门右侧至胃小弯的 No.1 和 No.3 淋巴结，以及胃左动脉根部的 No.7 淋巴结。

● 无须常规清扫胃小弯淋巴结。但进腹探查时，若视诊和（或）触诊发现胃周淋巴结肿大，应行淋巴结切除活检，送术中冰冻病理学检查。若淋巴结癌阳性，应清扫胃小弯淋巴结。

● 将清扫的肝总动脉淋巴结 No.8a 和 No.8p、腹腔干周围淋巴结 No.9 推向右侧，与胰头后淋巴结 No.13 连成一片，置于胆总管的右侧（图Ⅱ–8–1）。

3 清扫肝十二指肠韧带，处理肝门部

● 然后，转向清扫肝十二指肠韧带内的 No.12 淋巴结。

● 左半肝切除时，因为需要分离显露出肝左动脉、肝中动脉和门静脉左支的根部，所以必须尽量向末梢侧分离显露出走行在胆管后方的肝右动脉和门静脉右支。

A

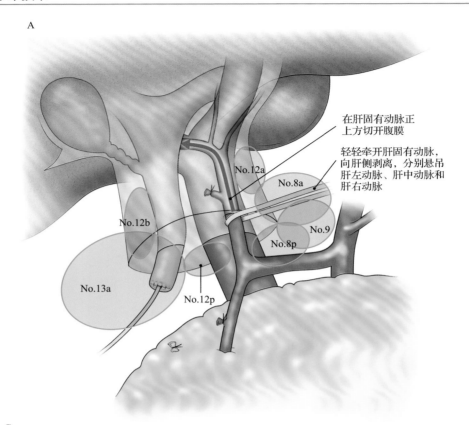

在肝固有动脉正
上方切开腹膜

轻轻牵开肝固有动脉，
向肝侧剥离，分别悬吊
肝左动脉、肝中动脉和
肝右动脉

No.12a

No.8a

No.12b

No.9

No.8p

No.13a

No.12p

C

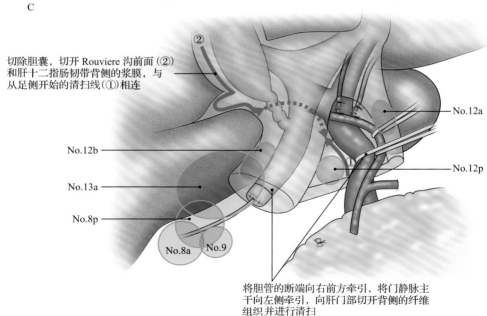

切除胆囊，切开 Rouviere 沟前面（②）
和肝十二指肠韧带背侧的浆膜，与
从足侧开始的清扫线（①）相连

②

No.12a

No.12b

No.12p

No.13a

No.8p

No.8a No.9

将胆管的断端向右前方牵引，将门静脉主
干向左侧牵引，向肝门部切开背侧的纤维
组织并进行清扫

图 Ⅱ-8-1 左半肝切除时的肝十二指肠韧带淋巴结清扫

B

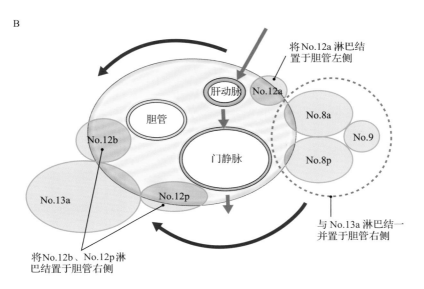

将 No.12a 淋巴结
置于胆管左侧

肝动脉　No.12a

胆管

No.8a

No.9

No.12b

门静脉

No.8p

No.13a

No.12p

与 No.13a 淋巴结一
并置于胆管右侧

将No.12b、No.12p淋
巴结置于胆管右侧

D

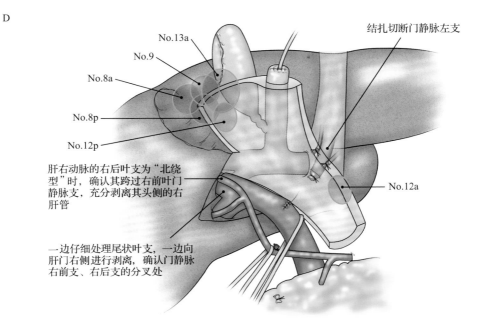

No.13a

结扎切断门静脉左支

No.9

No.8a

No.8p

No.12p

肝右动脉的右后叶支为"北绕
型"时，确认其跨过右前叶门
静脉支，充分剥离其头侧的右
肝管

No.12a

一边仔细处理尾状叶支，一边向
肝门右侧进行剥离，确认门静脉
右前支、右后支的分叉处

手术要点	此术式在清扫肝十二指肠韧带内的淋巴结时,虽然也是将胆管淋巴结、纤维组织、动脉周围神经丛与胆管连在一起整块切除,但与右半肝切除时不同,必须在肝十二指肠韧带上做 2 处 "观音门" 式切开。一处是在肝固有动脉的正上方(图Ⅱ-8-1A),另一处是自 Rouviere 沟延续至门静脉主干后面(图Ⅱ-8-1C)。图Ⅱ-8-1 是左半肝切除时肝十二指肠韧带淋巴结清扫的示意图。

- 清扫时,将肝固有动脉左侧的淋巴结(具体地说就是肝动脉淋巴结 No.12a)推向胆总管的左侧;将门静脉淋巴结 No.12p 和胆管淋巴结 No.12b 推向胆总管的右侧(图Ⅱ-8-1A,Ⅱ-8-1B)。
- 纵行剪开肝固有动脉正上方的浆膜,分离出肝固有动脉并悬吊。轻轻提起吊带,沿着肝固有动脉向肝脏侧追踪分离,分离显露出肝左动脉、肝中动脉和肝右动脉,并逐一悬吊(图Ⅱ-8-1A)。

手术要点	- 途中,于其根部结扎切断胃右动脉(图Ⅱ-8-1A)。 - 逐一结扎切断肝左动脉和肝中动脉后,将胆总管断端牵向右上方,同时将门静脉主干牵向左侧,从下向上纵行切开门静脉后方的浆膜和纤维组织(图Ⅱ-8-1C 中的①)。

- 常规切除胆囊。剪开 Rouviere 沟前方的浆膜,延至门静脉后方,与刚才从下向上清扫的切断线相连接(图Ⅱ-8-1C 中的②)。
- 将胆总管断端牵向右上方,同时将肝右动脉根部的吊带牵向下方,紧贴动脉壁,将肝右动脉从胆管后方的纤维组织中分离出来。途中,若遇到尾状叶的分支或胆囊动脉分支,于根部仔细将其结扎切断。在此视野中,继续向肝门方向追踪分离肝右动脉,显露出肝右动脉右前叶支(A5+8)和右后叶支(A6+7)的分叉处,然后尽可能将这两支动脉向末梢侧追踪分离。
- 接着,转向处理门静脉。紧贴门静脉壁,分离显露出门静脉左支和右支的分叉处,逐一结扎切断从此处发出的尾状叶门静脉支(P1),分别悬吊门静脉左支和右支,然后结扎切断门静脉左支。
- 仔细结扎切断从门静脉右支主干发出的尾状叶分支(P1),继续向肝门的右侧分离,直至显露出右前叶门静脉支(P5+8)和右后叶门静脉支(P6+7)的分叉处。若肝右动脉的右后叶支(A6+7)是 "北绕型",要确认此支动脉是从右前叶门静脉支(P5+8)的上方跨过。接着,要在此支动脉的上方充分分离出右肝管(图Ⅱ-8-1D)。

4 游离右半肝和尾状叶

- 原则上,从左侧游离尾状叶。
- 向下牵引肝圆韧带,紧贴肝表面用电刀切断肝镰状韧带至下腔静脉前面,确认肝中静脉和肝右静脉。

● 用血管钳钝性分离肝右静脉和肝中静脉之间的凹陷（图Ⅱ-8-2）。
● 接着，将左外叶牵向下方，用电刀依次切断左冠状韧带和左三角韧带。将左外叶向右上方翻起，分离显露出肝左静脉根部，于其后方结扎切断静脉韧带（Arantius 管）的末梢端（图Ⅱ-8-3）。

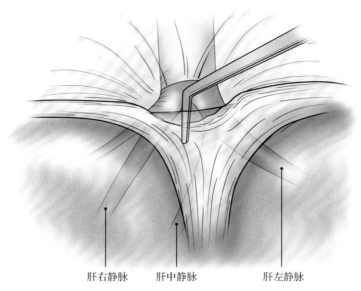

肝右静脉　　肝中静脉　　　　肝左静脉

图Ⅱ-8-2 分离肝右静脉和肝中静脉之间的凹陷

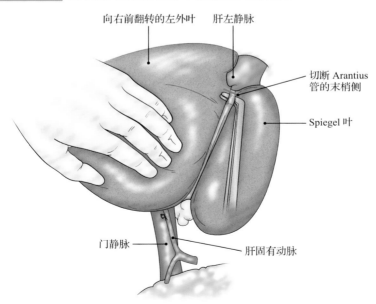

向右前翻转的左外叶　　肝左静脉

切断 Arantius 管的末梢侧

Spiegel 叶

门静脉　　　　　　　　肝固有动脉

图Ⅱ-8-3 切断静脉韧带（Arantius 管）的末梢端

- 在 Spiegel 叶的下方,用电刀切开连接 Spiegel 叶和下腔静脉的浆膜,开始游离尾状叶。
- 虽说是向右侧翻起尾状叶,但准确的方向应该是从左下方朝右上方翻起(朝向肝右静脉根部)。在尾状叶的最上方,结扎切断左侧下腔静脉韧带(图Ⅱ-8-4)。
- 与右半肝切除时一样,结扎或缝扎每一支肝短静脉,仔细处理,直至显露出下腔静脉的右侧壁(图Ⅱ-8-5)。若有肝右下静脉时,分离至可看清肝右下静脉的左侧壁即可,保留肝右下静脉。
- 自肝右静脉和肝中静脉之间的凹陷中通过血管钳,朝向左侧穿出,悬吊肝中静脉和肝左静脉共干。
- 在多数病例中,都可从左侧游离尾状叶。游离右半肝的意义在于:切肝时,要尽可能地抬高右半肝,这样可以减少切肝过程中的出血。

手术要点	术后由于这样或那样的并发症,可能出现右半肝动脉血流减慢或完全阻塞。此时,右半肝的动脉血供只能寄希望于来自右膈肌或右侧肾上腺的侧支循环。因此,进行此手术时,游离右肝不要达到常规右半肝切除时的程度,不要分离右侧肾上腺,也不要悬吊肝右静脉。

5 切肝,切断胆管

■ 决定切肝线

- 肝门处理结束后,肝表面上就会出现沿着 Cantlie 线的缺血线。结合肿瘤

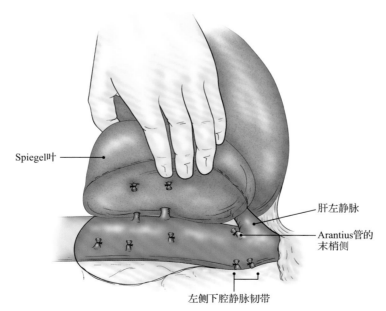

Spiegel叶

肝左静脉

Arantius管的
末梢侧

左侧下腔静脉韧带

图Ⅱ-8-4 向右侧翻转尾状叶,结扎切断左侧下腔静脉韧带

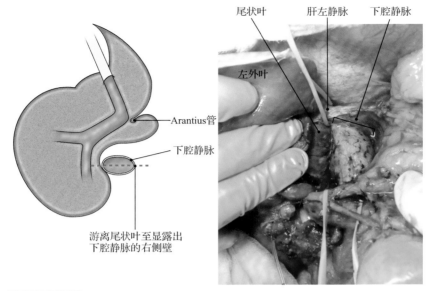

尾状叶　　肝左静脉　　下腔静脉

左外叶

Arantius管

下腔静脉

游离尾状叶至显露出
下腔静脉的右侧壁

图Ⅱ-8-5　游离尾状叶

　　的进展范围,综合考虑是选择保留肝中静脉的左半肝切除(图Ⅱ-8-6),
还是切除肝中静脉的扩大左半肝切除。

● 若选择左半肝切除,用电刀沿着缺血线标记切肝线。

● 若选择切除肝中静脉的扩大左半肝切除,由于在肝脏外周肝中静脉和肝右
静脉之间存在交通支,因此,不一定要完全切除肝中静脉的引流区域。设
定切肝线时,只要能保证足够的切缘即可。

● 右侧尾状叶和右后叶的分界不存在可作为标志的脉管。因此,在下方,以
尾状突与右后叶的交界线作为切肝线;在肝脏后方,以游离尾状叶时显露
的下腔静脉右侧壁作为切肝线。

■ **切肝**

● 切肝之前,静脉注射水溶性氢化可的松100mg,以显微外科血管夹阻断肝固
有动脉,以哈巴狗血管夹阻断门静脉主干。每次阻断15分钟,开放5分钟。

● 应用钳夹压榨法(clamp-crushing method)切肝。以Pean血管钳钳夹破
碎肝实质;对其内残留的管道结构,若直径为3mm左右,可以LigaSure™
Small Jaw融合闭锁后切断,直径若大于3mm,应结扎后切断。

● 实际切肝是从胆囊床开始的,从下向上、向后方进行。首先遇到的是肝中
静脉属支,然后显露出肝中静脉主干,以此为线索显露出肝中静脉左侧壁。
接着,朝下腔静脉方向离断肝中静脉正上方的肝实质,最终到达与肝左静
脉的汇合处(图Ⅱ-8-7)。血管钳阻断肝左静脉后,将其切断,中枢侧断
端以4-0 Prolene®缝线连续缝合闭锁。

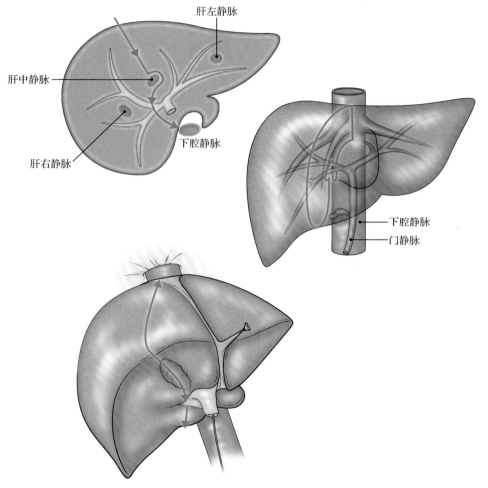

肝左静脉

肝中静脉

肝右静脉

下腔静脉

下腔静脉

门静脉

图Ⅱ-8-6 左半肝切除时的切肝线

- 接着，为了切除右侧尾状叶，要绕到肝中静脉后方继续离断肝实质。这一步应该在肝左静脉切断后，沿着之前在尾状叶后面标记的切肝线，从上向下，朝第一肝门方向离断肝实质。

手术要点	注意：在切除右侧尾状叶时，若超过尾状叶和右后叶所必需的界线、过度斜向右侧，就有可能损伤右后叶上段（S7）的 Glisson 鞘（P7）。

- 进一步从上往下离断肝实质，显露出右前叶 Glisson 鞘（P5+8）的上方。然后，转向切断尾状突与右后叶之间的肝实质，方向是从下往上，在肝门的后面与从上往下的切面相贯通。
- 切肝结束后，标本只通过右肝管与残肝相连（图Ⅱ-8-8）。

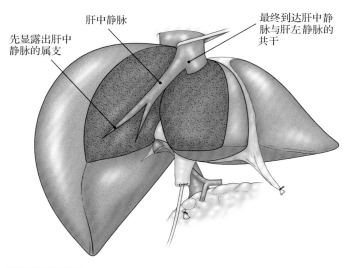

先显露出肝中
静脉的属支

肝中静脉

最终到达肝中静
脉与肝左静脉的
共干

图Ⅱ-8-7　**显露肝中静脉**

■ 切断右肝管

●确认右前叶胆管（B5+8）与其后方灌注右前叶的门静脉分支（P5+8）已充
分分离，靠近切除侧钳夹胆管（图Ⅱ-8-8）。

手术要点	右后叶胆管（B6+7）也被包裹在这个板状纤维结缔组织中。此时若直线切断胆管，右后叶胆管（B6+7）可能缩入右前叶门静脉分支（P5+8）的后面，之后胆管 – 空肠吻合时会很困难。虽然应根据肿瘤的进展范围来决定，但是，在胆管断端有余地的情况下，可在切断右前叶胆管（B5+8）后，稍稍偏向左侧一点切断右后叶胆管（B6+7）（图Ⅱ-8-9）。

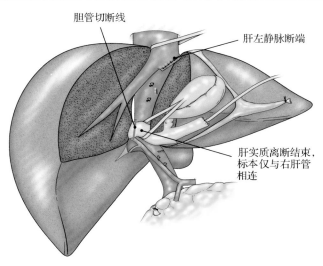

胆管切断线

肝左静脉断端

肝实质离断结束，
标本仅与右肝管
相连

图Ⅱ-8-8　**肝实质离断结束**

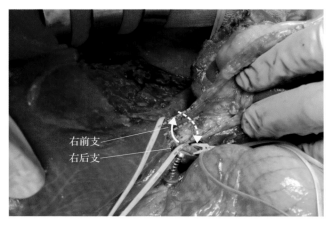

右前支
右后支

图Ⅱ-8-9　切断右肝管

- 切取一段标本侧胆管断端送术中冰冻病理学检查。
- 残肝断面上从前向后依次为右前叶下段胆管（B5）、右前叶上段胆管（B8）和右后叶胆管（B6+7）开口（图Ⅱ-8-10）。

6 胆管 - 空肠吻合

- 左半肝切除后,在几乎所有的肝断面上,虽然可出现 1~3 个右前叶胆管开口,但右后叶胆管开口只有 1 个。
- 多数情况下,右前叶胆管与右后叶胆管相距较远,吻合时不得勉强成形为一个开口,应分别与空肠做吻合。
- 胆管 - 空肠吻合的具体操作详见右半肝切除。

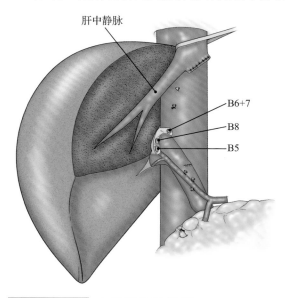

肝中静脉

B6+7

B8

B5

图Ⅱ-8-10　左半肝切除结束

176

手术要点	胆管 - 空肠吻合时,应该从视野差、缝合较困难的、位于后上方的右后叶胆管开始。

7 止血,留置引流管,关腹

- Witzel 式缝合包埋从上提空肠祥盲端引出的胆管引流管和空肠营养管,将其固定于肠壁。再次确认腹腔内已彻底止血,充分冲洗腹腔,吸引干净。
- 最后,留置引流管。从肝断面至下腔静脉前面留置 1 根直径 8mm 的 Pleated Drain® 引流管。另外,在胃小弯前面留置 1 根直径 8mm、软的 Pleated Drain® 引流管,经 Winslow 孔于右侧腹壁另戳孔引出(图 Ⅱ-8-11)。

术后处理和术后检查

请参阅右半肝切除。

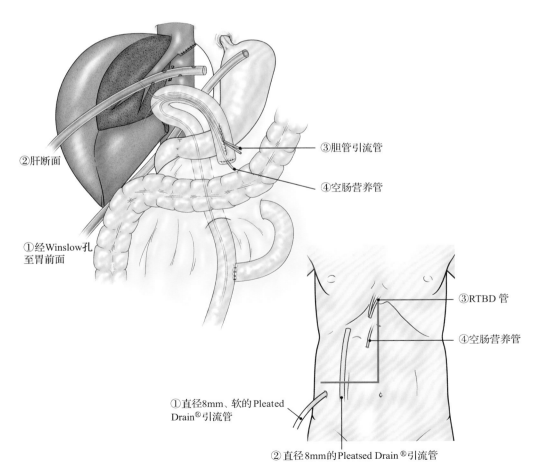

①经Winslow孔至胃前面
②肝断面
③胆管引流管
④空肠营养管
③RTBD 管
④空肠营养管
①直径8mm、软的 Pleated Drain®引流管
②直径8mm的Pleatsed Drain®引流管

图 Ⅱ-8-11 胆管 - 空肠吻合后,留置引流管

8.2　扩大左半肝切除

适应证

　　与常规的左半肝切除相比,扩大左半肝切除的切断线有何不同呢? 必须从胆管断端和肝断面这两个方面来决定是否适于行扩大左半肝切除。

　　不管是左半肝切除,还是扩大左半肝切除,右后叶胆管可切断的位点是不变的。虽然扩大左半肝切除要求尽可能在末梢侧切断右前叶胆管,但是,切断右前叶胆管后,还必须将在其后方走行的门静脉和动脉分支从胆管上充分游离出来。可以说,在左半肝切除和扩大左半肝切除这两种术式中,两者的右前叶胆管切断线相距不超过 1cm。因此,若肿瘤侵及右前叶上段胆管(B8)和右前叶下端胆管(B5)的汇合部,首先应考虑行左三肝切除。兼顾全身状态、肝功能和残肝体积,权衡利弊,其次才选择扩大左半肝切除。

　　对胆管断端要求不严、只要能保证足够的肝切缘、沿肝中静脉右侧缘的切肝线离断肝实质,这是扩大左半肝切除的一个良好适应证。切除包括肝中静脉引流区域的扩大肝切除,其肝切除量占总体积的 40%~50%,只要肝功能正常,患者一般都能耐受手术(图Ⅱ–8–12)。

肝切除时的具体操作

- ●将肝中静脉置于切除侧,切肝时肝断面上不能显露出肝中静脉,这样切肝的方向反而很难掌握。
- ●与通常的左半肝切除一样,从胆囊床开始离断肝实质。首先显露出右前叶下段(S5)和右前叶上段(S8)的 Glisson 鞘。
- ●另外,在上方以肝中静脉的右侧壁(肝右静脉根部的左侧)为目标,向上方离断肝实质,直至切断肝中静脉与肝左静脉的共干(图Ⅱ–8–13)。
- ●之后,沿着尾状叶后面设定的切肝线,从上向下,朝肝门方向离断肝实质。

手术要点	扩大左半肝切除时,术中也不能设定右后叶与尾状叶之间的界线。切断右前叶胆管时,其后方的右前叶门静脉支也要从胆管上充分分离出来,并确认无误(图Ⅱ–8–14)。

8.3　左三肝切除 + 尾状叶切除 + 肝外胆管切除

　　对肝细胞癌或转移性肝癌等施行肝切除时,一般无须行胆道重建,因此,这类病例很少适于行左三肝切除。近年来,日本的一些大容量手术中心开始报道对肝门部胆管癌施行左三肝切除术。目前,左三肝切除已成为肝门部胆管癌的标准术式之一[1-2]。

适应证

● 左三肝切除的适应证是肿瘤侵及右前叶胆管的 Bismuth-Corlette Ⅲb 型肝门部胆管癌。在这样的病例中，多数情况下，肿瘤也已侵及肝右动脉或门静脉左支与右支的分叉外，需要合并切除和重建肝右动脉或门静脉，因此，手术难度大。

● 左三肝切除＋尾状叶切除的肝切除量占全肝体积的 65%~70%，可以说，其与右半肝切除＋尾状叶切除的肝切除量基本相等。

● 除了肿瘤侵犯门静脉左支而导致左半肝明显萎缩的情况外，术前都应行门静脉分支栓塞术（PVE）。

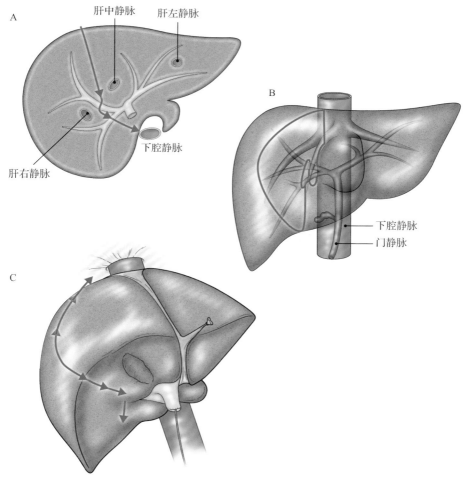

图Ⅱ-8-12 扩大左半肝切除时的切肝线

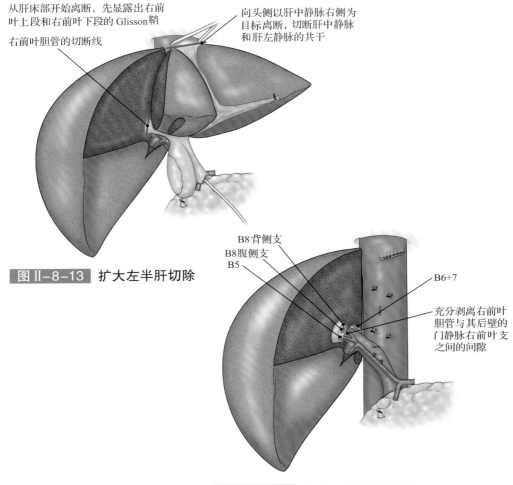

从肝床部开始离断，先显露出右前叶上段和右前叶下段的 Glisson 鞘

右前叶胆管的切断线

向头侧以肝中静脉右侧为目标离断，切断肝中静脉和肝左静脉的共干

图Ⅱ-8-13　扩大左半肝切除

B8背侧支
B8腹侧支
B5

B6+7

充分剥离右前叶胆管与其后壁的门静脉右前叶支之间的间隙

图Ⅱ-8-14　扩大左半肝切除结束

清扫肝十二指肠韧带，处理肝门部

- 像左半肝切除 + 尾状叶切除时那样，清扫肝十二指肠韧带淋巴结。
- 本术式要结扎切断肝右动脉的右前叶支（A5+8）和门静脉的右前叶支（P5+8），只保留肝右动脉的右后叶支（A6+7）和门静脉的右后叶支（P6+7）（图Ⅱ-8-15）。如前所述，肝右动脉有各种各样的分支形态[6]。特别是当肝右动脉的右后叶支（A6+7）从门静脉右支的上方跨过，绕向其后方时，即所谓的"北绕型"分支形态时，很可能将其误认为肝右动脉的右前叶支（A5+8）。术前必须仔细阅读影像学图像，了解清楚肝右动脉及其分支的走行。

手术要点	虽然术中可应用阻断试验，并通过多普勒超声检查确认肝右动脉的右前叶支与右后叶支，但是由于手术操作可导致动脉痉挛，因此有时仍很难分辨。

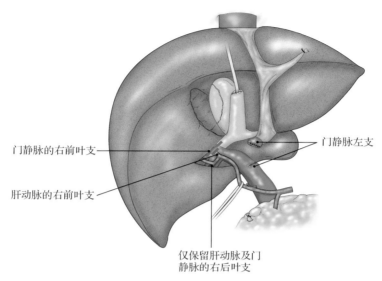

门静脉的右前叶支 ————

肝动脉的右前叶支 ————

门静脉左支 ————

仅保留肝动脉及门
静脉的右后叶支

图Ⅱ-8-15 左三肝切除

- 另外,若肿瘤侵及门静脉左支与右前叶门静脉支之间的间隙,为了能整块切除肿瘤,不得不合并切除一段门静脉。但在 Rouviere 沟很浅的病例中,则很难将门静脉右后叶支和门静脉右前叶支分离开。若试图在狭小的视野中强行分离,则可能损伤门静脉,因此,不得勉强分离,应先离断肝实质(图Ⅱ-8-16)。
- 在术前已施行门静脉分支栓塞术的病例中,若阻断肝右动脉,就能使右前叶与右后叶之间的肝表面上出现缺血线,此即切肝线。

手术要点	可以说,在肝门部胆管癌合并肝切除的所有术式中,合并肝动脉和门静脉同时切除 + 重建的左三肝切除是一个极致的手术了。如前所述,当肝门部处理到一定程度时应停下来,先离断肝实质,这样就可稍稍开阔视野。然后在此视野下处理右前叶和右后叶的动脉和门静脉分支。因此,这样的手术最好在设备齐全、人员配备完善的医院内施行,该术式既需配备经验丰富的肝胆胰外科医生,又要有熟练掌握动脉吻合所需的显微外科技术的血管外科或整形外科医生。

切肝

- 沿着右前叶与右后叶之间的缺血线,从下往上离断肝实质(图Ⅱ-8-17)。

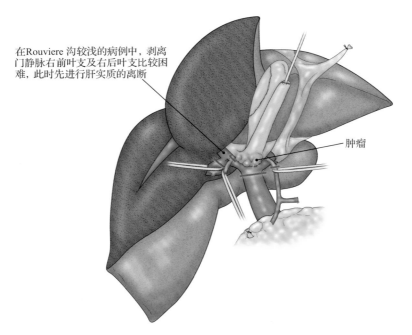

在 Rouviere 沟较浅的病例中，剥离
门静脉右前叶支及右后叶支比较困
难，此时先进行肝实质的离断

肿瘤

图Ⅱ-8-16 先离断肝实质时的肝门部处理（合并切除和重建动脉及门静脉）

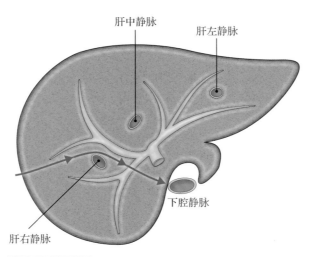

肝中静脉

肝左静脉

下腔静脉

肝右静脉

图Ⅱ-8-17 左三肝切除的切肝线

● 肝右静脉是肝切除术中的解剖标志。与左半肝切除时显露肝中静脉一
样，左三肝切除时，先显露出肝右静脉的末梢属支，顺此分离，到达肝右静
脉的主干。然后，沿着肝右静脉的左侧壁离断肝实质，直至其根部的下腔
静脉汇入处（图Ⅱ-8-18）。

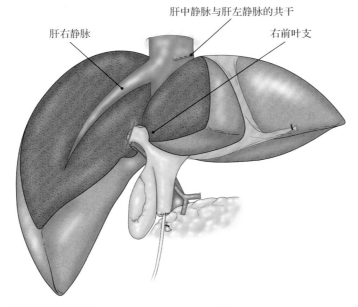

肝右静脉

肝中静脉与肝左静脉的共干

右前叶支

图Ⅱ-8-18　**离断肝实质，切断胆管**

手术要点	●左三肝切除的肝断面大。切肝时，越接近下腔静脉，视野越差，肝右静脉侧壁小孔的出血越严重。 ●为了保证清晰的视野，第一助手负责托起切除侧肝脏，不能松手。结扎等操作也应交给术者来完成。

●最后，切断右后叶胆管（图Ⅱ-8-18），取出标本（图Ⅱ-8-19）。

手术要点	●有时，在肝断面上不能显露作为解剖标志的肝右静脉，基本上是由于以下两种情况，术前必须在 CT 图像上了解清楚[7]。 ①存在肝右下静脉：特别是肝右下静脉较为粗大时，它负责引流右后叶下段（S6），而肝右静脉此时主要负责引流右后叶上段（S7）。因此，在切肝时只能在靠近下腔静脉的肝断面显露出一小段肝右下静脉（其根部）。在存在粗大的肝右下静脉的病例中，从下方开始切肝时，首先显露出来的就是肝右下静脉。若一直沿着肝右下静脉离断肝实质，就会切入 S6 中。 ②发达的肝中静脉引流部分 S6 时：若将切肝开始后不久显露出的肝中静脉末梢误认为肝右静脉，那么就会切入右前叶。在肝中静脉较发达的病例中，也只能在靠近下腔静脉的肝断面上显露出一小段肝右静脉（其根部）。 ●左三肝切除后的肝断面较大。在不能显露作为解剖标志的肝右静脉时，会担心切肝方向是否正确。但是，肝实质离断的最终目标是肝门，其后方是下腔静脉，手术中可不时地审视整个肝脏，辨认切肝方向是否有偏离。

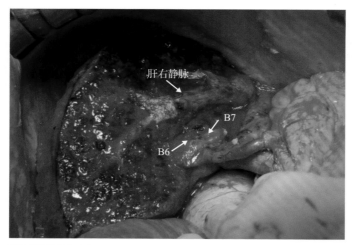

图Ⅱ-8-19 左三肝切除结束后的术中照片

参考文献

［1］Natsume S, et al: Clinical significance of left trisectionectomy for perihilar cholangiocarcinoma: an appraisal and comparison with left hepatectomy. Ann Surg 2012; 255: 754-762.

［2］Hosokawa I, et al: Surgical strategy for hilar cholangiocarcinoma of the left–side predominance: current role of left trisectionectomy. Ann Surg 2014; 259: 1178-1185.

［3］Ohkubo M, et al: Surgical anatomy of the bile ducts at the hepatic hilum as applied to living donor liver transplantation. Ann Surg 2004; 239: 82-86.

［4］Kitami M, et al: Types and frequencies of biliary tract variations associated with a major portal venous anomaly: analysis with multi-detector row CT cholangiography. Radiology 2006; 238: 156-166.

［5］Kishi Y, et al: Evaluation of donor vasculobiliary anatomic variations in liver graft procurements. Surgery 2010; 147: 30-39.

［6］Yoshioka Y, et al: "Supraportal" right posterior hepatic artery: an anatomic trap in hepatobiliary and transplant surgery. World J Surg 2011; 35: 1340-1344.

［7］Sato F, et al: A study of the right intersectional plane (right portal scissura) of the liver based on virtual left hepatic trisectionectomy. World J Surg 2014; 38: 3181-3185.

肝胰同时切除

癌研有明医院消化中心肝胆胰外科　**高桥祐**

肝胰同时切除（hepatopancreatoduodenectomy，HPD）时，肝切除的术式多种多样，但是，只要肝切除不超过一个肝叶，其手术创伤程度均与胰十二指肠切除术相当。下文将讲述针对大范围浸润的胆管癌或晚期胆囊癌的右半肝切除＋胰十二指肠切除。

适应证

■胆管癌

● 以下 3 种情况适于行 HPD 手术：①以中上段胆管为中心的广泛浸润型胆管癌；②肝门部胆管癌合并表层扩展（即沿着胆管黏膜层浸润性生长）至下段胆总管；③中下段胆管癌，合并表层扩展至肝门部。

● 肝门部胆管癌虽然罕见，但是当转移的淋巴结浸润胰腺，且年龄和全身状态允许时，都适合行 HPD[1]。

● 有时术前无法准确判断表层扩展的范围，只能经术中冰冻病理学检查来明确，因此，有时因追加肝切除或胰十二指肠切除，从而最终施行了 HPD[1]。但是，也有报道称胆管断端黏膜内癌阳性对术后长期预后无影响[2]。由于HPD 创伤大，在具体手术过程中，还是应该慎重考虑是否有追加肝切除或胰十二指肠切除的适应证。

■胆囊癌

● 包括胆囊癌广泛浸润肝门或胆囊床的病例，进一步也包括胆囊癌浸润十二指肠或胰腺的病例。

● 与肝门部胆管癌一样，胆囊癌合并明确的胰周淋巴结转移的病例也适于行HPD。但是，以预防性淋巴结清扫为目的时，则不能行胰十二指肠切除。

● 胆囊癌侵犯十二指肠的范围较小时，只要能保证切缘癌阴性，行十二指肠局部切除即可。

■ HPD 的问题和判断有无适应证的要点

● HPD 的问题是手术创伤过大。最近，虽有个别来自大容量手术中心的研究报道称 HPD 术后零死亡（no mortality），但毕竟报道的病例数少，而且术后并发症的发生率都高达 70%~80%[1,3]。如何预防扩大半肝切除和胰十二指肠切除后各自的危重并发症——术后肝衰竭和胰漏,如何将创伤最小化,这些都是术后处理的重点。

- 能施行 HPD 的胆囊癌都属于局部进展型的肿瘤,且不能保证其术后长期效果一定很好[3-6]。因此,最终还是要结合肿瘤的分期、预后,患者的年龄、肝功能以及全身状态来综合判断是否适于行 HPD 手术。

术前检查

- 明确术前解剖,评估肿瘤的进展程度

请参阅前文关于胰十二指肠切除和右半肝切除的内容。

- 肝功能和残肝体积的评估

若预定行右半肝切除,术前必须行门静脉分支栓塞术(PVE)。

- 麻醉和体位

与常规的肝切除一样,行全身麻醉。患者取仰卧位,右上肢外展。

手术步骤

1 切开,Kocher 法游离

2 分离肝左动脉和门静脉左支周围

3 胰十二指肠切除,处理肝门部

4 游离右半肝和尾状叶

5 切肝,切断胆管

6 消化道重建

7 止血,留置引流管,关腹

手术技术

1 切开,Kocher 法游离

- 取反"L"形切口,或者是取上腹正中切口,向左侧绕脐并延长至脐下,呈反"卜"形切口(图Ⅱ-9-1)。
- 与其他肿瘤根治术一样,进腹后首先探查全腹腔,明确有无远处转移。然后行术中超声检查,明确有无肝转移。
- Kocher 法整块游离胰头和十二指肠,探查腹主动脉旁淋巴结(No.16),并对其行切除活检,送术中冰冻病理学检查。若 No.16 淋巴结癌阳性,不论原发部位是胆管癌还是胆囊癌,都不再是 HPD 的适应证。

2 分离肝左动脉和门静脉左支周围

- 腹腔探查并确认无肝转移和腹膜种植转移后,接下来应该进行的操作是明确肿瘤的局部情况。在癌研有明医院,即使肿瘤侵及门静脉左支与右支的分叉处,也可施行门静脉切除 + 重建,这种情况可被判定为可切除。但是,若从肝总动脉至肝固有动脉、再至肝左动脉都被肿瘤浸润,则将此

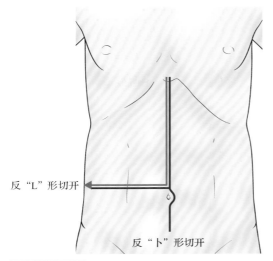

反 "L" 形切开

反 "卜" 形切开

图Ⅱ-9-1 切口

情况判定为肿瘤已侵及整个肝十二指肠韧带,此时已无手术指征。

● 为了凭肉眼判定能否行根治性切除,必须先在应该保留的肝动脉和门静脉周围试探着分离,从而判断能否将其从周围组织中分离出来。首先,分离肝动脉。打开小网膜,第二助手将胃和胰腺压向下方,术者清扫位于胰腺上缘、肝总动脉干前上方的淋巴结(No.8a),并显露出肝总动脉,连同其周围神经丛一并悬吊。接着,向末梢侧追踪分离,依次显露出胃十二指肠动脉和肝固有动脉,并逐一悬吊(图Ⅱ-9-2)。切取胃十二指肠动脉和肝固有动脉周围神经丛,送术中冰冻病理学检查,以确认癌阴性。

● 纵行剪开肝固有动脉正上方的浆膜,向上一直延续至左侧的门静脉矢状部(图Ⅱ-9-2)。将肝固有动脉从其周围组织中完全游离出来,依次显露出肝左动脉、肝中动脉和肝右动脉的分叉处,并逐一悬吊。然后,进一步沿着肝左动脉和肝中动脉向末梢侧追踪分离至各自入肝处(图Ⅱ-9-3)。

● 接着,分离显露出位于肝中动脉和肝左动脉后方的门静脉矢状部根部,若可能,于其根部悬吊左外叶上段门静脉支(P2)(图Ⅱ-9-3)。分离操作至此,若既能分离肿瘤,又能保留必需的血管,就可以判定为可根治性切除。

3 胰十二指肠切除,处理肝门部

● 本术式的胰十二指肠切除与浸润性胰管癌时的胰十二指肠切除不同。此时,在多数病例中,胰腺周围的炎症较轻。虽然也受患者体形等因素的影响,但还是要尽可能快地完成胰十二指肠切除。这一点很重要。

● 具体操作详见前文 "胰十二指肠切除术"。切断胰腺后,于主胰管内插入胰管引流管,暂时固定,以尽可能防止胰液漏出而污染术野。

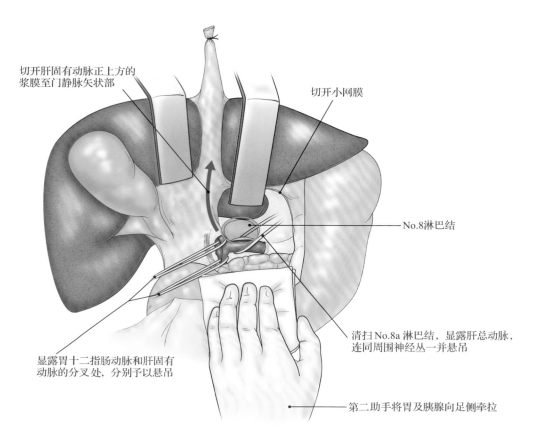

切开肝固有动脉正上方的
浆膜至门静脉矢状部

切开小网膜

No.8淋巴结

清扫No.8a淋巴结，显露肝总动脉，
连同周围神经丛一并悬吊

显露胃十二指肠动脉和肝固有
动脉的分叉处，分别予以悬吊

第二助手将胃及胰腺向足侧牵拉

图Ⅱ-9-2 分离肝总动脉周围

- 肝门部的清扫方法详见右半肝切除。
- 若可能,应保留幽门环。但是,若胆囊癌已侵犯十二指肠,则应切除部分胃窦部,施行保留次全胃的胰十二指肠切除。可以保留肠系膜上动脉周围神经丛,淋巴结清扫程度达到癌研有明医院分类的Ⅰ~Ⅱ级即可。

4 游离右半肝和尾状叶

请参阅右半肝切除的相关内容。

5 切肝,切断胆管

请参阅右半肝切除的相关内容(图Ⅱ-9-4)。

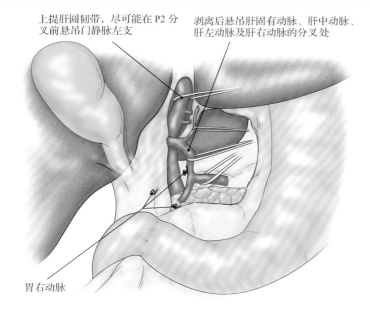

上提肝圆韧带，尽可能在 P2 分
叉前悬吊门静脉左支

剥离后悬吊肝固有动脉、肝中动脉、
肝左动脉及肝右动脉的分叉处

胃右动脉

图Ⅱ-9-3 悬吊肝左动脉和门静脉左支

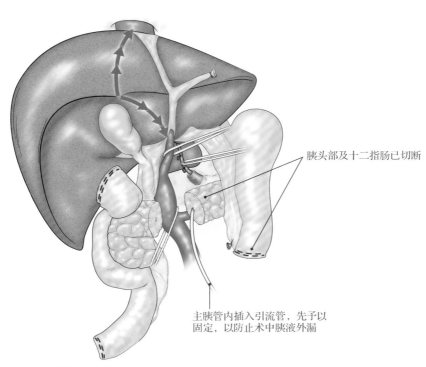

胰头部及十二指肠已切断

主胰管内插入引流管，先予以
固定，以防止术中胰液外漏

图Ⅱ-9-4 切肝线

6 消化道重建

- 参见胰十二指肠切除术。
- 吻合顺序：①胆管 – 空肠吻合；②胰管 – 空肠吻合；③胃（或者十二指肠）– 空肠吻合（图Ⅱ-9-5）。

7 止血，留置引流管，关腹

- 参见右半肝切除 + 尾状叶切除 + 肝外胆管切除的相关内容。
- 留置引流管：从肝断面至右膈下留置 1 根直径 8mm 的 Pleated Drain® 引流管。另外，在胃小弯前面留置 1 根直径 8mm 的 Pleated Drain® 软引流管，经 Winslow 孔于右侧腹壁另戳孔引出。胰管 – 空肠吻合口前方留置 1 根直径 8mm 的 Pleated Drain® 引流管（图Ⅱ-9-5）。
- 引流管接负压瓶，行持续负压吸引。

术后处理和术后检查

参见右半肝切除和胰十二指肠切除术。

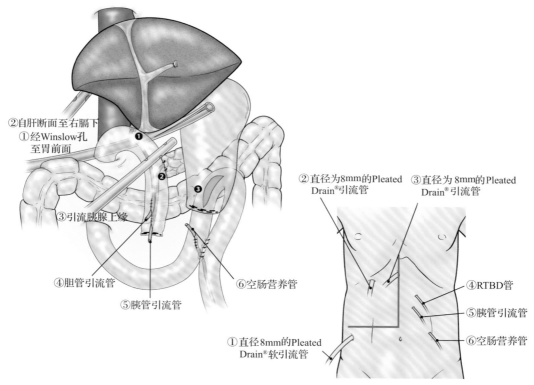

图Ⅱ-9-5 消化道重建结束，留置引流管
❶—胆 – 肠吻合口；❷—胰 – 肠吻合口；❸—胃 – 肠吻合口

参考文献

［1］ Ebata T, et al: Hepatopancreatoduodenectomy for cholangiocarcinoma: a single-center review of 85 consecutive patients. Ann Surg 2012; 256: 297-305.

［2］ Wakai T, et al: Impact of ductal resection margin status on long-term survival in patients undergoing resection for extrahepatic cholangiocarcinoma. Cancer 2005; 103: 1210-1216.

［3］ Miwa S, et al: Is major hepatectomy with pancreatoduodenectomy justified for advanced biliary malignancy? J Hepatobiliary Pancreat Surg 2007; 14: 136-141.

［4］ Kaneoka Y, et al: Hepatopancreatoduodenectomy: its suitability for bile duct cancer versus gallbladder cancer. J Hepatobiliary Pancreat Surg 2007; 14: 142-148.

［5］ Sakamoto Y et al: Is extended hemihepatectomy plus pancreaticoduodenectomy justified for advanced bile duct cancer and gallbladder cancer? Surgery 2013; 153: 794-800.

［6］ Ebata T, et al: Review of hepatopancreatoduodenectomy for biliary cancer: an extended radical approach of Japanese origin. J Hepatobiliary Pancreat Sci 2014; 21: 550-555.

10 肝外胆管切除

癌研有明医院消化中心肝胆胰外科　**高桥祐**

适应证

- 胆管癌仅通过肝外胆管切除（＋胆囊切除）就可获得根治性治疗的情况仅限于发生在上段胆管（胆总管中段至肝门部左、右肝管汇合部以下）的局限性肿瘤（Bismuth–Corlette Ⅰ型、Ⅱ型肝门部胆管癌）。
- 肿瘤的肉眼分型为结节型或浸润型时，常浸润走行在胆管后方的肝右动脉，从手术根治性方面来讲，应推荐右半肝切除＋尾状叶切除＋肝外胆管切除[1]。
- 肿瘤的肉眼分型为乳头型时，最常合并胆道黏膜表层扩展式浸润，应注意胆管切断水平，确保胆管断端癌阴性。
- 高龄、肝功能不良等预计不能耐受大量肝切除的病例也是本术式的相对适应证。但是，应该结合病变进展程度、根治性、术后生活质量（不带管）等具体情况，综合考虑，决定具体手术方式。

术前检查

■明确术前解剖，评估肿瘤的进展程度

- 本术式要求全部保留肝左动脉、肝右动脉和门静脉，并整块切除胆管（＋胆囊）及其周围组织。
- 与右半肝切除、左半肝切除的术前准备一样，术前必须了解清楚胆管合流形态和动脉、门静脉的分支形态。

■麻醉和体位

与常规的肝切除一样，需行全身麻醉。患者取仰卧位，右上肢外展。

手术步骤

1 切开		**4** 切断胆管	
2 游离十二指肠，肝外胆管切除		**5** 胆管－空肠吻合	
3 清扫肝十二指肠韧带，处理肝门部		**6** 止血，留置引流管，关腹	

手术技术

1 切开

与常规的肝切除一样,取上腹反"L"形切口。

2 游离十二指肠,肝外胆管切除

参见"右半肝切除 + 尾状叶切除 + 肝外胆管切除"。

3 清扫肝十二指肠韧带,处理肝门部

转向清扫肝十二指肠韧带淋巴结(No.12)。

如前所述,肝外胆管切除时,要全部保留肝左、中、右动脉和左、右门静脉,将肝十二指肠韧带内的淋巴结和纤维结缔组织推向胆管侧,然后整块切除(图Ⅱ-10-1~Ⅱ-10-3)。

● 纵行剪开肝固有动脉正上方的浆膜,一直延续到门静脉矢状部根部。在肝固有动脉的起始处,于根部结扎切断胃右动脉。然后,沿着肝固有动脉向末梢侧追踪分离,显露出肝左动脉和肝中动脉,适当悬吊。进一步沿着这两支动脉,朝肝脏侧追踪分离至各自入肝处(图Ⅱ-10-1)。

● 也于其根部悬吊肝右动脉。接着,从胆囊床开始切除胆囊。剪开 Rouviere 沟表面的浆膜,分离显露出右后叶动脉支,并悬吊(图Ⅱ-10-2)。

● 连同清扫的胰腺周围淋巴结一起,向上提起胆管断端(图Ⅱ-10-3)。将走行在胆管后方的肝右动脉从胆管周围分离出来,与刚才已分离悬吊的右后叶动脉相连续。

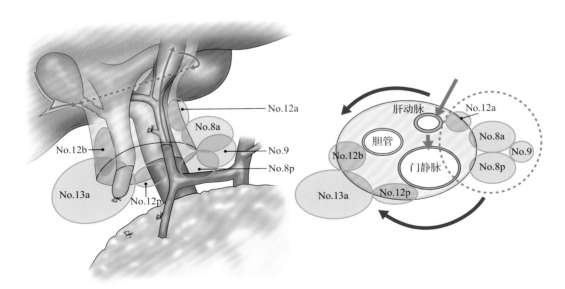

图Ⅱ-10-1 清扫肝十二指肠韧带

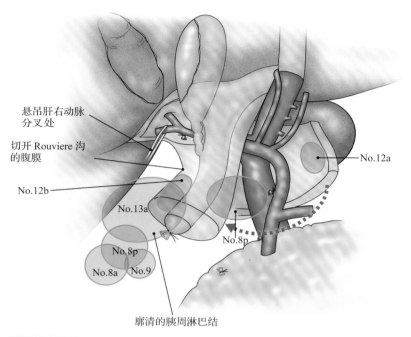

悬吊肝右动脉分叉处

切开 Rouviere 沟的腹膜

No.12b

No.13a

No.12a

No.8p

No.8a　No.9

No.8p

廓清的胰周淋巴结

图Ⅱ-10-2　胆囊切除和悬吊右后叶动脉分支

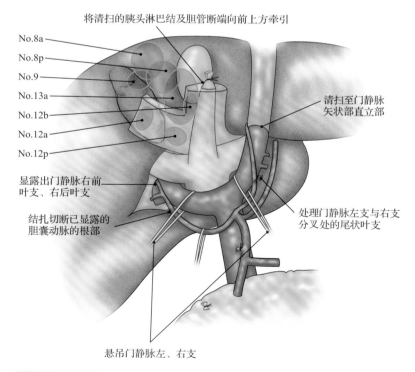

将清扫的胰头淋巴结及胆管断端向前上方牵引

No.8a

No.8p

No.9

No.13a

No.12b

No.12a

No.12p

清扫至门静脉矢状部直立部

显露出门静脉右前叶支、右后叶支

结扎切断已显露的胆囊动脉的根部

处理门静脉左支与右支分叉处的尾状叶支

悬吊门静脉左、右支

图Ⅱ-10-3　分离门静脉周围

● 途中,于根部结扎切断胆囊动脉。

● 追踪分离右后叶动脉和右前叶动脉至各自入肝处。

● 朝肝门方向分离显露门静脉。左侧至门静脉矢状部根部,右侧至右前叶门静脉支和右后叶门静脉支的分叉处。结扎切断自门静脉左、右支分叉处发出的尾状叶门静脉支,分别悬吊门静脉左支和门静脉右支(图Ⅱ-10-3)。

4 切断胆管

● 将胆管断端牵向下方,横行剪开肝十二指肠韧带与肝实质交界处的浆膜,尽可能向上方分离胆管与肝实质之间的间隙。

● 关于在何处切断上游(肝脏侧)胆管,癌研有明医院的做法是:于左、右肝管汇合部水平切断胆管(图Ⅱ-10-4 ①)。

手术要点	虽然切除全部或部分左内叶(即方叶或 S4b),就可分别切断左、右肝管和尾状叶胆管(图Ⅱ-10-4 ②)。但实际上,如果将肝门部胆管追踪到此水平切断,说明术者没有考虑到之后胆-肠吻合时的困难。再者,那些不得不在图Ⅱ-10-4 ②处切断胆管的病例,从肿瘤根治性方面来讲,最好还是选择合并左半肝或右半肝切除为妥。

● 于预定胆管切断线的左、右两端各缝合 1 针作为牵引线。确认胆管左、右两侧及其后面的血管已充分远离切断线。若可能,用血管钳钳夹标本侧胆管,然后以 Metzenbaum 剪刀慢慢剪断胆管,摘除标本。

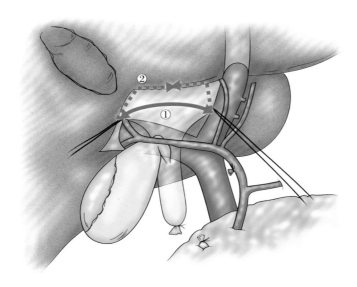

图Ⅱ-10-4 胆管切断线

●确认胆管开口数。胆管开口的后壁可能是其他胆管壁,或是胆管周围的纤维结缔组织。一定要仔细检查有无尾状叶胆管开口(图Ⅱ–10–5)。

5 胆管 – 空肠吻合

参见"右半肝切除 + 尾状叶切除 + 肝外胆管切除"。

6 止血,留置引流管,关腹

●参见"右半肝切除 + 尾状叶切除 + 肝外胆管切除"。
●于胃小弯前面留置 1 根直径 8mm 的 Pleated Drain® 软引流管,经 Winslow 孔于右侧腹壁另戳孔引出。
●引流管接负压瓶,给予持续负压吸引。

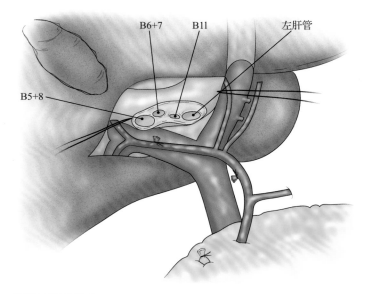

B6+7　B11　左肝管

B5+8

图Ⅱ–10–5 肝外胆管切断后

参考文献

[1] Ikeyama T, et al: Surgical approach to bismuth Type I and II hilar cholangiocarcinomas: audit of 54 consecutive cases. Ann Surg 2007; 246: 1052-1057.

11 胆囊床切除术和全层胆囊切除术

东京大学大学院医学系研究科外科学肝胆胰外科　**有田淳一**
癌研有明医院消化中心肝胆胰外科　**斋浦明夫**

　　根据肿瘤浸润胆囊壁的深度和肿瘤侵犯胆囊周围脉管的范围,胆囊癌的根治性切除术式有多种,范围可大可小。小至单纯腹腔镜下胆囊切除,大至扩大右半肝切除 + 胰十二指肠切除这样的极致手术。在日常临床实践中,胆囊床切除术是最常选择的手术方式,肝胆胰外科医生可能从比较早的时候就以主刀身份施行过这种手术。但是,从肿瘤学方面来讲,做好真正的根治性胆囊床切除术是相当难的,特别是有关肝门部解剖,必须有充分的理解,最好术前做好预习。另外,虽然许多时候也可将胆囊床切除术习惯性地称为"扩大胆囊切除术"或"肝床切除术",但按照《胆管癌处理规约(第 6 版)》[1]中的名称,后文将其统一为"胆囊床切除术"。

　　癌研有明医院以合并 S4b+S5 切除作为胆囊床切除术的标准术式,后文讲述的就是这个概念。另外,胆囊床切除术还分合并肝外胆管切除和不合并肝外胆管切除这两种情况,每种情况的要点将分开讲述。

适应证(图Ⅱ-11-1)

■胆囊床切除术

● 根据肿瘤浸润胆囊壁的深度,各个医院所选的术式不尽相同。在癌研有明医院,原则上对怀疑胆囊壁浸润深度超过浆膜下(subserosa, SS)、无明显肝脏浸润、无肝门浸润的病例,一律施行不合并切除肝外胆管的胆囊床切除术(11.2)。

● 肝外胆管切除术的适应证在各个医院也不相同[2]。癌研有明医院规定:若术前影像学图像提示,或术中冰冻病理学检查证实肿瘤侵及胆囊管,则需切除肝外胆管(11.1)。若肿瘤没有侵及胆囊管,原则上保留肝外胆管,但需清扫肝门淋巴结。

■全层胆囊切除术

● 对胆囊癌的诊断已明确,但胆囊壁的浸润深度最深仅达固有肌层(m 层)的病例,适于行全层胆囊切除术(11.3)。

术前检查

- 行增强 CT、MRCP、体外超声、超声内镜等检查,评估恶性的可能性、动脉周围神经丛的浸润程度、肿瘤是否侵犯胆囊管及胆总管、有无淋巴结转移。
- 虽然随着影像学诊断水平的提高,术中意外发现肿瘤已浸润肝门部(特别是肝右动脉被肿瘤浸润),而不得不变更术式、施行右半肝切除的情况在逐渐减少,但还是经常能遇到。因此,术前需行 CT 肝体积测定和 ICG 检查。另外,一定要向患者本人解释清楚这种可能性。
- 全身麻醉 + 硬膜外麻醉。患者取仰卧位。

11.1 合并肝外胆管切除的胆囊床切除术

手术步骤

1 开腹		**6** 设置切肝线	
2 清扫胰头周围淋巴结		**7** 切肝	
3 清扫胰腺上缘淋巴结		**8** 切断肝总管	
4 清扫肝十二指肠韧带,切断胆总管		**9** 胆管 – 空肠吻合	
5 游离肝脏		**10** 关腹	

手术技术

1 开腹

- 取上腹正中切口或反 "L" 形切口,逐层切开进腹(图Ⅱ–11–2)。

手术要点	腹腔探查时要注意有无种植转移和肝转移,然后行术中超声确认。

2 清扫胰头周围淋巴结

- Kocher 法整块游离胰头和十二指肠。将 No.8p 淋巴结从后腹膜上分离后,活检腹主动脉旁淋巴结 No.16b1 和 No.16a2。进一步清扫胰头后 No.13a 淋巴结(图Ⅱ–11–3)。
- 向左上方翻起胰头和十二指肠,显露胰头后面,于胰头与十二指肠交界处仔细结扎切断发向十二指肠的细小血管,显露出胰腺实质。然后,紧贴胰腺实质,从下向上、向后清扫胰头后淋巴结(图Ⅱ–11–4)。
- 于脂肪组织内辨认出胆总管,将其悬吊。然后,进一步清扫其周围组织。

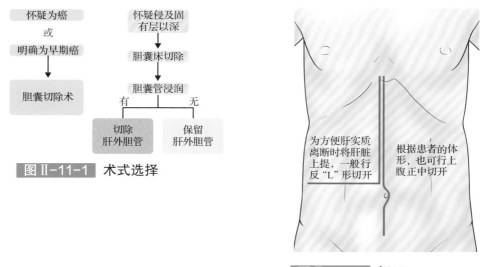

图 Ⅱ-11-1 术式选择

图 Ⅱ-11-2 切口

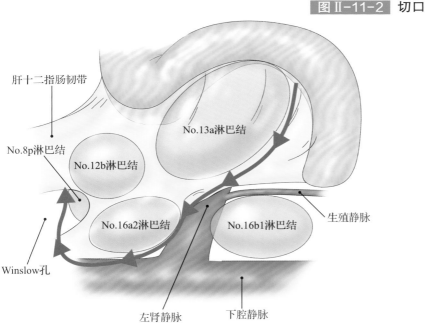

图 Ⅱ-11-3 **Kocher 法游离术野，清扫淋巴结**

首先活检 No.16b1 和 No.16a2 淋巴结。No.8p 淋巴结清扫的上界为腹腔干前方。接着清扫 No.13a 和 No.12b 淋巴结

3 清扫胰腺上缘淋巴结

●在十二指肠球部上缘，朝胃窦方向，逐一结扎切断发向十二指肠后壁的、细小的动脉和静脉分支，继续向左侧清扫 No.13a 淋巴结，直至显露出胃十二指肠动脉及其分支胰十二指肠上后动脉（P-SPDA）。

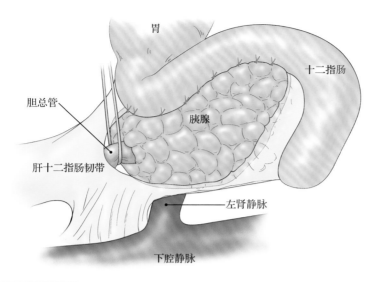

图Ⅱ-11-4 清扫胰头周围淋巴结

清扫胰头上半部分,仔细结扎切断发向十二指肠的细小血管

●于根部结扎切断胰十二指肠上后动脉,悬吊胃十二指肠动脉。继续向中枢侧分离,显露出肝固有动脉和肝总动脉根部。

手术要点

若妨碍操作,可于根部结扎切断胃右动静脉(图Ⅱ-11-5)。

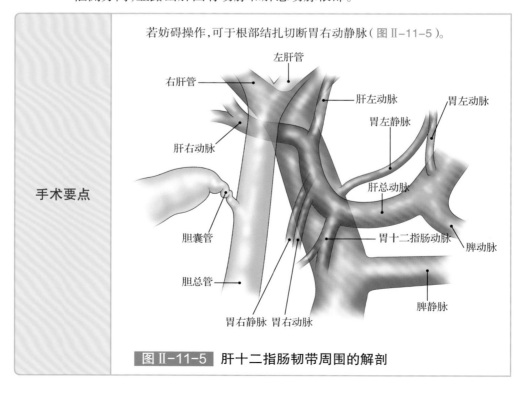

图Ⅱ-11-5 肝十二指肠韧带周围的解剖

- 悬吊肝总动脉,清扫 No.8a 淋巴结。
- 继续朝左侧清扫,到达腹腔干右侧壁之后,沿其右侧壁向后方清扫,与先前 Kocher 法游离时所做的分离面相贯通,同时完成 No.8p 淋巴结的清扫(图Ⅱ-11-6)。

4 清扫肝十二指肠韧带,切断胆总管

- 仔细分离胆总管和胰腺实质之间的间隙,结扎切断其中的细小血管。然后,靠近胰腺侧钳夹胆总管,结扎切除侧之后,以 Metzenbaum 剪刀剪断胆总管,胰腺侧断端用 3-0 Vicryl® 缝线连续缝合闭锁(图Ⅱ-11-7)。切取一段切除侧胆管断端送术中冰冻病理学检查。
- 悬吊肝固有动脉,沿着肝固有动脉向末梢侧分离,显露出肝左动脉和肝右动脉,并清扫 No.12a 淋巴结(图Ⅱ-11-8)。
- 显露出胃十二指肠动脉后方的门静脉主干,将其悬吊。然后,紧贴门静脉壁,向上分离门静脉周围。
- 从左侧向后面分离门静脉主干。将清扫下来的左侧淋巴结通过门静脉后面牵至右侧。
- 沿着肝右动脉向末梢侧追踪分离,于根部结扎切断胆囊动脉(也可发自肝左动脉),进一步分离,显露出右前叶动脉和右后叶动脉,并一一悬吊。
- 分离显露门静脉至门静脉左支和右支的分叉处,并悬吊门静脉右支。

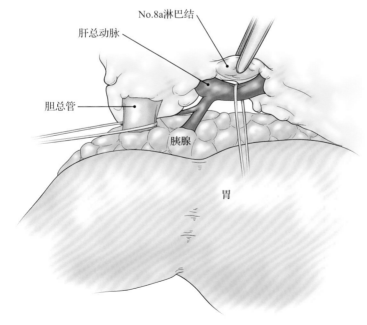

No.8a淋巴结

肝总动脉

胆总管

胰腺

胃

图Ⅱ-11-6 清扫胰腺上缘淋巴结

沿着胰腺上缘切开浆膜,推开 No.8a 淋巴结,显露出肝总动脉

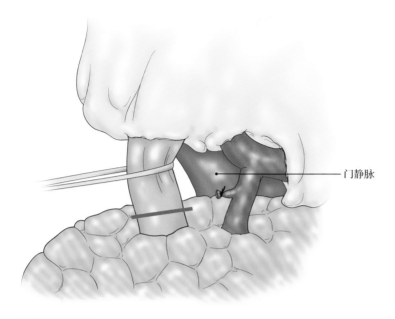

图Ⅱ-11-7　分离显露出胆总管

在胰腺上缘,显露并悬吊胆总管后,仔细分离胆总管与胰腺实质之间的间隙,结扎切断其中的数支细小血管

门静脉

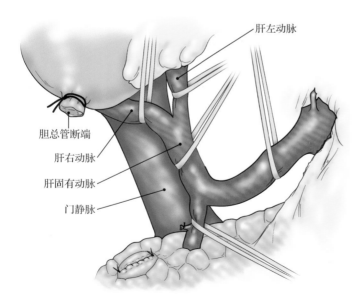

肝左动脉

胆总管断端

肝右动脉

肝固有动脉

门静脉

图Ⅱ-11-8　切断胆总管下段

切断胆总管后,依次分离显露出肝固有动脉、肝左动脉和肝右动脉

| 手术要点 | 设定右侧切肝线时，应切断与切肝线相连的纤维组织，从而更容易理解切肝范围。 |

5 游离肝脏
- 用电刀依次切断肝结肠韧带、肝肾间膜、右三角韧带和右侧冠状韧带，游离右半肝。分离到显露出右侧肾上腺的程度即可。

| 手术要点 | 即使不游离右半肝，也可行 S4b+S5 切除。但是，游离右半肝之后，术者可托起肝脏，这样可以减少肝断面上肝中静脉分支的出血。 |

6 设置切肝线
- 应从左侧开始切肝。途中切断 S5 的 Glisson 鞘后，肝表面就会出现缺血线，以电刀标记作为右侧的切肝线。
- 行术中超声检查以确认 S4a 和 S4b 的 Glisson 鞘，在肝脏膈面沿着这两组 Glisson 鞘之间的中线，以电刀标记，此即左侧膈面的切肝线（图 Ⅱ-11-9）。
- 左侧脏面的切肝线设置在距门静脉矢状部 1~2cm 处即可。

| 手术要点 | 切肝前，应用术中超声检查，明确走行在胆囊床附近肝实质中 S5 Glisson 鞘的分支数目，还要明确肝中静脉属支 V4 和 V5 的走行（图 Ⅱ-11-10）。 |

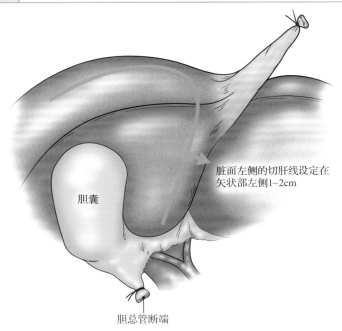

脏面左侧的切肝线设定在矢状部左侧1~2cm

胆囊

胆总管断端

图 Ⅱ-11-9 标记左侧切肝线

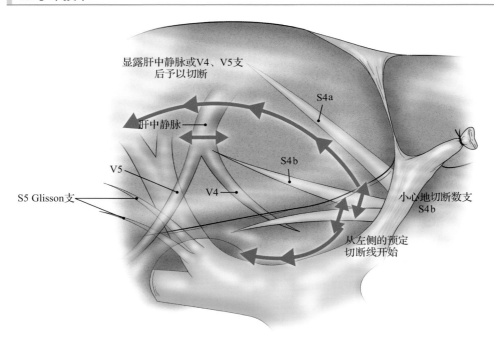

顺次切断 S4b Glisson 鞘和肝中静脉的末梢侧分支,到达肝门板后,转向右侧离断肝实质,显露出肝门板

7 切肝

■ 离断 S4 肝实质

- 肝门阻断下开始离断肝实质。
- 沿着左侧切肝线离断肝实质,仔细结扎切断数支细小的 S4b Glisson 鞘分支。肝断面上露出肝中静脉末梢或 V4、V5 时,应毫不犹豫地将其结扎切断(图Ⅱ-11-10)。
- 在左内叶的脏面,将肝实质离断至肝门板后,切肝方向就应转向右侧,沿着显露出肝门板表面的平面继续向右侧离断肝实质,直至显露出右前叶 Glisson 鞘。然后,辨认出 S5 Glisson 鞘分支,于根部将其结扎切断(图Ⅱ-11-11)。

■ 离断 S5 肝实质

- 参考先前术中超声检查所见,明确 S5 Glisson 鞘分支的数目,再次确认后,将其顺次结扎切断。
- 将 S5 Glisson 鞘切断后,可暂停切肝,松开肝门阻断。
- 这时肝表面就会显现出 S5 的缺血范围,以电刀标记,并将其与已经离断的切肝线连接起来(图Ⅱ-11-12)。再次阻断肝门,离断 S5 肝实质。

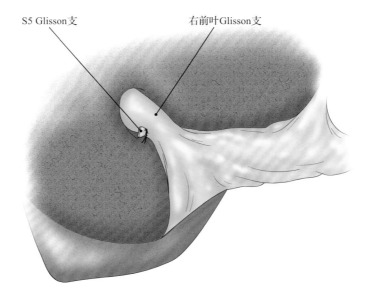

S5 Glisson支　　　　右前叶Glisson支

图 Ⅱ-11-11　切断 S5 Glisson 鞘

一旦显露出右前叶 Glisson 鞘，就能辨认出 S5 Glisson 鞘分支的根部。
于根部结扎切断 S5 Glisson 鞘分支。分离显露肝门板直至右前叶 Glisson 鞘

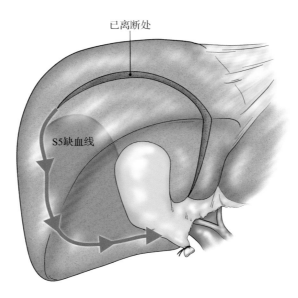

已离断处

S5缺血线

图 Ⅱ-11-12　标记 S5 缺血区

将 S5 表面的缺血线与左侧切肝线连接起来

●在右前叶 Glisson 鞘根部,剔除周围的肝实质,显露出与之相连的右后叶 Glisson 鞘根部即可。

8 切断肝总管

●肝实质离断结束后,标本只与肝总管、左肝管、右肝管、右前叶 Glisson 鞘、右后叶 Glisson 鞘连接在一起。

●在肝总管的后面,确认胆管预定切断线已充分远离肝右动脉和门静脉,然后以 Metzenbaum 剪刀剪断肝总管(图Ⅱ-11-13)。

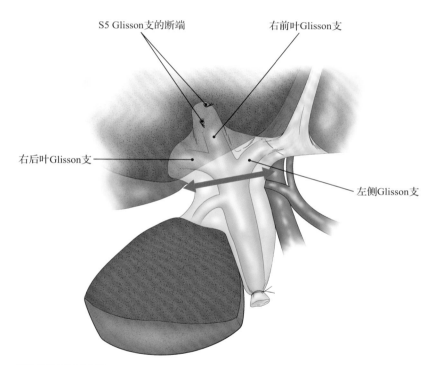

S5 Glisson支的断端

右前叶Glisson支

右后叶Glisson支

左侧Glisson支

图Ⅱ-11-13 切断肝总管

虽然要一定程度地显露出肝门部胆管,但在切断肝总管时,要预留足够的缝合边距,在适当的水平切断即可不必太靠近肝脏切断肝总管,只要预留出足够的缝合边距,沿此线切断肝总管即可(图Ⅱ-11-14)。理想的状态是断面上只有 1~2 个胆管开口。

手术要点

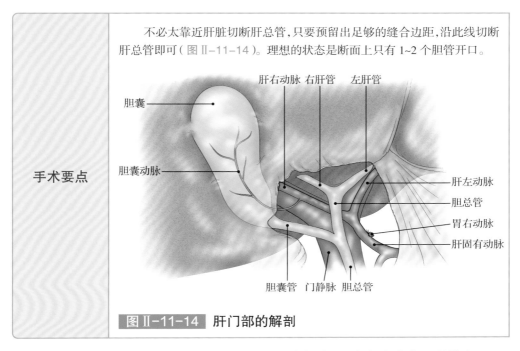

图Ⅱ-11-14 肝门部的解剖

●切断肝总管,摘除标本。切取一段胆管断端,送术中冰冻病理学检查。

9 胆管 - 空肠吻合
●距 Treitz 韧带以远约 15cm 处,以直线切割闭合器切断空肠,制作 Y 袢。
●于中结肠动静脉右侧的无血管区开孔,经结肠后上提空肠 Y 袢至肝门,行胆管 - 空肠吻合(图Ⅱ-11-15)。
●具体缝合操作见相关章节。术者可根据胆管的粗细以及手术创伤的大小等具体情况,决定是否需要留置胆管引流管、胆管前壁是连续缝合还是间断缝合、是否需要留置空肠营养管。

10 关腹
●术野彻底止血,用温盐水冲洗腹腔,吸引干净后,单层缝合关腹。吻合口后方留置的引流管经 Winslow 孔于右侧腹壁戳孔引出(图Ⅱ-11-16)。

术后检查

●若选择胆囊床切除 + 肝外胆管切除,即使合并肝十二指肠韧带淋巴结清扫和胆管 - 空肠吻合,手术创伤也较小。
●术后患者几乎没有发生过胆管 - 空肠吻合口漏和(或)瘘。

●需要注意,淋巴结清扫后,一旦发生淋巴漏,就可导致感染。另外,与常规的肝切除一样,一旦发生胆漏,即可导致感染。因此,术后应该密切观察生命体征和引流液情况,同时注意化验检查结果。

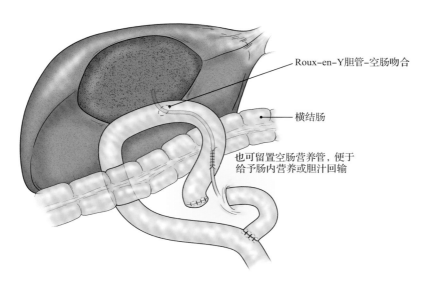

Roux-en-Y胆管-空肠吻合

横结肠

也可留置空肠营养管,便于给予肠内营养或胆汁回输

图Ⅱ-11-15 胆管-空肠吻合

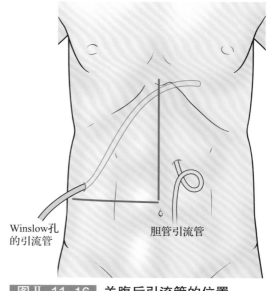

Winslow孔的引流管

胆管引流管

图Ⅱ-11-16 关腹后引流管的位置

11.2 不合并肝外胆管切除的胆囊床切除术

合并肝外胆管切除与不合并肝外胆管切除的手术操作相差不大。以下只讲述两者的不同点。

手术步骤

1 开腹,胰头周围淋巴结清扫

2 清扫肝十二指肠韧带淋巴结

3 离断肝实质

4 关腹

手术技术

1 开腹,胰头周围淋巴结清扫

- 除悬吊胆总管这一步之外,胰头周围淋巴结清扫的步骤与合并肝外胆管切除时一样。

2 清扫肝十二指肠韧带淋巴结

- 清扫 No.13a、No.8a、No.8p、No.12a 淋巴结的步骤,与前述大致相同。
- 最大的不同是从胰腺上缘向肝侧清扫胆总管周围组织时,要保留胆总管周围血管丛,这一点很重要。
- 清扫肝动脉和门静脉时,要紧贴血管外膜,以 Metzenbaum 剪刀分离血管周围的纤维结缔组织(图Ⅱ-11-17)。
- 另外,在清扫胆总管时,要将其周围的纤维结缔组织牵引开,距胆管壁数毫米,以电刀切断(图Ⅱ-11-17)。按照这种方法,可以残留厚度约 1mm 的胆管周围组织,从而可以保留其中的血管丛。
- 途中可遇到数支细小的动静脉,应可靠地将其结扎切断。
- 显露出胆囊管后,将其悬吊,进一步分离其根部周围,完全显露出三管汇合处。接着,进一步分离 1cm 左右的肝总管即可(图Ⅱ-11-18)。
- 留出足够的缝合边距,钳夹胆囊管根部,用 Metzenbaum 剪刀剪断,胆囊管残端以 5-0 或 6-0 单丝可吸收线连续缝合闭锁(图Ⅱ-11-19)。
- 胆囊管断端送术中冰冻病理学检查。若断端癌阳性,则更改为肝外胆管切除。
- 充分分离胆总管后方的肝右动脉,并将其悬吊,然后向末梢侧追踪分离至右前叶支和右后叶支的分叉处。

手术要点	为了预防术后胆管狭窄,要小心地保留胆管周围的血管丛。

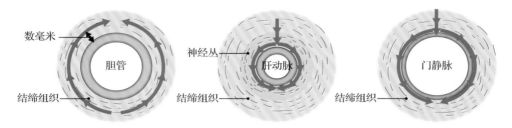

图Ⅱ-11-17 清扫肝动脉、门静脉和胆总管周围的模式图

清扫胆总管时,其周围要残留少许纤维结缔组织。清扫肝动脉时,要沿着神经丛与动脉外膜之间的层面分离。清扫门静脉时,要紧贴血管外膜分离

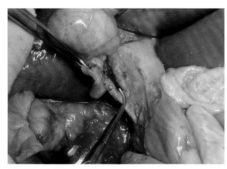 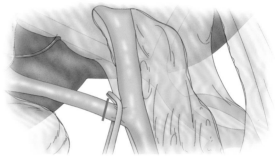

图Ⅱ-11-18 处理胆囊管的术中照片

显露出胆囊管与胆总管的汇合处之后,继续向肝侧分离出 1cm 左右的肝总管;然后,钳夹胆囊管,切断

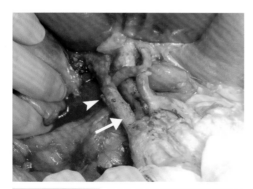 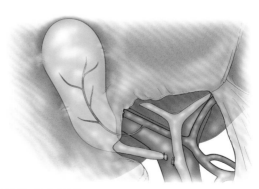

图Ⅱ-11-19 肝十二指肠韧带清扫结束后的术中照片

要有意识地在胆总管周围残留少许纤维结缔组织(白箭)。缝合闭锁胆囊管断端(白箭头)。注意不得损伤左肝管

3 离断肝实质

● 与合并肝外胆管切除时一样,从 S5 Glisson 鞘中分离显露出右前叶肝管,这样,标本只通过右前叶肝管与肝断面相连,说明肝实质离断结束了。结扎切断右前叶肝管,摘除标本。肝断面上不得露出右后叶 Glisson 鞘(图Ⅱ-11-20)。

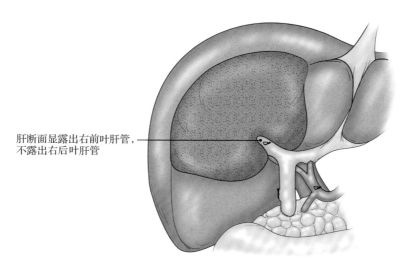

肝断面显露出右前叶肝管,
不露出右后叶肝管

图Ⅱ-11-20 **标本摘除后**

4 关腹

● 留置引流管及关腹,同合并肝外胆管切除时一样。

术后检查

● 与合并肝外胆管切除时相比,此手术不会导致胆汁漏出污染术野,因此,感染性并发症少。

● 出院后,要想到术后中长期患者可能会出现胆管狭窄,因此,要注意随访。

11.3 全层胆囊切除术

手术步骤

1 开腹

2 处理 Calot's 三角

3 分离胆囊床

4 关腹

手术技术

1 **开腹**

●取上腹正中切口或右肋缘下斜切口,逐层切开进腹。

2 **处理 Calot's 三角**

●与常规的胆囊切除术一样,分别结扎切断胆囊动脉和胆囊管(图Ⅱ-11-21)。若病变靠近胆囊管,应清楚地分离显露出三管合流部,然后,于根部结扎切断胆囊管。

●对所有病例都应切取胆囊管断端,送术中冰冻病理学检查。

3 **分离胆囊床**

●从胆囊底开始分离胆囊床。行常规胆囊切除术时,沿着胆囊床的疏松纤维组织层面分离。而行此手术时,分离层面要稍深一些,紧贴肝实质分离(图Ⅱ-11-22)。

●进入正确的分离层面后,用 Pean 血管钳沿着胆囊壁钳夹破碎肝实质。

手术要点	在分离的层面上,牵开胆囊,稍稍刮除,即可分离出胆囊床。

手术注意事项	沿着这个层面分离,肝实质肯定会出血,可调大电凝功率,分几次电凝分离面即可止血。

●摘除标本。

4 **关腹**

原则上不必留置引流管。

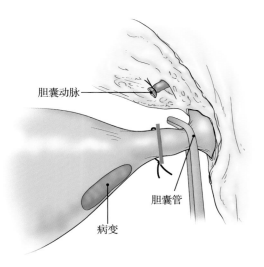

胆囊动脉

胆囊管

病变

图Ⅱ-11-21 病变位于胆囊颈部时,Calot's 三角的处理方法
分离到能确认胆总管壁时,进一步分离胆囊管周围,将其根部清楚地游离出来

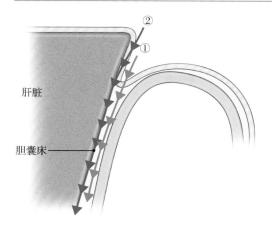

肝脏

胆囊床

分离胆囊床

常规切除胆囊时,尽量靠近胆囊壁分离(①线),分离面上残留着厚厚的纤维结缔组织。全层胆囊切除时,则沿着②线分离,要显露出肝实质

参考文献

[1] 日本肝胆膵外科学会:臨床・病理 胆道癌取扱い規約(第6版).金原出版,2013.

[2] Sakamoto Y, et al: Clinical significance of extrahepatic bile duct resection for advanced gallbladder cancer. J Surg Oncol 2006; 94(4): 298-306.

12 十二指肠乳头局部切除术

癌研有明医院消化中心肝胆胰外科 **斋浦明夫**

适应证

■绝对适应证

- 乳头部癌前病变或腺瘤内癌（carcinoma in adenoma）是此手术的适应证[1]。
- 对十二指肠乳头癌,基本式式是胰十二指肠切除术。适于行十二指肠乳头局部切除术的病例非常少。
- 十二指肠乳头癌时,若肿瘤局限于 Oddi 括约肌以内,淋巴结转移的频率极低。但是,由于乳头部病变的术前确诊率不高,因此,对侵及 Oddi 括约肌以外的十二指肠乳头癌,是否适于行此手术,应慎重考虑[2-3]。

■相对适应证

- 高龄或合并高危因素的 T1N0 十二指肠乳头癌。考虑到淋巴结转移,通常对十二指肠乳头癌施行胰十二指肠切除术。但是,对手术风险大、局限于乳头部的乳头癌,应权衡利弊,可选择十二指肠乳头局部切除术。
- 然而,若选择行十二指肠乳头局部切除术,由于省略了淋巴结清扫,术后局部复发的可能性更大。另外,如后文所述,十二指肠乳头切除术是一种很精细的手术,术后并非完全不可能出现并发症。因此,要特别注意这一点,慎重选择。

■不合适的治疗方法

- 最近,虽然有报道成功施行了内镜下乳头切除,但这种治疗方法有导致消化道出血或穿孔的风险。因此,癌研有明医院明确规定不得施行此手术。

■应该注意的几点

- 后文讲述的是最常见的经十二指肠乳头切除术的步骤。今后有关内镜下切除或腹腔镜下切除的报道会越来越多,但要切记:一旦发生并发症,往往是致命的。
- 内镜下切除时,切除范围很小,术后局部复发率高,这是问题之一。另外,切除后,胰管、胆管和十二指肠黏膜都不做缝合闭锁,其安全性有待进一步明确。
- 包括本术式在内,这些原本是容易的、较小的手术,却有可能导致并发症增多、肿瘤残留,这一点应该引起足够的注意。

术前检查

● 最重要的是仔细检查肿瘤的情况。要行上消化道内镜和超声内镜检查。

● 超声内镜观察肿瘤是否局限于 Oddi 括约肌以内。

手术步骤

1 切开

2 游离十二指肠

3 切除胆囊，胆囊管留置 C 管

4 切开十二指肠

5 全层切开乳头周围的十二指肠，分离

6 缝合胰管、胆管和十二指肠黏膜

7 关闭十二指肠开口

8 冲洗，留置引流管，关腹

手术技术

1 切开

● 患者取仰卧位，取脐上上腹正中切口，逐层切开进腹（图 Ⅱ–12–1）。

2 游离十二指肠

● Kocher 法整块游离胰头和十二指肠，左侧分离至 Treitz 韧带融合筋膜，充分游离结肠肝曲，并向下牵开。

● 特别是要将十二指肠从横结肠系膜上充分游离出来，尽量游离出十二指肠水平部，并能将其向右侧牵出。这样不但能获得良好的视野，而且之后在缝合十二指肠开口时也没有张力。这一点十分重要。

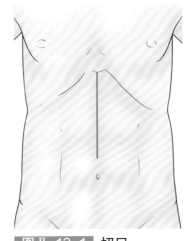

图 Ⅱ–12–1 **切口**
取脐上上腹正中切口

手术注意 事项	Kocher 法游离的分离层面几乎都是无血管的疏松纤维组织。若遇到血管或致密组织,注意是否误认了分离层面。

3 切除胆囊,胆囊管留置 C 管

- 胆囊切除非必需,但在癌研有明医院,为了从胆囊管插入 C 管,进行此手术时都要切除胆囊。切除胆囊时,胆囊管要留得长一些(图Ⅱ-12-2)。
- 自胆囊管插入 6Fr 的 C 管(小儿鼻饲管)。
- C 管的头端要穿出乳头少许,暂时固定。通常要插入 7~10cm 才能触知乳头(图Ⅱ-12-3A)。
- 经常发现乳头的实际位置比预想的还要偏下。

4 切开十二指肠

- 在已游离的胰头后方垫入一块小的盐水纱垫或几层纱布。抬起胰头至几乎置于体外的程度,使术野变浅(图Ⅱ-12-3A)。
- 在乳头的对侧,横行切开十二指肠 1/3~1/2 周。直视下确认十二指肠乳头(图Ⅱ-12-3B)。
- 在十二指肠开口周围填塞纱垫,防止污染。

5 全层切开乳头周围的十二指肠,分离

- 距乳头部肿瘤 1cm 左右,用电刀标记十二指肠黏膜。
- 垂直于十二指肠壁,用电刀做全层切开。

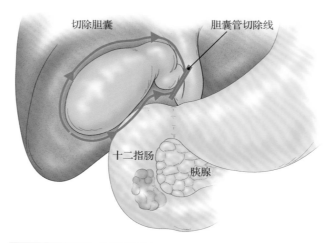

图Ⅱ-12-2 切除胆囊

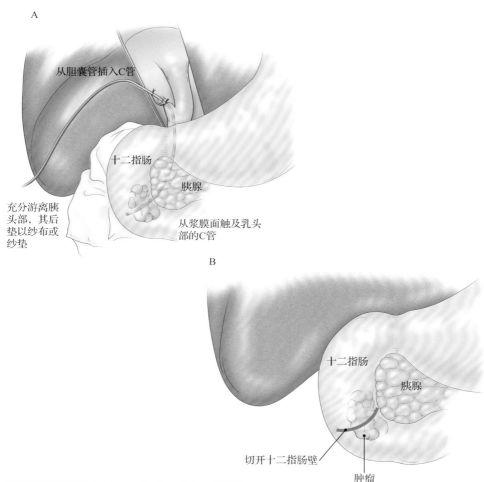

A

从胆囊管插入C管

十二指肠

胰腺

充分游离胰
头部，其后
垫以纱布或
纱垫

从浆膜面触及乳头
部的C管

B

十二指肠

胰腺

切开十二指肠壁

肿瘤

图Ⅱ-12-3 插入 C 管，切开十二指肠

| 手术要点 | 重要的是能识别胰腺组织，不要切入胰腺实质。 |

- 胰腺实质和十二指肠壁之间是疏松的纤维组织，可直接分离开。在十二指肠开口的四周，适当地缝合几针，作为支持线，以展开开口（图Ⅱ-12-4）。接着，沿着标记线，360°全层切开乳头周围的十二指肠壁，分离乳头和胰腺之间的间隙，最后，残留的胆管和胰管连接着乳头和胰腺（图Ⅱ-12-5）。

- 然后，以剪刀锐性剪断，摘出标本。确认胰腺表面残留了胆管和胰管 2 个开口（图Ⅱ-12-5）。

- 胆管粗大，而且其中有 C 管通过，这一点必须确认无误。

- 胰管细小，在分离过程中，有时电刀已将其切断，因此很难识别。有时必须在手术放大镜下才能识别。

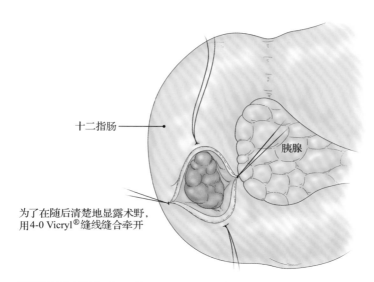

十二指肠

胰腺

为了在随后清楚地显露术野，
用4-0 Vicryl®缝线缝合牵开

图Ⅱ-12-4 十二指肠开口四周缝合支持线

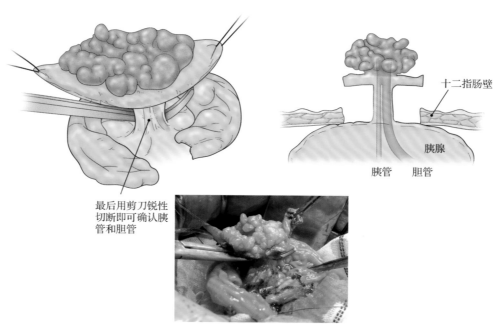

十二指肠壁

胰腺

胰管　胆管

最后用剪刀锐性
切断即可确认胰
管和胆管

图Ⅱ-12-5 切除乳头的切断线

手术注意 事项	暂时找不到胰管开口时,可轻轻按压胰体,可见胰液溢出,此处即胰管开口(图Ⅱ-12-6)。 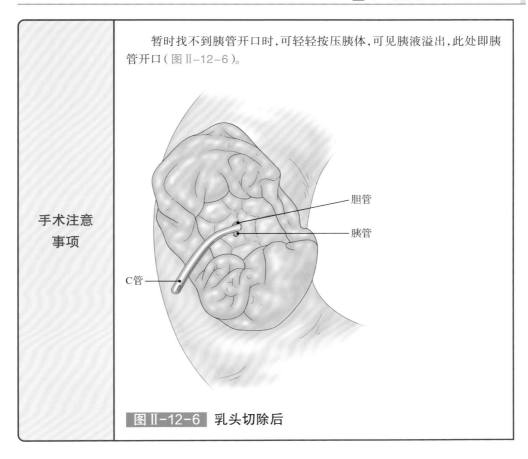 图Ⅱ-12-6 乳头切除后

6 缝合胰管、胆管和十二指肠黏膜

● 创面彻底止血。将胆管、胰管开口缝合到十二指肠壁上。

● 因为胆管开口粗大,容易缝合,所以应首先缝合胰管和十二指肠。以 6-0 PDS® 缝线间断缝合胰管和十二指肠全层,8 针即可(图Ⅱ-12-7)。

手术要点	有时胰管开口与胆管开口相距较远(1cm 左右),缝合时要特别注意运针方向和深度,两者之间不能残留无效腔(图Ⅱ-12-7)。

● 以 5-0 Maxon® 缝线缝合胆管开口和十二指肠壁,8 针即可(图Ⅱ-12-8)。将 C 管穿出胆管开口 1cm 左右,然后将 C 管固定在胆囊管残端上。

● 胰管内插入头端已修剪的 4Fr 竹节状胰管引流管,以一根缝合胰管和十二指肠壁缝线的尾线将其固定。为了防止胰管引流管的尾端在十二指肠内位置不固定,可将其末端竹节固定于十二指肠内壁(图Ⅱ-12-9)。

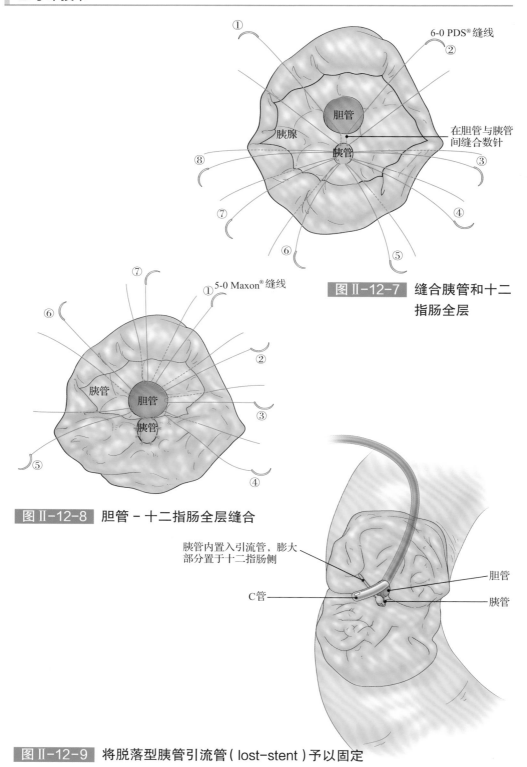

① ② 6-0 PDS® 缝线

胆管

胰腺

在胆管与胰管间缝合数针

胰管

⑧ ③

⑦ ④

⑥ ⑤

图 Ⅱ-12-7 缝合胰管和十二指肠全层

⑦ ① 5-0 Maxon® 缝线

⑥ ②

胰管

胆管 ③

胰管

⑤ ④

图 Ⅱ-12-8 胆管－十二指肠全层缝合

胰管内置入引流管，膨大部分置于十二指肠侧

C 管

胆管

胰管

图 Ⅱ-12-9 将脱落型胰管引流管（lost-stent）予以固定

7 关闭十二指肠开口

- Albert-Lembert 缝合关闭十二指肠开口（图Ⅱ-12-10）。
- 虽然切开时,开口看上去相当大,但先以 4-0 Vicryl® 缝线将开口两端的黏膜缝合数针,然后就可很容易地间断缝合关闭开口。
- 之后的全层缝合可间断,也可连续。在浆肌层间断缝合加强一层即可。

8 冲洗,留置引流管,关腹（图Ⅱ-12-11）

- 3000ml 温盐水冲洗腹腔。于 Winslow 孔留置 8mm 软 Pleated Drain® 引流管 1 根。关腹。

术后处理

- 术后前几天,密切观察引流液,注意有无出血。同时测定血淀粉酶,注意有无胰漏和缝合不全。
- 不必常规留置胃管,但当出现呕吐或胃扩张时,应留置胃管。若无问题,术后第 4 天可拔除引流管。
- 术后数日开始饮水,饮水数日若无问题,则可开始进食。
- 开始进食后,要行胃的 X 线透视检查,确认食物能够顺畅地通过十二指肠。若出现淤滞,应延迟进食。
- 若术后恢复顺利,1~2 周后患者即可出院。
- 术后 1 个月门诊复查并拔除 C 管。
- 胰管引流管是脱落型的,留置在胰管内也没有问题,但癌研有明医院在术后 1 个月复查时会行内镜检查,同时拔除胰管引流管。

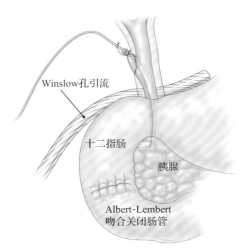

图Ⅱ-12-10 缝合十二指肠开口

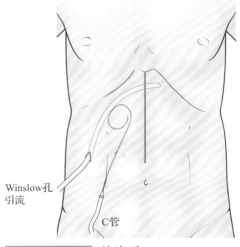

图Ⅱ-12-11 关腹后

参考文献

［1］ Klein P, et al. Is local excision of pT1−ampullary carcinomas justified? Eur J Surg Oncol 1996; 22: 366-371.

［2］ 大久保裕直，ほか．十二指腸乳頭部癌の診断—画像診断の対比と評価—. 胆と膵 2003; 24: 3-8.

［3］ 伊藤　啓，ほか．超音波内視鏡による乳頭部癌の進達度診断．胆と膵 2003; 24: 9-13.

［4］ Bohnacker S, et al. Endoscopic resection of benign tumors of the papilla of vater. Endoscopy 2006; 38: 521-525.

Ⅲ. 术后并发症的处理

1 胰漏的处理

2 胆漏的处理

3 胃排空延迟的处理

4 神经性腹泻的处理

5 术后腹腔内出血的处理

6 胰腺内分泌、外分泌功能不全的处理（糖尿病及脂肪肝）

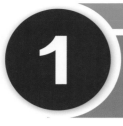

1 胰漏的处理

癌症有明医院消化中心外科　**高桥道郎**

　　胰腺切除后的胰漏与假性动脉瘤出血、消化道穿孔等并发症密切相关。随着手术技术和围手术期处理水平的提高、新的手术器械的开发,胰漏的发生率虽然有了明显的下降,但还没有降至零。必须强调尽一切可能预防胰漏的发生和加重。按术后胰漏国际研究小组(International Study Group of Postoperative Pancreatic Fistula, ISGPPF)[1]的定义(表Ⅲ-1-1),在癌研有明医院,B 级和 C 级胰漏的发生率分别为 22.7% 和 2.0%。下文讲述的是目前癌研有明医院对胰漏的处理方法。

表Ⅲ-1-1　ISGPPF 术后胰漏的定义和分级[1]

定义		术后 3 天以后,引流液的淀粉酶水平仍升高,是血淀粉酶水平的 3 倍以上
胰漏严重程度分级	A 级	一过性胰漏。对术后恢复无影响
	B 级	需使用抗生素或调整引流管的位置。多数患者的住院天数延长
	C 级	全身状态不良,需另外经皮穿刺引流或再次手术

胰腺切除术后引流管的处理

　　不管哪种引流管,都要接负压球(Clio-Drainage-Vac®)(图Ⅲ-1-1),持续负压吸引。为了避免负压过大,负压球维持半球凹陷即可。术后连续 5 天,每天必须检测引流液淀粉酶水平。术后第 1 天行引流液细菌培养 + 药物敏

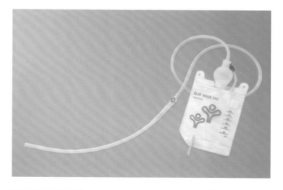

图Ⅲ-1-1　Clio-Drainage-Vac®

捏扁引流袋上方的小球,就可持续低负压吸引

感性试验（简称药敏）。若术后 3 天引流液的淀粉酶水平都未见升高，且引流液细菌培养结果为阴性，则可于术后第 3 天傍晚或术后第 4 天上午拔除引流管。为了尽早发现胰漏，继续留置引流管时，在术后 7 天内，在 X 线透视下，沿原引流管插入导丝，更换头端比较软的 FICON® 导管。

胰漏的处理

留置诊断性引流管之后，要注意引流液的性状（混有血液是感染的征象）和引流量（有无急剧增加）。定期行腹部 X 线片检查，确认引流管的位置有无变动。

有时拔去引流管后，患者才出现明显的胰漏表现。术后 7~14 天要注意有无突然的发热、炎症反应加重。若有，首先应行床旁超声检查。胰十二指肠切除术后，多数患者在肝下缘的外侧可有少量积液（图Ⅲ-1-2）。胰体尾切除时，左膈下可出现积液，还可引起左侧胸腔积液。发现这些异常后，应迅速行腹部增强 CT 检查。

胰漏的治疗

检查发现有包裹性积液时，应迅速进行引流。靠近体表时，若在切口附近，可直接用手指经正中切口分离到达积液处进行引流，或者行超声引导下经皮穿刺引流。若积液位置较深，必要时应行全身麻醉下开腹引流。

引流后，要定期行脓腔造影，了解病变的范围。待引流量减少、窦道形成后，要认真冲洗脓腔。

引流液淀粉酶水平较高时，可经 Pleated Drain® 引流管内腔插入细的 ATOM® 导管，将其作为内套管持续注入生理盐水，将 Pleated Drain® 引流管作为外套管接负压吸引器，24h 持续吸引、冲洗。

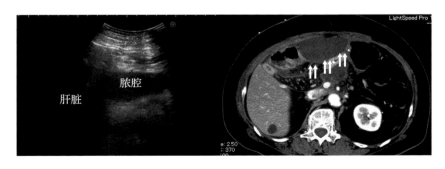

图Ⅲ-1-2 胰十二指肠切除术后的胰漏

肝外缘下方，正中切口下方可见包裹性积液（左侧为超声图像，右侧为 CT 图像）

胰漏造成引流管出口附近的皮肤发红或糜烂时,局部涂 Remois 软膏,一日数次,效果较好,处理起来也方便。

即使通过引流,胰漏控制得很好且患者无症状,也要定期行腹部 CT 检查,确认其他部位有无脓肿形成、有无假性动脉瘤或门静脉血栓形成等,努力做到尽早发现、及时处理。

参考文献

[1] Bassi C, et al: Postoperative pancreatic fistula: an international study group (ISGPF) definition. Surgery 2005; 138 (1) : 8-13.

2 胆漏的处理

癌研有明医院消化中心肝胆胰外科　**田中真之**

　　肝、胆、胰腺术后的胆漏可来自胆管 – 空肠吻合口或肝断面,处理起来比较困难,也是之后胆管狭窄的原因之一。有报道称胆漏可严重影响患者的长期预后。胆漏多见于胆管癌术后,胆汁和胰液混合后一起漏出,可直接消化、溶解组织,加重组织损伤,有时可引起致死性并发症。另外,多数患者术前有胆道引流,这增加了感染风险。因此,临床医生必须熟练掌握胆漏的诊断和处理方法,还需认识到胆漏是一种严重的并发症。

胆漏的定义和分类

　　国际肝脏外科研究小组(International Study Group of Liver Surgery, ISGLS)规定:术后 3 天以后,引流液胆红素水平仍是血胆红素水平的 3 倍以上,或者体内有需要引流的包裹性胆汁性积液,这两者都是诊断胆漏的客观证据[1]。另外,ISGLS 将胆漏分为三类:①来源于肝断面的胆漏;②来源于胆管 – 空肠吻合口的胆漏;③来源于孤立性胆管开口的胆漏(图 Ⅲ-2-1)。前两类通过引流(包括胆道内引流)等保守治疗,多数患者可以痊愈。但是,对第三类来说,虽然发生率较低,却很难治疗。这种情况,包括右后叶胆管汇入左肝管等胆道变异

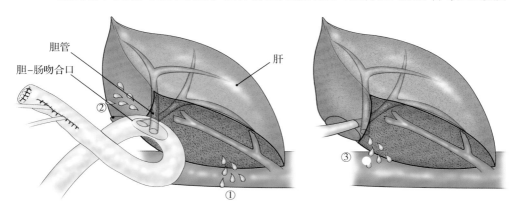

图 Ⅲ-2-1　术后胆漏
①为来自肝断面的胆漏,②为来自胆 – 肠吻合口的胆漏,③为来自孤立性胆管开口的胆漏

造成的胆漏,虽然有时可以通过术前仔细阅读影像学图像来预防,但一旦发生,保守治疗无效,多数患者需再次开腹手术,重新行胆管 – 空肠吻合(表Ⅲ-2-1)。

表Ⅲ-2-1 胆漏的严重程度分级

A	B	C
对术后恢复无影响	需积极治疗,但无须再手术	需再次手术

胆漏的处理

在合并胆道重建的肝、胆、胰腺手术时,术中都需留置胆管引流管,将胆汁引流至体外。术后数日内,要注意胆管引流和腹腔引流的引流量,监测腹腔引流液中胆红素和淀粉酶的浓度。特别要注意胆管引流管有无堵塞。虽然按照 ISGLS 的定义,若术后 3 天都达到了相应标准,即可拔除腹腔引流管,但是,最好还应该根据具体情况,认真讨论拔去腹腔引流管的时机。怀疑有胆漏时,术后 1 周可在 X 线透视下,将原腹腔引流管更换为更细的 8Fr FICON® 引流管,并适当调整引流管的位置,保持引流通畅。

胆管癌术后留置的引流管就在清扫了神经丛的动脉附近,更换引流管时应慎重。引流不畅时,可行引流管造影、B 超或 CT 检查,观察引流管周围有无胆汁聚积,每周调整 1~2 次引流管的位置,以促进窦道形成。另外,一般都在术后 14 天以后再保胆管引流管拔除,此时胆漏已愈合。

参考文献

[1] Koch M, et al: Bile leakage after hepatobiliary and pancreatic surgery: A definition and grading of severity by the International Study Group of Liver Surgery. Surgery 2011; 149（5）: 680-688.

3 胃排空延迟的处理

癌研有明医院消化中心肝胆胰外科　**松木亮太**

胃排空延迟（delayed gastric emptying，DGE）或胃潴留是胰腺切除术后或左半肝切除术后比较常见的一种并发症。其虽然不是致命的，但会导致进食延迟或中断，多数患者需要治疗很长一段时间，症状才能好转。

DGE 的分类

国际胰腺外科研究小组（International Study Group of Pancreatic Surgery，ISGPS）根据术后胃管的留置时间、是否需要再次插入胃管、不能进食固体食物的时间、患者的症状及药物治疗情况，将胃排空延迟分为 A、B、C 三级[1]（表Ⅲ-3-1）。

表Ⅲ-3-1 DGE 的严重程度分级（ISGPS）[1]

分级	胃管的留置时间	再次插入胃管的时间	不能进食固体食物的时间	呕吐、腹胀	使用促胃肠动力药
A	4~7 天	术后第 3 天以后	术后 1 周（不超过 14 天）	±	±
B	8~14 天	术后第 7 天以后	术后 2 周（不超过 21 天）	+	+
C	超过 14 天	术后第 21 天以后	超过 21 天	+	+

DGE 的原因

DGE 的原因可有以下几点，但是目前还有许多不明确的地方。出现胰漏或腹腔内有感染时，DGE 的发生率高[2-3]。

①十二指肠切除后，胃肠道激素（促胃动素）缺失。

②手术切断胃的血管，导致幽门环附近缺血。

③迷走神经被切断。

④术后幽门环痉挛。

⑤术后胃变形。

⑥胰漏、腹腔内脓肿形成等并发症导致肠麻痹。

DGE 的预防

术后胃变形、扭曲也可能是 DGE 的原因之一,结肠前途径不会导致胃扭曲,可使胃自然地下垂。癌研有明医院在施行胰十二指肠切除术时,都经结肠前途径行胃 – 空肠吻合或十二指肠 – 空肠吻合[4]。关腹前要注意尽量使胃处于自然位置。

癌研有明医院在施行胰十二指肠切除术时,常规留置空肠营养管,从何处置入营养管、固定在何处,防止术后胃变形。

胰体尾切除后,胃可因落入左膈下而变形、扭曲,从而容易引起 DGE。癌研有明医院在行胰体尾切除术时,常规游离左半结肠,将结肠脾曲上移,垫在胃后方,防止胃落入脾窝。

左半肝切除后,胃可落入残留的巨大空间,从而导致 DGE。关腹时,可将大网膜在前腹壁上行多点固定,防止胃落入。

DGE 的治疗

①避免刺激胃肠道。

②胃肠减压,缓解症状。

③给予促胃肠动力药（莫沙必利或红霉素）。

④对腹腔内感染导致的继发性 DGE,为了减轻炎症,首先进行抗感染治疗或脓腔引流。

结语

一旦出现 DGE,症状的缓解需要很长时间。另外,也有些患者再次开始进食后,会再次出现 DGE。对胰腺切除或左半肝切除术后容易并发 DGE 的患者,术后的饮食指导也非常重要,不要勉强过早进食。

参考文献

[1] Wente MN, et al: Delayed gastric emptying（DGE）after pancreatic surgery :A suggested definition by the International Study Group of Pancreatic Surgery（ISGPS）. Surgery 2007; 142: 761-768.

[2] Horstmann O, et al: Pylorus preservation has no impact on delayed gastric emptying after pancreatic head resection. Pancreas 2004; 28: 69-74.

[3] Riediger H, et al: Delayed gastric emptying after pylorus-preserving pancreatoduodenectomy. J Gastrointest Surg 2003; 7: 758-765.

[4] Tani M, et al: Improvement of delayed gastric emptying in pylorus-preserving pancretioduodenectomy: results of a prospective, randomized, controlled trial. Ann Surg 2006; 243: 316-320.

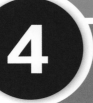

4 神经性腹泻的处理

癌研有明医院消化中心肝胆胰外科　**市田洋文**

神经性腹泻的临床症状

若在胰腺癌手术中清扫了半周肠系膜上动脉周围神经丛（图Ⅲ-4-1），可引起神经性腹泻。其原因是小肠和横结肠失去神经支配；或淋巴结清扫后，小肠淋巴回流淤滞而导致消化吸收功能障碍等。患者多在术后开始进食时出现临床症状，表现为一进食就会出现便意，且多为稀便或水样便。若置之不理，长此以往患者势必会出现各种营养素缺失、电解质紊乱和脱水，不但可加重原有的病情，而且可发生肛周糜烂、压疮等，严重影响患者的生活质量。

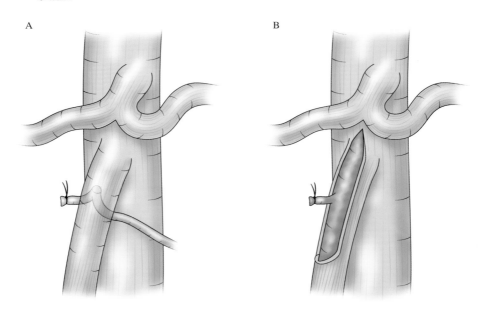

图Ⅲ-4-1 达肠系膜上动脉右侧缘的清扫（A）和合并切除肠系膜上动脉右半周的周围神经丛（B）

B情况下多可引起神经性腹泻

处理

一旦出现腹泻,要充分补液,防止患者脱水,同时给予止泻药。首先给予天然硅酸铝和鞣酸蛋白,每药 1 日 3g(分 3 次,餐后),逐渐加量至 1 日 9g。若无效,可更换为阿片酊,1 日 0.9ml(分 3 次,餐后),并逐渐加量至腹泻缓解。开始服用阿片酊后,就可停掉前药。使用阿片酊前,要向患者说明是出于医疗需要而应用麻醉药品。使用后,若出现便秘,每日可减服 1 次。根据患者情况,腹泻症状消失后即可停药。

与其他原因引起的腹泻的鉴别(表Ⅲ-4-1)

表Ⅲ-4-1 术后腹泻的鉴别

术后腹泻的分类	特征性表现	处理方法
神经性腹泻	一进食就出现便意,排稀便、水样便	给予止泻药
肠内营养引起的腹泻	肠内营养开始后出现的稀便、水样便	减慢泵入速度
抗生素相关性腹泻	使用抗生素过程中出现的稀便、水样便,合并腹痛、血便和发热	停用抗生素,进食,口服敏感抗生素

1 肠内营养引起的腹泻

癌研有明医院施行胰十二指肠切除术后,从术后第 2 天开始给予肠内营养(开始剂量为 300ml/d,微量泵持续 8h 泵入;进食后,根据进食量适当增减)。若出现腹泻,可降低泵入速度(持续 10~12h 泵入 300ml)。若腹泻仍无缓解,可暂停使用。

2 抗生素相关性肠炎引起的腹泻

胰腺癌术后常合并胰漏,并导致感染,需抗感染治疗。抗生素相关性肠炎(难辨梭菌性肠炎、急性出血性肠炎、耐甲氧西林金黄色葡萄球菌性肠炎等)均可引起腹泻,必须与神经性腹泻相鉴别。长期使用广谱抗生素时,要行大便细菌培养、测定粪便中的难辨梭菌毒素。

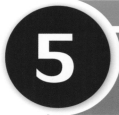

5 术后腹腔内出血的处理

癌研有明医院消化中心肝胆胰外科　**松村优**

　　胰腺手术后腹腔内出血,特别是动脉性出血,是术后最危重的并发症。一般将其分为术后 24h 以内的早期出血和 24h 以后的后期出血。下文讲述的是有特征性表现的后期出血[1]。后期出血主要与胰漏相关。胰漏可使血管壁变得脆弱,是导致假性动脉瘤的根本原因[2]。假性动脉瘤破裂即可导致大出血。失血性休克本身的死亡率就很高,加上失血性休克还可引起肝衰竭或再出血,其结果往往是致命的[3]。为了避免术后出血导致的死亡,必须注意手术技术和术后处理这两方面。

原因

- ●胰漏:不仅胰腺切除是造成胰漏的原因之一,胰周淋巴结清扫也是导致胰漏的原因之一。即使没有切除胰腺,术后也必须检测腹腔引流液中的淀粉酶水平。
- ●胆漏:胆道重建时也要特别意。若同时合并胰漏,胆汁可激活胰酶,更增加了出血的危险性。
- ●感染:活化的胰液是导致感染的主要原因。
- ●动脉周围神经丛切除:胆胰手术时常合并清扫动脉周围神经丛。术后血管壁特别脆弱,易破裂。因此,要避免不必要的神经丛切除。

处理

- ●保证通畅的引流:胰腺手术,特别是胰腺质地正常时,胰漏是无法避免的并发症。关键是胰漏发生后如何使其局限化并逐渐愈合。在吻合口周围或胰周通畅地引流是最有效的方法,因此,留置引流管时要特别小心。
- ●覆盖动脉:将肝圆韧带包裹在动脉周围可能是一个有效的方法。另外,保留小网膜血管弓、将对肝脏的游离限制在最小范围内,这样的话,万一肝动脉发生栓塞,可保全肝脏的动脉血供。
- ●早期发现:术后仔细观察引流液的性状及其变化。当引流液从清亮转变为淡红色血性液体时,可能是腹腔内出血的征兆。怀疑有出血时,应立即行增强 CT 检查。

治疗

- DSA 检查和栓塞：CT 检查发现动脉瘤，或腹腔内有不明来源的出血时，首选腹腔动脉造影[2]。即使腹腔内出血已经发生，也要一边积极抢救、维持血液循环的稳定，一边请介入科医生会诊，迅速进行急诊血管造影检查。另外，加压压迫引流管的腹壁戳孔可使腹内压升高，也可控制出血或减慢出血速度，这一点很重要。血管造影确认有假性动脉瘤形成或活动性出血时，若可能应立即行栓塞术（图Ⅲ-5-1）。栓塞过程中可能会出现大出血，因此，操作前要开通 2 条以上的输液通路，准备输血和输液泵。

- 开腹止血和引流：若介入栓塞不能止血，或血管造影不能显示出血来源，要下决心立即再次手术。即使栓塞术后出血得到控制，但胰漏引流不通畅或腹腔内有巨大血肿形成时，也要再次手术，重新行腹腔引流。找到胰漏的原因后，可留置双套管，持续冲洗和吸引。

- 止血后的注意要点：止血后，必须警惕肝衰竭和再次出血。另外，还要注意，在动脉栓塞导致肝动脉血流减少的患者中，可出现肝脓肿、胆管狭窄和胆－肠吻合口漏[4]。

　　胆胰手术都会合并一定频率的术后出血。若医院不具备处理 24h 出血（即治疗 1 天后，出血仍未止住）的条件，应该立即转上级医院继续抢救——这是一个明智的决定。对胆胰手术来说，技术精湛的介入科医生不可或缺，他们可以使连外科医生都控制不了的手术成为可能。

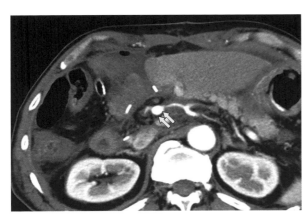 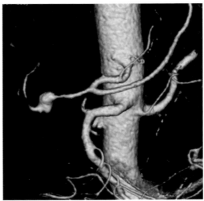

图Ⅲ-5-1 因胆管癌施行右半肝切除＋胰十二指肠切除的病例（术后第 7 天）
腹腔引流管出现淡红色血性液体，CT 示肝右动脉残端假性动脉瘤形成（黄色箭头），于是当日就施行了弹簧圈栓塞术

参考文献

［1］Wente MN, et al: Postpancreatectomy hemorrhage（PPH）: an International Study Group of Pancreatic Surgery（ISGPS）definition. Surgery 2007; 142: 20-25.

［2］Schäfer M, et al: Management of delayed major visceral arterial bleeding after pancreatic surgery. HPB 2011; 13: 132-138.

［3］Sanjay P, et al: Late post pancreatectomy haemorrhage. Risk factors and modern management. JOP 2010; 11: 220-225.

［4］Cho SK, et al: Ischemic liver injuries after hepatic artery embolization in patients with delayed postoperative hemorrhage following hepatobiliary pancreatic surgery. Acta radiologica 2011; 52: 393-400.

6

胰腺内分泌、外分泌功能不全的处理（糖尿病及脂肪肝）

JR 东京综合医院消化外科　**竹村信行**

胰腺是兼具内分泌和外分泌功能的器官,因胰腺癌或胆管癌而施行胰腺切除术可导致其内分泌和外分泌功能减退。内分泌功能减退表现为糖尿病,外分泌功能减退导致脂肪消化吸收障碍和脂溶性维生素吸收障碍,可引起营养不良性脂肪肝。因此,胰腺全切除后的无胰腺状态需要特殊的术后管理。癌研有明医院有关胰腺切除术后糖尿病及营养不良性脂肪肝的治疗方法如下。

内分泌功能减退（糖尿病）的处理

1 术前已患有糖尿病者的处理

● 严重糖尿病患者应该尽早入院,停用口服降血糖药,改为胰岛素注射治疗。治疗目标:每日尿糖控制在 5g 以下,空腹血糖控制在 8.3mmol/L（150mg/dl）,糖化血红蛋白（HbA1c）控制在 7.0% 以下,尿酮体阴性。

● 若患者术前已通过注射胰岛素治疗糖尿病,而且血糖控制良好,则可维持原来的剂量,继续治疗。若患有糖尿病而未治疗或血糖控制不良,应提前 1 周左右入院,给予糖尿病饮食,限制热量摄入,同时注射胰岛素以控制血糖。

● 对合并胰管梗阻性胰腺炎的严重糖尿病患者或注射胰岛素后短期内血糖仍难以控制者,鉴于胰腺癌或胆管癌都是高度恶性肿瘤,推迟手术、花费很长时间管理血糖,无疑对患者不利。因此,在液体中,按热量计算,加入一定比例的速效型胰岛素（常规优泌林®R）,将血糖控制在 8.3mmol/L 左右,一直维持到手术当天。

● 长期糖尿病者、HbA1c 在 8.0% 以上的血糖控制不良者,罹患缺血性心脏病的风险很高,术前应请心内科医生会诊,评估手术风险（大多需要做平板运动心电图检查或心肌核素灌注扫描）。

2 术后糖尿病的处理

● 胰腺切除术后,由于内源性胰岛素分泌减少,以及术后高胰高血糖素血症引起的胰岛素敏感性降低,常出现高血糖状态。

● 目前,近年来报道的胰腺切除后获得长期生存的病例中,约 20% 的患者可新发糖尿病[1]。

● 高血糖状态可增加细菌易感性或使创伤延迟愈合,因此,应该积极使用胰岛素,以尽早摆脱高血糖状态。

■ 血糖轻度升高时

● 按照 5~10g 葡萄糖加入 1U 速效型胰岛素的比例,将胰岛素加入液体中持续静脉滴注。同时,应用伸缩式胰岛素注射调节剂量法(sliding scale),在血糖升高时注射超速效胰岛素,将血糖控制在稳定的范围内。

● 不同患者的胰岛素用量也不同。原本有糖尿病的患者,处理术后高血糖时,必须在原来胰岛素需要量的基础上,根据输液、肠内营养和进食的总热量,增加额外所需的胰岛素用量。

● 表Ⅲ-6-1 所示的是非糖尿病患者(表Ⅲ-6-1A)和糖尿病患者(表Ⅲ-6-1B)的伸缩式胰岛素注射调节剂量法实例。对重症患者,包括术后患者在内,给予强化胰岛素治疗可降低并发症的发生率[2],但是,发生低血糖昏迷的风险也增加了[3]。因此,术后理想的血糖水平只要控制在 8.3mmol/L 以下即可(4.4~8.3mmol/L 或 80~150mg/dl)。但为了避免低血糖,血糖水平维持在 8.0~11.1mmol/L 也是允许的。

● 开始进食、但摄入量不定时,可根据摄入量于餐后注射超速效胰岛素。

■ 严重糖尿病时

● 即使液体内加入了胰岛素,并按伸缩式胰岛素注射调节剂量法注射胰岛素,但仍不能控制血糖时,可持续泵入速效型胰岛素。具体见表Ⅲ-6-2。

● 通常 1 日测定 4 次血糖,但此时应适当多测几次,以暂时将血糖水平稳定在 11.1mmol/L 为目标。

● 血糖由较高水平快速降至正常时,要想到之后可能会出现低血糖。因此,当血糖降至 11.1mmol/L 左右时,就应减慢胰岛素的泵入速度。然后,慢慢将血糖水平维持在 8.3mmol/L 以下即可(4.4~8.3mmol/L 或 80~150mg/dl)。

● 持续泵入胰岛素时,一定注意不能发生低血糖昏迷。若能确定胰岛素的基础需要量,最好将其加入液体中滴注。开始进食后,每餐前根据热量摄入量,注射超速效胰岛素。这样的患者睡前多需注射长效胰岛素。

■ 更换肠内营养配方

● 对术后出现糖尿病的患者,若给予常规的肠内营养制剂(如肠内营养乳剂 RACOL-NF® 或要素营养制剂 ELENTAL®),可致血糖水平升高。此时可更换为低的血糖负荷(glycemic load, GI)的肠内营养制剂(TP-HE®)。另外,为了防止血糖水平急剧上升,可减慢肠内营养制剂的泵入速度。

● 在已注射胰岛素治疗的患者中,要根据肠内营养中的含糖量,适当增加胰岛素用量。

表Ⅲ-6-1 非糖尿病患者（A）和糖尿病患者（B）的伸缩式胰岛素注射调节剂量法

A：非糖尿病患者的伸缩式胰岛素注射调节剂量法

血糖水平	方法
<4.4mmol/L（80mg/dl）	静脉推注 50% 葡萄糖溶液 40ml，30 分钟后重测血糖，若仍 <4.4mmol/L，报告医生
4.4~8.3mmol/L（80~149mg/dl）	无须胰岛素治疗
8.3~11.1mmol/L（150~199mg/dl）	优泌林®R 2U，皮下注射
11.1~13.8mmol/L（200~249mg/dl）	优泌林®R 4U，皮下注射
13.8~16.6mmol/L（250~299mg/dl）	优泌林®R 6U，皮下注射
16.6~19.4mmol/L（300~349mg/dl）	优泌林®R 8U，皮下注射
≥ 19.4mmol/L（350mg/dl）	报告医生

睡前血糖水平在 4.4~11.1mmol/L（80~199mg/dl）时，不使用胰岛素；血糖水平高于 11.1mmol/L（200mg/dl）时，按上述方案减少 2U，皮下注射

B：糖尿病患者的伸缩式胰岛素注射调节剂量法

血糖水平	方法
<4.4mmol/L（80mg/dl）	静脉推注 50% 葡萄糖溶液 40ml，30 分钟后重测血糖，若仍 <4.4mmol/L，报告医生
4.4~8.3mmol/L（80~149mg/dl）	三餐前，优泌林®R 2U，皮下注射
8.3~11.1mmol/L（150~199mg/dl）	优泌林®R 4U，皮下注射
11.1~13.8mmol/L（200~249mg/dl）	优泌林®R 6U，皮下注射
13.8~16.6mmol/L（250~299mg/dl）	优泌林®R 8U，皮下注射
16.6~19.4mmol/L（300~349mg/dl）	优泌林®R 10U，皮下注射
≥ 19.4mmol/L（350mg/dl）	报告医生

睡前血糖水平在 80~200mg/dl（4.4~11.1mmol/L）时，不使用胰岛素；血糖水平高于 11.1mmol/L（200mg/dl）时，按上述方案减少 2U，皮下注射

表Ⅲ-6-2 持续泵入胰岛素时的速度与剂量

优泌林®R 50U（0.5ml）+ 生理盐水 49.5ml，以 1.0~2.0ml/h 的速度持续泵入

血糖水平	方法
<4.4 mmol/L（80mg/dl）	立即停止泵入胰岛素，2 小时后重测血糖。若血糖水平再次升高，以 1.0ml/h 的速度泵入；若出现低血糖症状，则静脉推注 50% 葡萄糖溶液 40ml
4.4~6.7mmol/L（80~119mg/dl）	持续泵入，以 0.5ml/h 的速度递减，至停用
6.7~11.1mmol/L（120~199mg/dl）	持续泵入，以当前速度维持
11.1~13.8mmol/L（200~249mg/dl）	快速泵入 4ml（4U），然后以原有速度维持
13.8~16.6mmol/L（250~299mg/dl）	快速泵入 6ml（6U），然后持续泵入，以 0.5ml/h 的速度递增
16.6~19.4mmol/L（300~349mg/dl）	快速泵入 8ml（8U），然后持续泵入，以 1.0ml/h 的速度递增
≥ 19.4mmol/L（350mg/dl）	报告医生

■ 出院后的处理

● 患者术后不久饮食恢复正常后,可按伸缩式胰岛素注射调节剂量法注射胰岛素控制血糖。若胰岛素需要量小,可转换为饮食疗法,或饮食疗法 + 口服降血糖药控制血糖,并出院。

● 若患者三餐前注射速效胰岛素、睡前注射长效胰岛素,出院后继续注射胰岛素,维持原来的剂量。

● 若患者住院时使用过胰岛素或口服降血糖药,出院前应请内分泌科医生会诊,决定出院后糖尿病的治疗方案(是注射胰岛素,还是口服降血糖药)。

● 胰十二指肠切除的患者出院后,进食量会慢慢增加,有的患者随着进食量的增加,糖尿病会加重。因此,即使术后没有出现糖尿病或仅通过饮食疗法控制血糖的患者,在门诊定期随访时,也要复查血糖和糖化血红蛋白(HbA1c)。

3 全胰切除后的处理

● 全胰切除后,虽然胰岛素的基础分泌量和刺激分泌量完全丧失,但是,与非全胰切除的Ⅰ型糖尿病患者的最大不同点是,全胰切除术后患者还丧失了具有拮抗作用的胰高血糖素。胰岛素还有抑制糖原分解和葡萄糖异生的作用,此时即使是少量胰岛素,也可导致低血糖昏迷[4]。因此,全胰切除后,将血糖维持在稍高水平上是一个安全的处理措施。

● 全胰切除后早期,由于要补充必要的热量和充足的胰岛素,必须输入高能量液体。

● 从维持人体基本生理代谢的角度来看,每日 16~20U 的胰岛素是不可或缺的[5]。若给予这个剂量的胰岛素时患者还出现低血糖,就要意识到这是由于给予的热量不足,患者处于饥饿状态。这时,不应减少胰岛素用量,而是要增加热量。

● 另外,有时监测到血糖水平并不低,但患者有持续倦怠感等低血糖样症状。这是由于术后胰岛素缺乏导致细胞膜上的葡萄糖受体之一葡萄糖转运蛋白 4(GLUT4)功能低下,从而向细胞内转运的葡萄糖不足,使细胞处于饥饿状态。此时,应增加胰岛素用量(尽量在高热量液体中加入胰岛素,静脉滴注)。

● 由于胰岛素的基础分泌量和刺激分泌量完全丧失,全胰切除后患者长期血糖管理最理想的方法是每天使用长效胰岛素 1 次 + 餐前注射速效或超速效胰岛素 3 次。但是,还要考虑到无胰高血糖素的拮抗作用,特别是对老年患者,多数情况下每天使用 2 次长效胰岛素或混合型胰岛素来管理血糖。

胰腺外分泌功能减退(营养不良性脂肪肝)的处理

1 脂肪肝的发生机制

● 胰腺切除后,特别是胰十二指肠切除术后患者可出现脂肪肝,而胰体尾切除术后则罕见。

● 其原因可能与小肠消化吸收障碍有关：①胰腺外分泌功能不全可导致脂肪、脂溶性维生素吸收障碍；②由十二指肠负责吸收的锌等微量元素缺乏；③肠系膜上动脉周围神经丛清扫后的神经性腹泻。

● 胰十二指肠切除术后的腹泻处理见相关手术的术后处理内容。

2 影像学检查和诊断

● 为了诊断有无营养不良性脂肪肝，在术后检查肿瘤有无复发、行增强 CT 检查时，必须包括肝脏 CT 平扫。

● 癌研有明医院规定：在 CT 平扫图像上，测定 4 个区域的 CT 值，若其平均 CT 值在 40HU（Hounsfield unit，亨氏单位）以下，就可诊断为脂肪肝[6]（图 Ⅲ-6-1）。

3 营养不良性脂肪肝的处理以及高危患者的预防

● 按常规剂量补充市售的消化酶是不够的。

● 癌研有明医院的回顾性分析研究结果表明：在明确诊断为胰十二指肠切除术后脂肪肝的患者中，给予 4~7 倍剂量的消化酶可明显改善脂肪肝。因此，对术后出现脂肪肝或合并神经性腹泻的患者，可给予 4~7 倍大剂量的消化酶（图 Ⅲ-6-2）。

● 也有报道称来源于猪胰腺的消化酶制剂 Pancreatin® 比其他制剂的效果好[7]。笔者也亲自尝试过，此药非常难喝。所以，我认为长期口服大量 Pancreatin® 很难做到。可以每日口服 1 次复方消化酶颗粒 Excelase® 1.6~2.8g（但每次口服 4~7 粒胶囊也是很难受）。

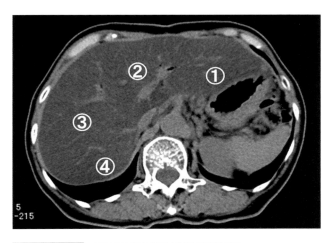

图Ⅲ-6-1 CT 平扫下显示的脂肪肝

同一层面上①、②、③、④的平均 CT 值≤40HU

● 新的高效价胰脂肪酶 Lipacreon®（胰脂肪酶胶囊）在欧美被证实有效[8]。2011 年日本也将其列入医保用药目录。

● 对胰切除术后脂肪肝进行治疗和预防时,必须给予大剂量或高效价的复方胰酶,而这可能成为今后的标准治疗方案。

● 另外,虽然不是常规给予,但在难治性脂肪肝或伴有味觉障碍时,给予锌也有一定的效果[7]。在癌研有明医院,治疗脂肪肝时,会给予含有锌的胃黏膜保护剂 Polaprezinc®（聚普瑞锌）。

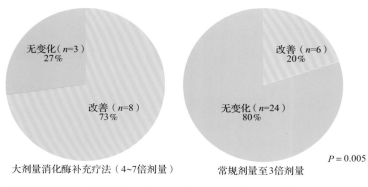

$P = 0.005$

图Ⅲ-6-2 大剂量消化酶治疗脂肪肝的效果[9]

参考文献

[1] Bock EA, et al: Late complications after pancreaticoduodenectomy with pancreaticogastrostomy. J Gastrointest Surg 2012; 16: 914-919.

[2] van den Berghe G, et al: Intensive insulin therapy in critically ill patients. N Engl J Med 2001; 345: 1359-1367.

[3] Finter S, et al: Intensive versus conventional glucose control in critically ill patients. N Engl J Med 2009; 360: 1283-1297.

[4] Jethwa P, et al: Diabetic control after total pancreatectomy. Dig Liver Dis 2006; 38: 415-419.

[5] Levine R, et al: Mechanisms of insulin secretion. N Engl J Med 1970; 283: 522-526.

[6] Park SH, et al: Macrovesicular hepatic steatosis in living liver donors: use of CT for quantitative and qualitative assessment. Radiology 2006; 239: 105-112.

[7] 伊佐治秀司ほか : 術後遠隔期の栄養障害と対策 - 膵切除後. 栄養評価と治療 2006; 23: 338-342.

[8] Whitcomb DC, et al: Pancrelipase delayed-release capsules（CREON）for exocrine pancreatic insufficiency due to chronic pancreatitis or pancreatic surgery: A double-blind randomized trial. Am J Gastroenterol 2010; 105: 2276-2286.

[9] Takemura N, et al: Hepatic steatosis following pancreaticoduodenectomy or total pancreatectomy. Hepatol Int 2012; 6: 284（abstract）.

Ⅳ. 一点提示

1 血管重建的适应证和方法：门静脉

2 血管重建的适应证和方法：动脉

3 胰体尾切除术时胰腺断端的处理方法

4 ICG 荧光显影技术

5 左侧门静脉高压症重建脾静脉的必要性

6 腹腔镜下胰十二指肠切除术（Lap-PD）

1 血管重建的适应证和方法：门静脉

古贺综合医院消化外科　**古贺伦太郎**

适应证

由于解剖学的位置关系，胰腺癌和胆管癌常侵犯门静脉。若熟练掌握血管吻合技术，可安全地合并切除一段门静脉，这样就可扩大手术指征[1]。

怀疑肿瘤侵犯门静脉时，合并切除一段门静脉，以保证残胰断端、门静脉断端癌阴性。

术前检查

在增强 CT 等影像学图像上，准确把握肿瘤与门静脉的位置关系，评估肿瘤的浸润范围。术前要认真讨论重建时是否需要自体血管移植，是否需要门静脉转流。

手术要点	● 通常情况下，若门静脉切除长度在5cm以内，多数时候可直接行端端吻合。但是，若要保留脾静脉-门静脉汇合部（spleno-portal junction，SPJ），将限制门静脉的活动性，门静脉上、下断端就不能靠拢对合。这时，可取自体血管，如髂外静脉、大隐静脉、左肾静脉等，行自体血管移植。 ● 能直接行端端吻合时，从切除门静脉到吻合完成一般不超过30分钟，因此，无须门静脉转流。但是，在估计血管吻合耗时较长，或肿瘤侵犯导致门静脉闭塞、门静脉周围侧支循环丰富（门静脉海绵样变）、分离显露时有大量出血风险时，可应用肝素化人工血管，设置临时旁路，转流门静脉，这样就可预防肠道淤血，减少术中出血。

手术技术

1 血管的分离显露，设计切断线和重建方式（图Ⅳ-1-1）

悬吊待切除的、被肿瘤浸润的门静脉的上、下端。设计切断线。为了防止吻合后血管扭转，以甲紫标记门静脉前壁中线。

2 切除（图Ⅳ-1-2）

用血管夹阻断血流，在无血流状态下，合并切除一段门静脉。无须阻断肠系膜上动脉。保证足够的切缘，修正上、下端的口径差。楔状切除时，要保证重建后血管无变形。

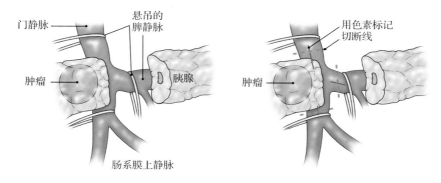

门静脉

悬吊的
脾静脉

肿瘤

胰腺

用色素标记
切断线

肿瘤

肿瘤

肠系膜上静脉

图Ⅳ-1-1 分离显露血管和标记切断线

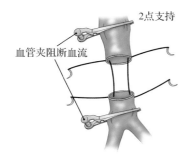

2点支持

血管夹阻断血流

图Ⅳ-1-2 合并切除一段门静脉后

手术要点

楔状切除时，为了防止重建后血管变形，楔形的顶点应该切得深一些（图Ⅳ-1-3）。

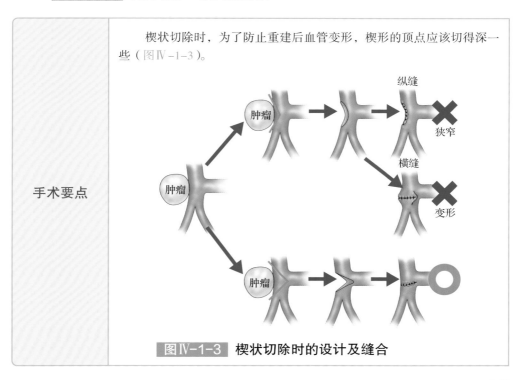

肿瘤

肿瘤

纵缝

狭窄

横缝

变形

肿瘤

图Ⅳ-1-3 楔状切除时的设计及缝合

3 2 点支持法连续缝合（图Ⅳ-1-4）

以 5-0 或 6-0 单丝非吸收线双头针行连续缝合，完成吻合。

先于血管上、下端的左右两侧各缝 1 针，并留作牵引。左侧牵引线打结后，取其中 1 根针从后壁穿入血管内腔，从左向右连续腔内缝合后壁，至超过右侧牵引线 2~3 针。接着，再用左侧牵引线的另 1 根针，也是从左向右连续内翻缝合前壁。至剩下 1~2 针距离时，先解除下端阻断，冲出血管腔内的气泡和血凝块。以前壁来的针线缝合最后 1 针，与后壁来的针线打结。留置生长因子后结扎[3]。

4 解除阻断，止血

打结后，完全解除阻断，检查吻合口有无出血。若针孔有渗血，可局部贴氧化纤维素（oxidized cellulose），压迫止血。若有明显漏血，可追加间断缝合 1 针。

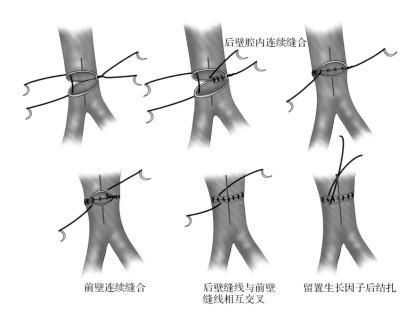

后壁腔内连续缝合

前壁连续缝合　　　后壁缝线与前壁　　　留置生长因子后结扎
　　　　　　　　　缝线相互交叉

图Ⅳ-1-4　2 点支持法连续缝合

合并门静脉切除时，是否必须重建脾静脉是一个值得讨论的问题。不重建脾静脉，可导致左侧门静脉高压症，特别是在切断了结肠边缘静脉时，最好还是重建脾静脉[4]。重建时，可将脾静脉与左肾静脉或睾丸（卵巢）静脉做吻合（图Ⅳ-1-5）。

手术要点

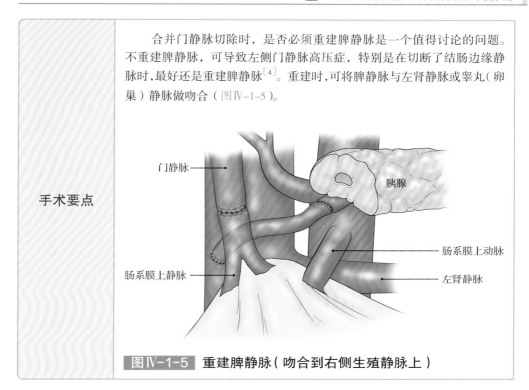

图Ⅳ-1-5 　重建脾静脉（吻合到右侧生殖静脉上）

门静脉

胰腺

肠系膜上动脉

左肾静脉

肠系膜上静脉

参考文献

［1］Miyazaki M: Combined vascular resection and reconstruction during hepatobilliary and pancreatic cancer surgery. Br J Surg 2015; 102(1): 1-3.

［2］Sakamoto Y, et al: Reconstruction of hepatic or portal veins by use of newly customized great saphenous vein grafts. Langenbecks Arch Surg 2004; 389(2): 110-113.

［3］Starzl TE, et al: A growth factor in fine vascular anastomoses. Surg Gynecol Obstet 1984; 159(2): 164-165.

［4］Ono Y, et al: Sinistral portal hypertension after pancreaticoduodenectomy with splenic vein ligation. Br J Surg 2015; 102(3): 219-228.

2 血管重建的适应证和方法：动脉

癌研有明医院消化中心肝胆胰外科　井上阳介

因解剖学的位置关系和肿瘤高度浸润性的生物学特点，肝、胆、胰腺的恶性肿瘤常侵犯邻近的血管，特别是门静脉和肝动脉。目前，对门静脉来说，多数医院都可合并切除一段门静脉并重建。术者不仅可以在手术放大镜下操作，还可以肉眼直视下吻合门静脉。但是，当肝门部胆管癌需重建肝动脉时，由于动脉的直径很细，只有 2~4mm，为了吻合后确实可靠地获得通畅的血流，必须具备成形外科或血管外科的特殊技能——显微外科技术。实际上，由外科医生完成动脉吻合是极个别的情况，大多数医院由成形外科医生或心脏外科医生在显微镜下或高倍放大镜下完成动脉吻合。这也是合并动脉重建的肝胆胰高难度手术必须在大容量手术中心施行的原因之一。

下文讲述在癌研有明医院施行合并动脉切除 + 重建的手术适应证和详细的手术技术。

适应证

■ 胆管癌

肝门部胆管癌占绝大多数。由于解剖学的位置关系，走行在胆管后方的肝右动脉（right hepatic artery，RHA）最容易受到肿瘤侵犯，这种情况也最常见。例如，左三肝切除时，常常需要、也必须重建 RHA。中下段胆管癌时，若存在替代肝右动脉（replaced RHA），虽然要想到此动脉很容易受到肿瘤侵犯，但是多数情况下，肝脏的动脉血供通过肝门板交通支而得到代偿，因此，这种情况无须重建肝右动脉。对胆囊癌侵犯右肝并浸润至肝左动脉的病例，大多数病例因其他原因已无手术指征。因此，临床上几乎不存在因胆囊癌施行右半肝切除 + 肝左动脉切除和重建的病例。

■ 胰腺癌

临床上，胰头癌需要动脉重建的情况很少见。胰头癌浸润肝总动脉时，若要整块切除肿瘤，就必须重建肝总动脉。但在癌研有明医院，这样的病例被判定为无手术切除指征（对胰腺体尾部癌来说，施行 DP-CAR 时无须动脉重建）。以往的研究报道也表明，合并动脉切除 + 重建的胰腺癌患者，其预后差。加上动脉切除 + 重建后的风险，目前，胰头癌手术时不推荐合并动脉切除。但是，今后随着化疗效果的不断提高，对无远处转移的患者，在必须合并切除动脉且技术上可行时，选择合并动脉切除的根治性手术的可能性还是很大的。也许在不久的将来，人们就能证实扩大到合并动脉重建的局部肿瘤切除的意义。

重建动脉的选择和处理

在对肝门部胆管癌进行手术时，术中判断能否合并切除动脉的最主要的影响因素是：肝实质离断前，在肝门处理阶段，能否分离显露出病变末梢侧的动脉支。在分离肝门时，若肿瘤沿 Glisson 鞘浸润较深，以致无法分离显露末梢动脉支，这种情况应判定为无切除指征。相反地，对中枢侧动脉来说，可进行以下操作：①肿瘤切除后对动脉直接做端端吻合；②游离、翻转胃网膜右动脉、肝左动脉、胃十二指肠动脉等，与末梢侧动脉吻合，有多种方法。因此，中枢侧动脉对能否切除肿瘤无影响。另外，还可行大隐静脉、桡动脉等行自体血管移植，这进一步扩大了选择范围。但到目前为止，癌研有明医院还没有施行过自体血管移植来重建动脉。

实际手术时，中枢侧动脉都选择吻合后无张力、路径不勉强、两侧口径差较小（2 倍以内）的动脉。

动脉的分离、显露是沿着其外膜进行的，操作时要注意不能使用电凝，不能以镊子直接夹持血管。可用小号 Metzenbaum 剪尖分离动脉外膜与其周围神经丛之间的间隙，挑起条索状的神经纤维组织，剪断或电刀切断，这样就可显露出动脉外膜。在距预定吻合位点足够远的两侧上显微外科夹（TKL-clip），然后用 Metzenbaum 剪刀锐性剪断动脉。

吻合前的准备和技术

动脉吻合前，应准备高倍手术放大镜或手术显微镜。若血管内径在 4mm 左右（肝固有动脉、胃十二指肠动脉、肝右动脉等），高倍手术放大镜就可清楚显示。但是，对吻合内径在 2mm 左右的小动脉（如肝段动脉、胃网膜右动脉等），还是应用显微镜为好。

根据血管内径，缝线可选择 8-0 或 9-0 的尼龙线。若选择长度为 4cm 的双头针，缝合时，在两断端都可从内向外进针，有利于保护动脉内膜。但是，要根据术者的操作习惯，灵活选用不同长度的针线。

即使在肝门部等深部手术视野，使用加长型显微外科持针器、剪刀和 5 号镊子（长度为 18cm）也很方便。相反，若使用普通的显微外科器械，因其长度不够，把持器械的手指不能伸直，有时够不到吻合处，使用起来就不能运用自如。另外，还需准备充足的肝素盐水和盐酸罂粟碱溶液。

认真观察可吻合动脉的内径、状态和长度，慎重选择吻合动脉。选定后,可在动脉的下方垫几块纱布,尽量使吻合局部的视野变浅,并使视野相对稳定。仔细探查两动脉断端,用肝素盐水充分冲洗内腔,彻底除去细小的血栓。还要仔细观察血管内膜是否光滑、完整。若动脉内膜有裂开,吻合后很容易引起内膜剥脱。这时,必须适当修剪动脉断端,保证吻合在正常的动脉内膜上。以前特别强调打结的重要性。另外,由于吻合的动脉断的外膜,打结时一定要轻柔,用力适当,不能撕裂血管。

吻合技术

大体上分为两种。

■ 前后壁翻转法（图Ⅳ-2-1）

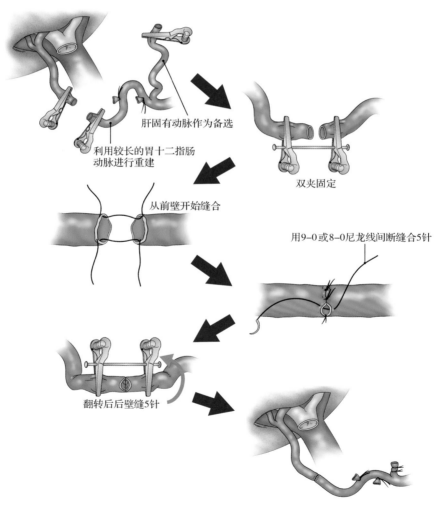

肝固有动脉作为备选

利用较长的胃十二指肠动脉进行重建

双夹固定

从前壁开始缝合

用9-0或8-0尼龙线间断缝合5针

翻转后后壁缝5针

图Ⅳ-2-1 前后壁翻转法吻合肝右动脉

以双夹固定两断端,于左、右两侧各缝 1 针,留作牵引。先吻合前壁：逐针间断缝合、打结。前壁吻合结束后,翻转双夹,使后壁变成前壁,逐针间断缝合、打结。但最后的 2 针,应先缝合,待探查内腔无异常之后,一并打结,这样更可靠。若是从外向内进针,一定要将镊子尖端插入内腔,直视下从镊尖之间出针,这样不容易撕脱动脉内膜,也可避免挂到后壁。

■ backwall 法（图Ⅳ-2-2）

无须双夹固定。backwall 法是先在后壁中点外翻缝合 1~2 针,打结,然后顺次间断缝合前壁和后壁。这时最好使用双头针。此法通常是先缝最难缝合的位点,因为随着手术的进行,最难缝合的位点的进针会越发困难。与前后壁翻转法相比,此方法虽然稍稍有些难度,但在显微镜的清晰视野下,使用双头针来操作还是没有问题的。当一端动脉很短而无法翻转时,backwall 法很有用[1-2]。

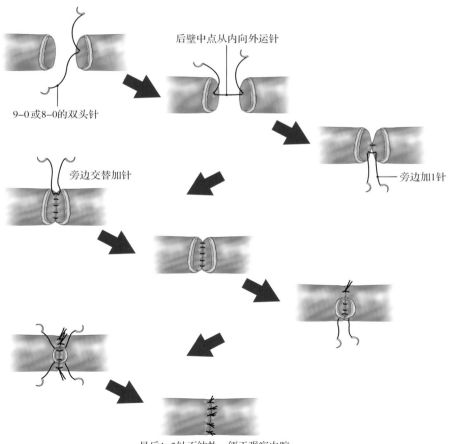

后壁中点从内向外运针

9-0 或 8-0的双头针

旁边加1针

旁边交替加针

最后1~2针不结扎,便于观察内腔

图Ⅳ-2-2 backwall 法的进针方向

手术要点	缝合动脉时，要多取一点的缝合边距；打结时，稍向外牵引，呈外翻状做结。另外，要在进针时嘱咐麻醉医生暂停患者的呼吸；告知器械护士，在传递和接收微小缝针时不能耽搁。这些都是很重要的配合动作。

吻合后

吻合结束后解除阻断，通过触诊及术中超声确认吻合口通畅，并显示动脉波形。一般情况下，术后无须抗凝。

参考文献

[1] Harris GD, et al: Posterior-wall-first microvascular anastomotic technique. Br J Plast Surg 1981; 34（1）: 47-49.

[2] Yamamoto Y, et al: Microsurgical reconstruction of the hepatic and superior mesenteric arteries using a back wall technique. J Reconstr Microsurg 1999; 15（5）: 321-325.

3 胰体尾切除术时胰腺断端的处理方法

东京大学医学部附属医院肝胆胰外科　吉冈龙二

胰腺断端的处理方法：手缝与残端闭合器

　　与胰十二指肠切除术不同,胰体尾切除术(distal pancreatectomy,DP)无须胃肠道和胆道重建。因此,术后恢复是否顺利只取决于有无胰漏。有报道,按国际胰漏研究小组(ISGPF)的规定,对DP术后临床恢复过程有影响的B级和C级胰漏的发生率为20%左右[1-2]。在20世纪90年代,还没有统一的胰漏诊断标准,报道的胰漏发生率也基本相同。关于DP时残胰断端的处理方法,虽然有过各种各样的尝试,但目前仍然没有预防术后胰漏的确切方法。

　　最近,许多医院都使用残端闭合器来处理胰腺断端,特别是腹腔镜下胰体尾切除时,必须以残端闭合器来切断胰腺。欧洲多家医院以德国为中心进行了手缝与残端闭合器的随机对照试验(DISPACT试验[3]),结果显示两组的胰漏发生率无明显差异。这个结果虽然不能证实闭合器更胜一筹,但至少可以表明闭合器与手缝一样,是一种安全的选择。目前,关于DP时胰腺断端的处理方法没有硬性规定,应根据具体病例灵活选择,可手缝闭锁,也可选残端闭合器关闭胰腺断端。但是,在胰腺非常厚或者残端闭合器很难保证足够的切缘时,就不得不手缝了。因此,胰腺断端的缝合技术还是必须熟练掌握的。

　　癌研有明医院的临床研究表明[1],因胰腺肿瘤施行DP后,胰漏的发生率为23%(23例/100例)。多因素分析表明:年龄<65岁、未结扎主胰管、扩大淋巴结清扫都是独立的风险因素。这表明,即使在使用残端闭合器处理胰腺断端时,也要找到主胰管并确实可靠地结扎。这一点十分重要。另外,如上所述,由于目前还没有预防胰漏的标准方法,对合并这些风险因素的患者,术中要注意留置适当的引流管、术后保证通畅的引流,这些也是十分重要的。

癌研有明医院残胰断端的处理方法(压榨法)[4]

　　在切断柔软的胰腺时,癌研有明医院应用压榨法(crushing)。此时,由于需要处理的胰管分支和血管都非常纤细,破碎胰腺实质时,不用Pean血管钳,而用小儿 Kelly 血管钳。术中超声确定切断线后,以电刀在胰腺表面做标记。这时重要的是要明确主胰管的大致方位。以小儿 Kelly 血管钳逐次少量破碎胰腺实质,为了防止损伤纤细的管道结构,钳尖只张开 2~3mm,每次破碎厚度为 5~10mm 的胰腺实质,其中残留的管道结构以 4-0 Vicryl® 缝线结扎或 Harmonic Focus® 超声刀封闭后切断。

于切断线悬吊胰腺,以 60mm 的 PROXIMATE® TL 直线切割闭合器压榨、钉合胰腺。要慢慢拧紧闭合器,不得损伤胰腺包膜(图 Ⅳ-3-1)。钉合时,以半个钉高为目标(B 型)。之后,在钉合线的胰尾侧,以压榨法仔细离断胰腺实质(图 Ⅳ-3-2)。尽可能找到主胰管,以 4-0 可吸收线双重结扎后切断(图 Ⅳ-3-3)。

当胰腺实质很厚时,若应用残端闭合器,肯定会损伤胰腺包膜。这时可应用压榨法离断胰腺实质,将残胰断端切成鱼口状,然后以 4-0 或 5-0 的单丝非吸收线对拢缝合闭锁。

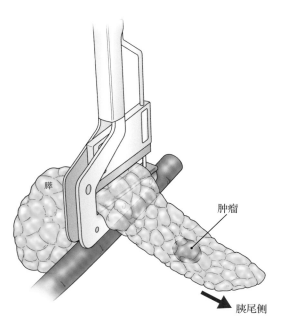

胰

肿瘤

胰尾侧

图 Ⅳ-3-1 压榨、钉合胰腺

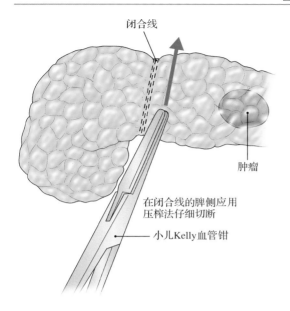

闭合线

肿瘤

在闭合线的脾侧应用
压榨法仔细切断

小儿Kelly血管钳

图Ⅳ-3-2 离断胰腺实质

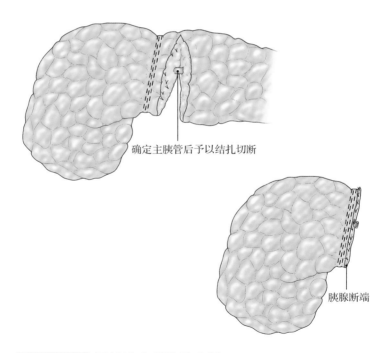

确定主胰管后予以结扎切断

胰腺断端

图Ⅳ-3-3 压榨法离断胰腺实质

参考文献

［1］Yoshioka R, et al: Risk factors for clinical pancreatic fistula after distal pancreatectomy: analysis of consecutive 100 patients. World J Surg 2010; 34（1）: 121-125.

［2］Ban D, et al: Stapler and nonstapler closure of the pancreatic remnant after distal pancreatectomy: multicenter retrospective analysis of 388 patients. World J Surg 2012; 36（8）: 1866-1873.

［3］Diener MK, et al: Efficacy of stapler versus hand-sewn closure after distal pancreatectomy（DISPACT）: a randomised, controlled multicentre trial. Lancet 2011; 377（9776）: 1514-1522.

［4］Koga R, et al: Clamp-crushing pancreas transection in pancreatoduodenectomy. Hepatogastroenterology 2009; 56（89）: 89-93.

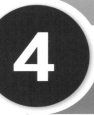

4 ICG 荧光显影技术

癌研有明医院消化中心肝胆胰外科 **石沢武彰**

何谓 ICG 荧光显影技术

● 以波长 750~810nm 的激光照射吲哚菁绿（indocyanine green, ICG），这种染料就可发射出峰值波长为 840nm 的荧光。由于这个范围的荧光不受血红蛋白和水的影响，若深度在 5mm 左右，ICG 就可显示出组织的内部结构，此即 ICG 荧光显影技术。

● 近年来，为了能显示 ICG 荧光，市场上已有专门的红外线观察设备，并已应用于开腹或腹腔镜手术中。ICG 荧光显影作为一项导航技术，将继续应用于消化道外科手术[1]。

ICG 荧光显影技术在胰腺、胆道手术中的应用

1 荧光胆道造影，检查有无胆漏

● 胆管内直接注入法[2]：将检查肝功能时所用的 ICG 溶液稀释 100 倍左右（浓度降至 0.025mg/ml）。然后，将其直接注入胆管，荧光观察仪下摄片。另外，还可在 ICG 稀释液中混入 X 线造影剂，在 C 臂机下行透视或摄片，同时使用常规的胆道造影和荧光造影。

● 静脉注射法[3]：外周静脉推注 ICG 1ml（2.5mg），观察排入胆管内的 ICG 荧光（图Ⅳ-4-1）。为了获得良好的对比度，最好在注射后 15 分钟以后观察。

● 进一步扩大荧光胆道造影的应用范围，可观察肝断面或胆管 – 空肠吻合口是否有胆漏，其敏感度比肉眼观察要高[4]。

2 荧光血管造影

● 术中快速静脉推注 1~2ml 的 ICG，在红外线观察仪下摄片。特别是腹腔镜手术时，可由此确认肝动脉、胆囊动脉或脾动脉的走行。荧光血管造影的作用很大。

3 检查有无肝转移

● 由于肝转移灶周围的非癌肝实质的胆汁排泄发生障碍，因此可于术前静脉推注 ICG，术中可用红外线观察仪显示出留置在肝转移灶周围的 ICG。这样，即使是肝表面上的微小转移灶，也可识别出来[5]。

A

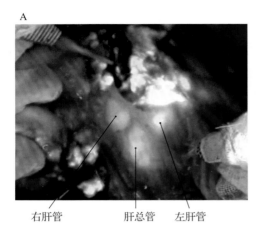

B

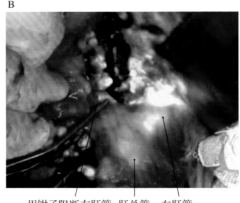

右肝管　　　　肝总管　　左肝管　　　　　　用钳子阻断右肝管　肝总管　　左肝管

图Ⅳ-4-1 **右半肝切除时荧光胆道造影（静脉注射法）**

A. 切肝前，经外周静脉推注 2.5mg 的 ICG。切断右肝管时，以 HyperEye Medical System（瑞穗）的 Handy MNIRC-501 红外线检测仪观察并摄片，可显示出左、右肝管的汇合部

B. 此设备可在彩色图像上叠加实时荧光图像，因此，很容易把握观察对象与周围器官的位置关系。此图显示的是荧光显影用来确定右肝管的切断位点

● Yokoyama 等[6]报道，在胰腺癌手术时，ICG 荧光显影技术是一个很有用的方法，可检查有无微小肝转移灶，并可预测术后肿瘤复发。

4 **确定肝段的界线**

● 在胆管癌手术中，术前用来检测肝功能的 ICG 可留滞在因肿瘤浸润而致胆汁淤积的肝实质中。以红外线观察仪检查肝表面，就可正确地标记出切肝线（但要注意：合并黏膜内表层扩展的肿瘤，由于不引起胆汁淤积，因此 ICG 荧光显影不能反映肿瘤的浸润范围）。

● 已有报道，在胆囊癌手术时，自胆囊动脉内注入 ICG，接受胆囊静脉回流的那部分肝脏（与门静脉灌注区域大致一致的肝脏区域）就会发出荧光，并以此来确定肝脏切除范围[7]。

5 **检查淋巴引流路径**

● Hirono 等[8]报道，在胰头部的胰腺实质中直接注入 ICG，可显示出从胰腺周围至肝十二指肠韧带、肠系膜上动脉周围以及腹主动脉旁淋巴结的淋巴引流路径。

● 在胰腺癌手术时，如何确定最适当的清扫范围？笔者认为，ICG 荧光显影技术可能是一个非常有用的方法，值得进一步研究。

参考文献

[1] Kokudo N, et al (eds): Fluorescent imaging: treatment of hepatobiliary and pancreatic diseases. Basel, Karger, 2013.

[2] Ishizawa T, et al: Intraoperative fluorescent cholangiography using indocyanine green: a biliary road map for safe surgery. J Am Coll Surg 2009; 208: e1-4.

[3] Ishizawa T, et al: Fluorescent cholangiography illuminating the biliary tree during laparoscopic cholecystectomy. Br J Surg 2010; 97: 1369-1377.

[4] Kaibori M, et al: Intraoperative indocyanine green fluorescent imaging for prevention of bile leakage after hepatic resection. Surgery 2011; 150: 91-98.

[5] Ishizawa T, et al: Real-time identification of liver cancers by using indocyanine green fluorescent imaging. Cancer 2009; 115: 2491-2504.

[6] Yokoyama N, et al: Real-time detection of hepatic micrometastases from pancreatic cancer by intraoperative fluorescence imaging: preliminary results of a prospective study. Cancer 2012; 118: 2813-2819.

[7] Kai K, et al: Evaluation of cholecystic venous flow using indocyanine green fluorescence angiography. J Hepatobiliary Pancreat Sci 2010; 17: 147-151.

[8] Hirono S, et al: Identification of the lymphatic drainage pathways from the pancreatic head guided by indocyanine green fluorescence imaging during pancreaticoduodenectomy. Dig Surg 2012; 29: 132-139.

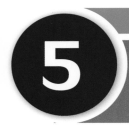

5 左侧门静脉高压症重建脾静脉的必要性

癌研有明医院消化中心外科　**小野嘉大**

　　左侧门静脉高压症是指肝功能正常,脾静脉闭塞导致脾内血液不能回流的一种病理改变。临床表现为脾大或胃底静脉曲张,有时还会出现上消化道大出血。胰十二指肠切除时,有的患者需要合并切除脾静脉－门静脉汇合部。随着胰腺癌手术效果的提高,有报道在获得长期生存的患者中可出现左侧门静脉高压症。关于其发病机制有各种学说,下文在对癌研有明医院的病例进行分析的基础上,对左侧门静脉高压症的病理生理学进行介绍。

脾静脉－门静脉汇合部切除后脾血流状态的改变

　　以前,在癌研有明医院,对靠近脾静脉－门静脉汇合部的肿瘤都积极施行合并脾静脉－门静脉汇合部切除的胰十二指肠切除术,且不重建脾静脉。2005—2012 年,有 43 例患者成功施行了上述手术,其中 3 例出现左侧门静脉高压症。3 例中的 2 例因消化道出血而施行了脾切除术,另外 1 例因食管静脉曲张而施行了内镜下曲张静脉套扎术。从 CT 检查结果来看,脾的血液回流路径大致可分为两类:非曲张静脉路径和曲张静脉路径。非曲张静脉路径又分为脾－结肠侧支循环(87.5%)(图Ⅳ-5-1A)和生理性脾－肾分流(12.5%)这 2 条路径。曲张静脉路径发生在结肠静脉曲张(100%)、胰腺－空肠吻合口静脉曲张(56%)、食管静脉曲张(52%)和胃－空肠吻合口静脉曲张(30%)这 4 处(图Ⅳ-5-1B)[1]。

　　在曲张静脉路径的全部病例中,都会出现结肠静脉曲张(图Ⅳ-5-2)。这与走行在结肠肝曲系膜中的结肠边缘静脉有关。正常情况下,引流结肠肝曲的、无动脉伴行副右结肠静脉(又称右上结肠静脉,SRCV)汇入 Henle 干(胃结肠干),但它与横结肠边缘静脉的汇合部远离结肠壁。若肿瘤位于胰腺钩突或浸润横结肠系膜,就必须切断副右结肠静脉与横结肠边缘静脉的汇合部(图Ⅳ-5-3)。这个汇合部对脾－结肠侧支循环很重要。若没有保留这个汇合部,就很可能引起结肠静脉曲张(曲张静脉路径)。

　　虽然有学者在讨论术后脾的血液回流时已认识到保留胃左静脉、中结肠静脉[2]或肠系膜下静脉对预防左侧门静脉高压症很重要[3-5],但是,在需要切除脾静脉－门静脉汇合部时,基本上都切断了胃左静脉、中结肠静脉和胃结肠干(图Ⅳ-5-4A)。这时,即使保留了靠近脾侧汇入脾静脉的肠系膜

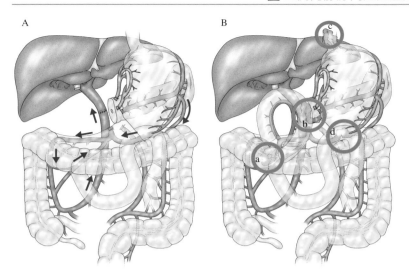

图Ⅳ-5-1 **脾的血液回流**[1]

A. 脾结肠侧支循环

脾的血流方向如箭头所示, 最终流入肠系膜上静脉及门静脉

B. 曲张静脉路径

a—结肠静脉瘤; b—胰 – 空肠吻合口静脉瘤; c—食管静脉瘤; d—胃 – 空肠吻合口静脉瘤

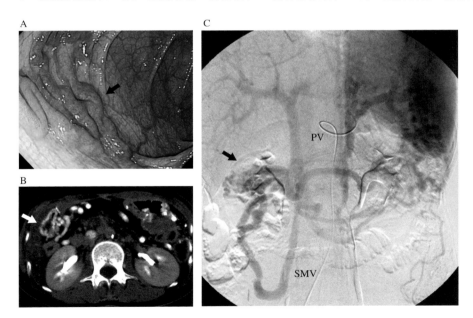

图Ⅳ-5-2 **结肠静脉曲张**[1]

A. 结肠镜检查所见

B. CT 表现

C. 血管造影结果

A
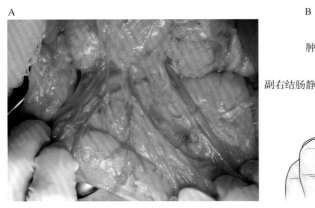

B
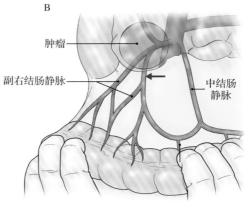

图Ⅳ-5-3　结肠肝曲的静脉解剖[1]
箭头所指为横结肠边缘静脉与 SRCV 的汇合部

下静脉（图Ⅳ-5-4B），也不能使脾的血液回流恢复正常。即在没有生理性分流（脾 – 肾分流）的情况下，发达的脾 – 结肠侧支循环对预防左侧门静脉高压症最为重要。

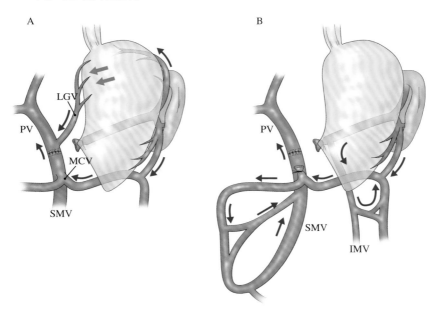

图Ⅳ-5-4　保留脾周不同静脉时脾的血液回流路径[1]

A. 保留胃左静脉（LGV）和中结肠静脉（MCV）时，脾内血液经胃左静脉（LGV）汇入门静脉（PV），经中结肠静脉（MCV）汇入肠系膜上静脉（SMV）

B. 保留肠系膜下静脉（IMV）时，脾内血液经肠系膜下静脉（IMV）至横结肠边缘静脉，然后汇入肠系膜上静脉（SMV）和门静脉（PV）

结语

　　合并切除脾静脉 – 门静脉汇合部的胰腺癌患者,其预后都很差。考虑到从手术到出现左侧门静脉高压症的症状常需 1 年以上的时间,因此,重建脾静脉也许并非必要。但是,对不能保留副右结肠静脉(SRCV)与横结肠边缘静脉的汇合部,而又没有重建脾静脉的患者,一定要注意是否出现左侧门静脉高压症。

参考文献

［1］ Ono Y, et al: Sinistral portal hypertention after pancreaticoduodenectomy with splenic vein ligation. Br J Surg 2015; 102: 219-228.

［2］ Strasberg SM, et al: Pattern of venous collateral development after splenic vein occlusion in an extended Whipple procedure : comparison with collateral vein pattern in cases of sinistral portal hypertension. J Gastrointest Surg 2011; 15: 2070-2079.

［3］ Tamura K, et al: A splenic-inferior mesenteric venous anastomosis prevents gastric congestion following pylorus preserving pancreatoduodenectomy with extensive portal vein resection for cancer of the head of the pancreas. Int Surg 1997; 82: 155-159.

［4］ Misuta K, et al: The role of splenomesenteric vein anastomosis after division of the splenic vein in pancreatoduodenectomy. J Gastrointest Surg 2005; 9: 245-253.

［5］ Ferreira N, et al: Splenic vein-inferior mesenteric vein anastomosis to lessen left-sided portal hypertension after pancreaticoduodenectomy with concomitant vascular resection. Arch Surg 2011; 146: 1375-1381.

6 腹腔镜下胰十二指肠切除术（Lap-PD）

癌研有明医院消化中心肝胆胰外科　**井上阳介**

腹腔镜下胰十二指肠切除术（laparoscopic pancreatoduodenectomy，Lap-PD）的历史很短。自 1994 年 Gagner 等[1]首次报道之后，至 2000 年前半期也仅见散在的病例报告，而且其内容大多是基于少数病例之上的经验之谈。当时都认为腹腔镜下施行 PD 的技术太复杂了，而且难度非常之高，是很难普及的。因此，在 Gagner 首次报道之后的 10 年中，Lap-PD 被视为一个神话。但是，2007 年有了突破，Palanivelu 等[2]报道了 42 例 Lap-PD。之后，以大容量手术中心为主，报道的病例数逐渐增加。技术层面上也在不断更新。最初的个别报道都是手助腔镜手术；之后不久发展为杂交手术，即切除阶段都在纯腔镜下完成，消化道重建的部分操作经小切口完成。目前，全腔镜下 PD 已成为主流，即从切除到包括胰管 - 空肠吻合在内的整个消化道重建步骤全部在腔镜下完成[3-6]。甚至有报道，对浸润性胰管癌施行合并血管切除的 PD 都可以全部在腔镜下完成[7]。

但是，Lap-PD 是不是被公认为安全、有用的手术方式呢？在这方面，还有几点要求没有达到。首先，已发表的研究文献都存在发表偏倚，因为积极的结果容易发表和出版。尤其对 PD 这样的高难度手术来说，这样的倾向更明显。虽然也有报道认为应该慎重选择 Lap-PD，但其主要内容几乎都是"在大容量手术中心，若能选择适当的病例，并由掌握了高难度操作技术的团队来进行手术的话，Lap-PD 是安全、有用的"。但是，从日本 DPC（Diagnosis Procedure Combination，疾病诊断相关分组）的调查结果中可以发现，即使是历史悠久的开腹 PD 手术，其实际的手术效果都要比发表的论文、学术报告中的结果差很多[9]。因此，必须注意，Lap-PD 也有这种倾向。

腔镜下手术可以进行到何种程度

根据病变的不同性质和肿瘤的不同位置，PD 手术的难易程度和风险都不一样。判断自己的团队能在腔镜下切除哪一期肿瘤、清扫到哪一级淋巴结（以开腹 PD 为参照标准），这非常重要，同时也十分困难。虽然安全施行手术是腹腔镜手术的前提，但若固执于此，以牺牲恶性肿瘤的根治性为代价，那就本末倒置了。因此，应该先从适于行开腹 Level-1 SMD-PD 的疾病开始引入 Lap-PD，待手术技术和手术成绩都稳定之后，再开始尝试合并

Level-2 清扫的 PD。从目前报道的技术水平来看，要以与开腹 Level-3 清扫的 PD 同样的安全性和高质量完成腔镜手术还是不可能的。

癌研有明医院的 Lap-PD

即使在癌研有明医院，基于上述的原因，也是从 2013 年 9 月才开始临床 I 期试验，引入 Lap-PD（UMIN000015328）。目标病例数为 5 例，手术小组由肝胆胰外科、胃外科和大肠外科医生组成。除了主刀的 3 位医生外，还配有手术监督员（记分员，负责判定手术各步骤的完成程度和质量，同时记录技术性差错）和指导者（肝胆胰外科以外的消化道外科或内镜科主治医师）各 1 名，共同参加手术。另外，以本科室曾经的开腹 PD 短期成绩为基准，设定规定的手术时间和出血量（切除阶段耗时定为 450 分钟以内，切除过程中的失血量定为 560ml 以内），超过规定的要求时，即中转开腹。按这些规定来组合手术小组。

5 例患者中，4 例为胰管内乳头状黏液性肿瘤（IPMN），1 例是早期 Vater 壶腹癌，所有病例都在腔镜下完成了无须切除空肠系膜的 Level-1 PD。癌研有明医院在施行 Lap-PD 时，切除阶段都在腔镜下完成，消化道重建经长约 7cm 的正中切口完成。另外，将切除阶段细分为 10 个步骤（表 Ⅳ-6-1），记录各步所需时间，评定完成的质量，各步合计即为 Lap-PD 的完成度，制成评估表（图 Ⅳ-6-1），进行前瞻性临床研究。在日本，由于 Lap-PD 在医保报销范围之外，所有患者的手术费用和住院费用全部由医院负担。5 例中的 4 例按预定的程序完成了手术，未遇到任何困难（即判定为成功）。1 例术中发生肠系膜上动脉周围出血，行压迫止血，延长了手术时间，但整个手术程序无变化，根据试验要求并不需要终止腔镜下手术，最终在腔镜下完成了整个手术（判定为可行）。I 期试验的 5 例患者均未发生不能控制的出血，以及符合终止手术规定或出现副损伤等需要中转开腹的情况。

表 Ⅳ-6-1 Lap-PD 切除阶段的步骤

①	设置 Trocar
②	分离切断大网膜、胃结肠韧带
③	游离十二指肠
④	分离 Treitz 韧带，切断空肠
⑤ a	分离胰头前方
⑤ b	分离胰腺上缘
⑥	切断胰腺，切断胃
⑦	分离胰头与 SMA、SMV
⑧	切除胆囊，处理肝十二指肠韧带
⑨	摘除标本

在技术方面，请本院胃外科小组成员参与进来，应用 Matador 法显露、切断大网膜并分离胰头前方的术野（图Ⅳ-6-2），应用肝脏牵开器牵开左外叶（图Ⅳ-6-3）。在胰腺上缘，应用"卜"字法分离显露肝总动脉和胃十二指肠动脉（图Ⅳ-6-4）。以上这些操作均应用了腔镜下胃切除的专门技能。直至隧道式分离胰腺和门静脉、肝十二指肠韧带的处理都没有遇到特别的困难[10]。但是，肠系膜上动脉与胰腺之间的分离是胰腺外科特有的操作，需要独特的视野。在第 1 例患者中，术者尝试同开腹时一样，从前方路径去分离，但很难对牵肠系膜上动脉与胰头，从而找到一个合适的角度插入超声刀，此处花费了很长的时间，而且还发生了 2 次出血，需要压迫止血，打断了手术进程。因此，从第 2 例开始，术者先从左后方分离 Treitz 韧带，即应用左侧途径，这样在腔镜下很容易获得视野。然后，尽早切断空肠，从肠系膜上动静脉后方穿过，将十二指肠牵向右侧，这样就可获得良好的视野来分离肠系膜上动脉的右侧。

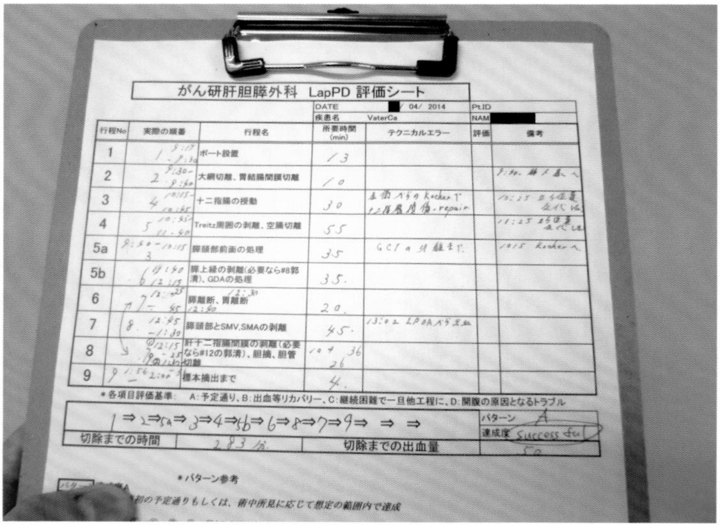

图Ⅳ-6-1 Lap-PD 操作评估表

通过这 5 例手术，我们认为，若清扫程度为 Level-1，腔镜下手术是游刃有余的。术后 2 例发生胰漏，2 例出现胃排空延迟（DGE），1 例肠梗阻（需再次手术）。因此，就术后并发症来说，与开腹 PD 比较，很难说 Lap-PD 有绝对的优势。

　　今后，若将切除术式标准化，保障在腔镜下安全地施行消化道重建，尚需必须积累更多的病例。同时，为了申请医保支付，应进一步完善临床试验，制定客观的手术技术和完成度评估表，制定终止手术和中转开腹的标准。另外，作为一项高难度的医疗实践，还要联合其他医院共同进行。但是，安全、有效的管理应该是顺利开展 Lap-PD 的基础。

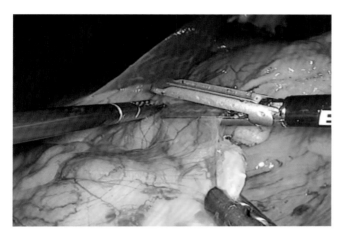

图Ⅳ-6-2 Matador 法展开大网膜

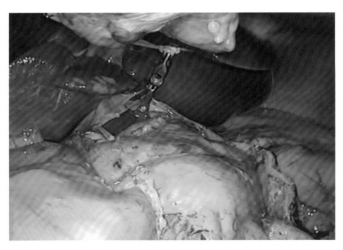

图Ⅳ-6-3 肝脏牵开器牵开左外叶

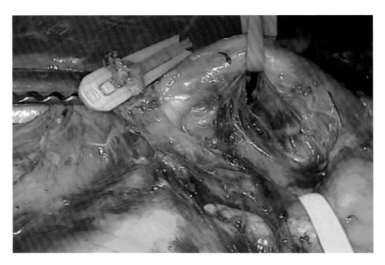

图Ⅳ-6-4 "卜"字法展开胰腺上缘处的视野

参考文献

［1］Gagner M, et al: Laparoscopic pylorus-preserving pancreatoduodenectomy. Surg Endosc 1994; 8（5）: 408-410.

［2］Palanivelu C, et al: Laparoscopic pancreaticoduodenectomy: technique and outcomes. J Am Coll Surg 2007; 205（2）: 222-230.

［3］Kendrick ML, et al: Total laparoscopic pancreaticoduodenectomy: feasibility and outcome in an early experience. Arch Surg 2010; 145（1）: 19-23.

［4］Zureikat AH, et al: Can laparoscopic pancreaticoduodenectomy be safely implemented? J Gastrointest Surg 2011; 15（7）: 1151-1157.

［5］Asbun HJ, et al: Laparoscopic vs open pancreaticoduodenectomy: overall outcomes and severity of complications using the Accordion Severity Grading System. J Am Coll Surg 2012; 215（6）: 810-819.

［6］Kim SC, et al: Short-term clinical outcomes for 100 consecutive cases of laparoscopic pylorus-preserving pancreatoduodenectomy: improvement with surgical experience. Surg Endosc 2013; 27（1）: 95-103.

［7］Croome KP, et al: Pancreaticoduodenectomy with major vascular resection: a comparison of laparoscopic versus open approaches. J Gastrointest Surg 2015;19（1）:189-94; discussion 94.

［8］Dokmak S, et al: Laparoscopic pancreaticoduodenectomy should not be routine for resection of periampullary tumors. J Am Coll Surg. 2015;220（5）:831-838.

[9] Yoshioka R, et al: Impact of hospital volume on hospital mortality, length of stay and total costs after pancreaticoduodenectomy. Br J Surg 2014; 101（5）: 523-529.

[10] 比企直樹: 早期胃癌に対する腹腔鏡下幽門側胃切除術. がん研スタイル癌の標準手術　胃癌. メジカルビュー社, 2014; p24-35.

后记——梶谷鐶先生与肝胆胰外科

癌研有明医院消化中心肝胆胰外科　**寺泽无我**

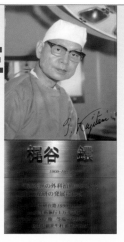

　　癌研有明医院3号楼有一个专门送患者进入手术室的入口。在这里，患者与家属道别后就要进入手术室接受手术了。即使是站在家属的身后，也可看到他们对患者的担心。就在这些家属送患者进入手术室的大门旁边，有一幅梶谷鐶先生穿着手术衣的照片。门上有一块写着"梶谷鐶纪念手术室"的精致的门牌。也许很少有患者和家属知道梶谷鐶先生吧！若没有这样的机会，我也不知道梶谷鐶先生的伟大。

　　癌研有明医院成立于1934年，是日本第一家民间的癌症专科研究所和医院。最初的院址位于现在的东京大冢。1945年4月，医院在战争中被烧毁，第二年医院重新开业。

　　在那动荡的年代中，梶谷鐶先生于1932年毕业于东京帝国大学医学院。1939年，30岁的梶谷鐶先生调任癌研有明医院，32岁时升为外科部长。从那以后，直至1991年，在半个世纪的时间里，梶谷鐶先生静静地投入着自己的热情，默默无闻地埋头于手术。

　　1962年，梶谷鐶先生与冈山大学的阵内传之助教授、大阪大学的久留胜教授、千叶大学的中山恒明教授等共同组建了胃癌研究会，并以数字编号胃周淋巴结，为确立合并系统性淋巴结清扫的胃癌手术原则做出了贡献。先生在胃外科领域取得的成就已广为人知，但在胆胰外科方面的贡献还不为人们所了解。其贡献主要有两个方面（下页图）。

　　第一个方面是，1949年，40岁的梶谷鐶先生第1次成功施行了胰十二指肠切除术，该例患者的胃癌浸润了胰腺。这是日本的第3例胰十二指肠切除术（第1例是由当时还在癌研有明医院任职的久留胜教授主刀的）。时至今日，癌研有明医院还保留着当时的手术记录，供大家瞻仰和参阅。我本以为那会是激动人心的手术记录，一看才知道，和其他手术记录一样，只是一页以

初次成功施行的胰十二指肠切除术

世界上首次施行的针对肝门部胆管癌的联合门静脉切除的右半肝切除术

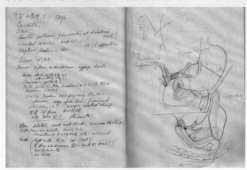

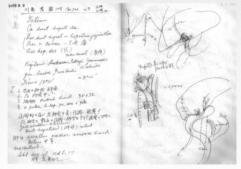

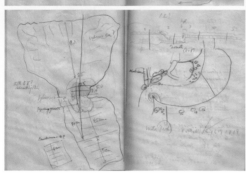

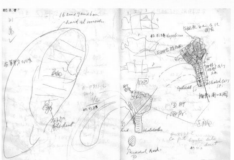

两大贡献（梶谷镮先生执笔的手术记录）

淡淡的笔迹书写的手术记录。虽然一开始觉得有点扫兴，但我后来一想，这也许就是先生的本色吧。了解梶谷镮先生的人都说先生是一位"沉默寡言、有工匠精神的外科医生"。从这个手术记录上，也可看出先生的工匠精神，一步一步有条不紊地操作；手术耗时只有 2 小时 49 分钟，好像一瞬间手术就结束了。我们都惊讶于他的手术速度之快。实际上，从大概是 1930—1940 年拍摄的黑白录像上也可窥见当时的手术情景：手套是已消毒的一般手术用手套，纱布压迫着切口的出血部位，大刀阔斧的操作中又能看到细致的清扫动作。还有手术结束后，额头上还带着血迹、戴着口罩、接受采访的梶谷镮先生的录像画面。和我们想象的一样,录像中先生用敬语一句一句地仔细回答着提问。

第二个方面的贡献是,1965 年,56 岁的梶谷镮先生成功施行了世界上第 1 例针对肝门部胆管癌的联合门静脉切除的右半肝切除术。详细内容发表在《手术》杂志上[1]。患者是一位 50 岁的男性,浸润性肿瘤如鸡蛋大小,起自右肝管,浸润至左肝管,肿瘤同时浸润了门静脉和肝右动脉。术中将两者合并切除:尽量靠上方,于肝内切断左、右肝管,肝脏侧门静脉断端与下腔静脉行端侧吻合,形成 Eck瘘;然后,沿着右肝表面的变色区域切除右半肝。手术耗时 4 小时 2分钟,术中出血 4300ml。术后患者出现一过性黄疸,右膈下留置的引流管有胆汁流出,发生胆漏,延长了住院时间,但患者未出现肝性脑病,并于术后第 145 天痊愈出院。患者术后存活 3 年 11 个月,死于肿瘤复发。

外科医生从早到晚在手术室里站着,进行着还没有确定技术的肿瘤手术,直面开拓者宿命的试验性错误,承担着习以为常的风险,埋头苦干。这样的生活,其身心消耗肯定远远超过普通人。所以,先生认为手术必须以一定的节奏进行,这样才能不出差错。正因为如此,"手不从心,过多参与,大声喋喋不休,不将注意力集中于手术而一再指责下级医生,对其泼冷水,认为其动作不熟练、举止粗鲁"——这些现象都应是术中禁止的。外科医生都应该遵守的训诫至今还以"梶谷语录:严禁事项一览表"的方式张贴在各个手术室内[2]。

1984 年,75 岁的梶谷镮先生已是癌研有明医院的名誉院长了,但他还坚持亲自执刀手术。至 82 岁,在先生去世前的 2 个月,他每周仍有 3 天从早到晚地完成数台手术。在其 59 年的行医生涯中,作为一位默默无闻的外科医生,先生完成了约 1 万例肿瘤手术。梶谷镮先生的口头禅一直是:"手术还是要少出错。"[3]

参考文献

[1] 梶谷　镮,ほか:肝門部胆管癌の手術治療. 手術 1966; 20: 997–1002.
[2] 大鐘稔彦:外科医べからず集—梶谷語録に学べ. 金原出版,2005.
[3] 大鐘稔彦:私が出会った外科医たち. 金原出版,2002.